U0138490

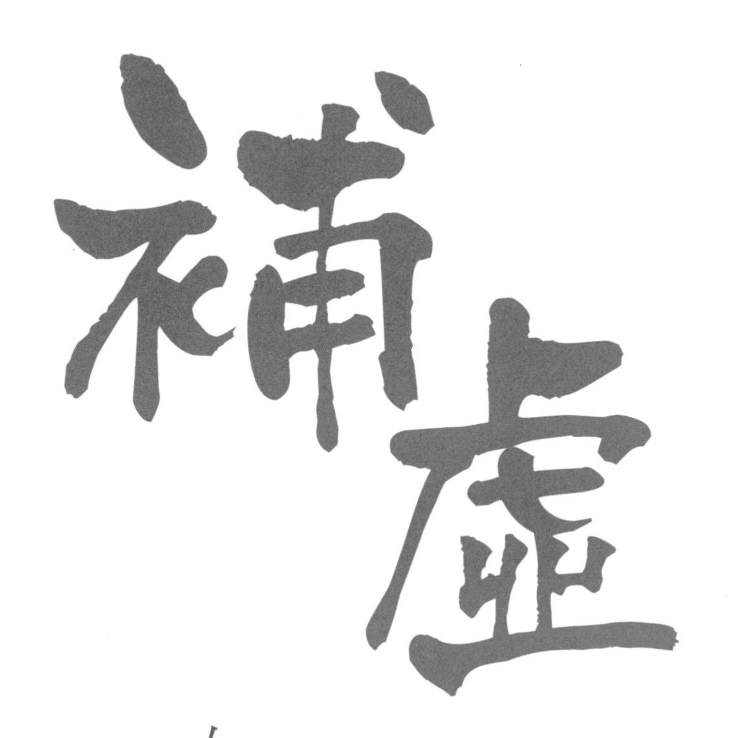

女人不衰老的秘密 2

佟彤

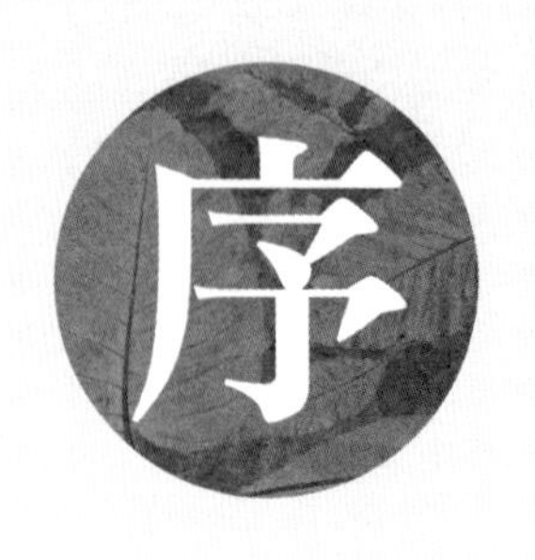

女人不衰老、不疲勞是沒有秘訣的

女人大多比男人纖弱，甚至比男人還要經不起老，之所以如此，和女人的體質特點有關係。她們天生沒有男人那麼壯實的氣血，卻有着遠比男人精細的感觸，不太強的身，配上特別敏感的心，女人因此更容易被生活耗損。不僅如此，她們甚至能清晰地感知耗損的全個過程，這個感知的過程就是疲勞，這個過程的終點就是衰老。所以，**總是感覺疲勞，總覺得累的女人，是不可能保住青春的，她們肯定比同齡人老得早、老得快。**

疲勞是身心的雙重感受，也是身心一起導致的。由於身體原因引起的，往往與體質、過往的疾病，生活條件有關，比如出生時的父母年邁，先天不足；比如生過一次大病，或者生育過程不順利；比如常年辛苦工作……這些都足以影響氣血的充盈，陰陽的平衡。一旦不足、失衡，身體首先感到的就是疲勞，而這也是身體向大腦的報警信號，它要提醒大腦停下眼前的一切，讓身體休息休息，否則，衰老就要緊隨其後。之所以我們遠比我們的母親、祖母同齡時要年輕，就是因為我們有機會有條件，在感到疲勞感到不舒服的時候停下來休息乃至療養，這是幸事。

但不幸的是，我們遠比我們的祖輩背負了更多的精神壓力，這也是為甚麼「身心症」這個名詞在近年來愈來愈多地被提及，而愈來愈多的疾病不是身體而是心理所致。因為動了不該動的心思，因此生病、早衰甚至死亡，那都是慾望所致。而在所有外界刺激中，對身體的耗竭最嚴重的就是慾望，所謂「人為財死，鳥為食亡」。這一點，古人在造字時就想到了：「病」字的下面之所以是個「丙」字，因為「丙」在天干地支中是和「心」、和「火」，相對應，因為慾望過高而燃燒的「心火」，使人生病在前，衰老甚至早逝在後，而這個原因，恰恰又是現在的人最難迴避的。

很多人都在尋找不衰老、不疲勞的秘訣，這個秘訣早就放在那裏：順其自然。只是這個「順其自然」不是「想幹甚麼就幹甚麼，想吃甚麼就吃甚麼」，而是讓我們的身體遵從自然規律。

這個自然規律包括不過度疲勞也不過度安逸，不過飽也不過飢，不過涼也不過熱，不過分講究也不過分將就，不過分好強也不過分懈怠……只要掌握了這個平衡，其他的名醫名方、藥補食療就都變得次要了，它們不過是你違背自然之後的補救措施。

佟彤

目錄

第一章　你為甚麼會疲勞？

疲勞就是身體向大腦交的「病假紙」

累出來的疲勞......12
懶出來的疲勞......14

愈有「心」，愈疲勞 · 16

別被「亞健康」和「疲勞綜合症」欺騙了 · 19

脾虛肝鬱，易感疲勞 · 22

第二章　最易衰老、疲勞的四種人

1. 女性：天生易疲勞

十個女人九個瘀......28
女人疲勞，貧血是常事......37
女人補血，要先補氣......40
生口瘡不代表上火了，更可能是氣虛......44
「甲減」是四十歲女人疲勞的根源......49

2. 胖子：不僅要補腎，還要「去污」

胖是腎陽不足的標誌......59
胖人肚子裏確實有「髒東西」......62
三子養親湯是很好的「去污劑」......65
睡前快走五公里，疲勞症狀消失......68

3. 勞心者：要警惕腦部「作亂」

用腦過度可能引發腰痛......73
紅燒肉「補腦」有道理......78
頭痛怎麼治，還得分病源......83

4. 心「虛」的人：別讓你的心臟「過勞」

心臟猝死前，很多人都抱怨過疲勞......90
心電圖正常，心臟可以不正常......94
喜歡長呼氣，也許心臟疲勞了......96
疲勞也可能是心臟患了「神經病」......98
上樓梯就累是心功能不好的信號......101
甚麼樣的心痛是致命的？......106
防心臟意外，可以試試雲南三七......110
心臟功能弱的人，可以試試藏藥紅景天......114

第三章　導致衰老和疲勞的生活細節

女性八大衰老預兆

1.「面始焦，髮始墮」：
三十五歲是女人的一道關口......120
2. 指甲上的「月牙痕」愈少，身體愈糟糕......121
3. 急病轉慢性：未老先衰或者年事已高......123
4. 漏尿：一個令女人尷尬的隱私問題......126
5.「濕重」：每次看病都被中醫這樣診斷......128
6. 從乾瘦到暴肥：
「吃也不胖」的人變成了「不吃也胖」......131

7. 復發口腔潰瘍：免疫力低下的預警......140
8. 渾身痛：體弱的人更容易「無病呻吟」......142

發達城市的孕婦為甚麼會貧血．145

不被重視的寒涼最傷身．148

粗茶淡飯最養人．150

忍不住嘴的貪吃是因為「心火」重．153

有潔癖的女人易患癌．156

第四章　小疲勞，大隱患

小到感冒，大到癌變，都是疲勞惹的禍

補足脾氣就能預防各種流感......160
中醫說的「脾」，是人體裏的「監測小組」......164
你是人造的「結核體型」嗎？......167
要想帶癌生存，先讓脾氣不虛......172
胃炎癌變的先兆也是疲勞......176
中醫用補藥治療萎縮性胃炎......178

筋骨痠痛：身體不能承受之「累」

腿痠居然是肝癌前兆......180
總覺得「鞋底薄」提示你腎虛......184
補鈣要趁早，等到五十歲就遲了......187
多運動，少減肥，骨頭更堅固......190
累死人的時尚——
「滑鼠手」與「高爾夫球肘」......193

易累易出汗，問題一籮筐

出汗居然把人出「癱瘓」了 197
夏天勤養陽，秋天不疲倦 201
體質虛的人發汗，一定要見好就收 203
夜裏出汗，用「當歸六黃湯」 206

睡不好不如不睡，愈睡愈累

打呼嚕的睡眠是最沒效率的 209
打鼾的睡眠使人愈睡愈累 211
哪種安神的中藥更適合你？ 214

第五章　「心累」比「身累」更可怕

不堪重負的心理之累

過多的慾望和選擇使人累 218
强調「自我」使人累 221
追求完美、要面子使人累 223
過分投入感情使人累 225
拿得起、放不下使人累 227

抑鬱症患者是活得最累的人

抑鬱症的疲勞是不想「動」 230
抑鬱情緒不是抑鬱症 237

第六章　好習慣，讓女人充滿精氣神

小心值夜班值出了脂肪肝 · 242

丑時不睡最傷身 · 244

早上大便好習慣，清晨即瀉有問題 · 246

不吃早餐，胃火就要搗亂 · 250

睡午覺能平心中之火 · 254

下午是最容易發熱的時候 · 257

第七章　不衰老不疲勞的養生美容法

人參——改善疲勞，大補元氣

不是所有的疲勞都能用人參改善 262

哪種參類適合你的疲勞？ 265

蜂王漿——美容與抗疲勞聖品

抗疲勞的最佳營養品 270

經常接觸鮮蜂王漿的手，皮膚細嫩光滑 273

咖啡——提神減壓

喝咖啡抗疲勞相當於透支精神 276

咖啡改變的是懶惰，不是疲勞 279

維他命——抗疲勞，固元氣

大量維他命 C 能增強體質 283

每天十片維他命 C 能預防流感 287

幫助消化的酵母片 =「精神性維他命」................289
能抗疲勞的維他命都很弱不禁風............................291

漂浮療法——徹底修復身心

漂浮、泡澡爲甚麼能消除疲勞？...........................296
「漂浮療法」相當於中醫的「入靜」....................299
家裏的浴缸也能幫你喚起快感...............................303

單靠膠原蛋白不能美容 · 305

用「肉毒素」抗皺不及養脾補腎功效好 · 309

各種外用袪斑法成效不如疏肝解鬱 · 312

保濕劑不能全面解決皮膚缺水 · 315

附錄

灸療——最適合虛證的傳統療法...........................318
女人天生易疲勞、易衰老.......................................320
女性必備抗衰老防疲勞食物...................................322
抗衰老抗疲勞經典中藥...325
導致衰老與疲勞的疾病的解決方案.......................326
十二時辰養生宜忌對照表.......................................328

* 本書旨在普及中醫學知識，讓讀者了解中醫學說的基本理論，並載有各種美容養生資料以供讀者參考。本書提到的中成藥大部分在本港有售，惟請留意個別品牌中成藥是否獲衛生署認可中成藥註冊和銷售。基於每個人均有不同的生活環境、健康及其他因素，若對書中的美容養生方式或資料有懷疑，應先向認可中醫師徵詢專業意見。

你為甚麼會疲勞？

如果你總是感覺到疲勞，一定要搞清楚疲勞的根本原因，不要草率地用「慢性疲勞綜合症」或者「亞健康」來敷衍自己，以免疾病到來時措手不及。對疲勞的忽視，最終可能釀成不可挽救的後患。「慢性疲勞綜合症」患者大部分會肝氣鬱、脾氣虛，治療的時候，需要攻補兼施。

疲勞就是身體向大腦交的「病假紙」

「心為脾之母」。中醫講，「脾主肌肉」。脾氣一虛，從身體的橫紋肌到內臟器官的平滑肌都會無力，疲勞自然是隨之而來的事。當你為謀生、為學業而勞心過度時，脾氣會因此受損，胃口不好、口淡無味、肌肉無力等疲勞症狀便出現了。

心理壓力過大、心虛的時候，就是大腦皮質這個人體的最高級中樞失常的時候，它對自主神經的調節就會出問題，導致身體出現消極、抑制狀態的副交感神經佔上風。和真正的勞累致虛相比，這種失調導致的疲勞，是一種懶出來的疲勞。

累出來的疲勞

疲勞是一種身體的感受，它一出現就是在向大腦報警，告訴「主管」：「我病了，我累了，要請假幾天。」但是這種警報有真也有假，真的疲勞是身體確確實實地被消耗了，當一個人總是處於交感神經興奮的狀態時，他就可能真的被累倒。我們習慣把很多不能確診的病症，歸結為「自主神經紊亂」。「自主神經」是會自作主張的。比如一個害羞的人，就算拚命控制自己「別臉紅，別臉紅」，也沒有用，他的自主神經總是把他害羞的一面最快地暴露出來。自主神經是不受你的意志控制的。

自主神經又分為交感神經和副交感神經。交感神經一般在

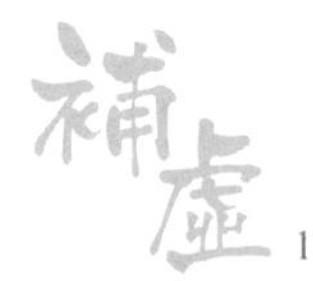

白天「上班」，負責調動身體的興奮度，使人處於一種積極的應對狀態中，心跳加快、血壓上升、出汗、口乾……你可以想像一下開運動會，你站在起跑線上，等待那一聲發令槍響的感覺，肯定緊張到能聽到自己的心跳聲，那就是交感神經興奮的極端狀態。一個人有這種可以興奮的能力，才能在危急時刻調動全身的潛能去應對，否則就只能束手就擒了。

但是，如果一個人始終處於迎接刺激的備戰狀態中，對身體會是極大的消耗。很多「過勞死」的人，生前就處於這種持續的緊張中，這種耗損引起的疲勞就是真病了，非重視不行，要休息，甚至要進補，抑制其興奮。

比如心臟猝死之前，疲勞應該是最典型、最常見的前兆，它提示你心臟功能不支，沒力氣泵血，要休息了。如果這時候你去醫院做個檢查，可能就可以躲過一劫了。遺憾的是，很多人沒有將疲勞當回事。畢竟疲勞沒有突然摸到的腫塊、襲來的疼痛那麼直截了當地指明疾病，所以很難引起「主管」的重視。

有兩種人最容易受到疲勞的傷害：一種是一貫疲勞的「資深病人」，他們的生活品質很差，甚至已經忘記了不疲勞是一種甚麼樣的狀態；**還有一種是初嘗疲勞的年輕人**，他們總覺得睡一覺就能解決問題，而他們尚且壯實的身體也確實可以彌補疾病之初的身體損傷。但是對疲勞的忽視，最終卻可能釀成不可挽救的後患。

懶出來的疲勞

報假警的疲勞就是懶出來的，看着是疲勞，其實是懶。這是因為本該在夜裏「上班」的副交感神經在白天興奮了，就會使人變得慵懶和懈怠，提不起精神。但是，這種懶也是神經失調的結果，也屬於一種病態。

副交感神經的作用和交感神經的作用正好相反，它可以保持身體在安靜狀態下的生理平衡，它一般在天黑之後「上班」。它的作用首先是使心跳減慢、血壓降低，促進肝糖原生成，儲蓄身體的能量，並且節省不必要的消耗……總之，人處於安逸、鬆懈、放棄競爭的狀態時，就是副交感神經發揮作用的時候。

有的人生來就有一種慵懶的氣質，生活中總是優哉遊哉的，在體質上可能會先天地偏於「副交感神經興奮型」，他們很少像「交感神經興奮型」的人那樣激情洋溢、全情投入，他們的神經類型對身體能量天生就有一種保護和節約作用。但是，這並不能使他們減少疲勞感，原因是，當副交感神經興奮時，很多神經遞質的分泌也隨着增加，人對疼痛、刺激的感受將變得更加敏感，身體的感受被無形放大，人變得很慵懶，一動就累，提不起精神做事，早上很不願意起床……這些總是讓人和意志脆弱聯繫在一起的症狀，其實是體質問題，也可能是後天功能失調導致的偏頗，但都是因為副交感神經過於興奮造成的。

有不少人喜歡吃辣，貪的就是辣椒的刺激。而且愈吃愈辣，非此就不解饞。這種口味的變遷，和副交感神經佔上風也有很大關係。

口淡、體倦、乏力等症狀都是副交感神經功能偏亢的表現，同時也是中醫脾氣虛的表現。也就是說，脾氣虛時，副交感神經是處於上風的，人就會想通過吃刺激性食物來改變口淡的感覺。那麼，**為甚麼脾氣虛、副交感神經佔上風、感覺疲勞的人愈來愈多呢？這和現在愈來愈多的人勞心勞神、精神壓力大有很大的關係。**

在五行中，「火」是生「土」的。在中醫中，心屬於火，脾屬於土，也就是說心是生脾的，心是脾之母。勞心就要耗傷心血、心氣，心虛了，作為「兒子」的脾肯定也要受影響。所以，當你勞心過度時，比如要緊張地預備考試，要設法晉升到更好的職位，就要勞心，脾氣就會因此受損。首先你會胃口不好、茶飯不思，繼而脾氣虛，副交感神經佔上風的一系列問題接踵而至，比如口淡、肌肉無力、疲勞等。人們吃辣也好，在飲食中追求刺激也罷，都是本能地想通過味道的刺激，改變副交感興奮帶來的抑制和乏味，也糾正一下味覺的「疲勞」。

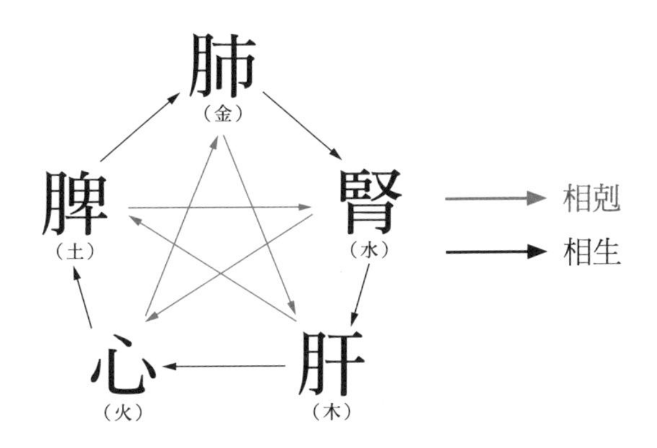

愈有「心」，愈疲勞

孩子、智者和腦退化患者之所以不容易覺得累，就是因為他們或者客觀或者主觀地丟掉了「心」，沒有過分用腦，也就沒給主管「亂指揮」的機會。不要小看這種擺脫主管「亂指揮」的效果，它不僅可以消除疲勞，有時甚至可以治癒絕症。

有的人，原來做普通員工的時候很健康，永遠充滿活力，很少感到累。後來被提拔做了主管，雖然不用像過去那樣耗費體力、事必躬親，可以坐在辦公室「勞心者治人」了，卻比做員工時還容易疲倦，這種轉變其實是精神緊張而導致自主神經紊亂造成的。

負責我們思考的是大腦皮質，它就是人體的「最高主管」，也直接管轄着作為「下屬」的自主神經。思考太多的時候，大腦皮質就要先疲勞了，它被累糊塗了，於是開始「遷怒」作為「下屬」的自主神經，使之功能失調，本來該在天黑之後「上班」的副交感神經，卻在白天佔了上風，於是就有了疲勞、慵懶等副交感神經興奮的表現。如果拿現代人和以前的人比，現代人普遍像坐在了主管位置的勞心者，因為現代人獲得的資訊太多了，慾望、雜念也就隨之增多，每天不斷地勞心使他們的自主神經功能更容易紊亂，就給了副交感神經更多的佔上風的機會，所以現代人會經常抱怨累。

我們可以看看三個不知疲倦的例子：一個是孩子；一個是高僧；一個是有智力障礙、精神失常的人。

帶孩子的人都知道，成年人一定要控制孩子的運動量，因為他們只要玩瘋了，就會忘記疲勞，甚至會過勞，把自己累壞；高僧也不知道累，他們風餐露宿，粗茶淡飯地雲遊四海，所謂「苦行僧」嘛，他們的身體都比常人結實，更是耐苦、耐勞；還有就是大腦受傷的傻子或者瘋子，他們不僅沒有累的感受，甚至對身體的傷害也沒有感覺……這三種人的共性就是，他們或者是沒「心」，或者是可以不用「心」，平常人隨時會動的「心」，對於他們是不存在的。

中醫的五臟很有意思，在心、肝、脾、肺、腎中，除了心之外，其他四臟都有「肉月」的偏旁，這就說明，它們是有固定的器官所指的，是形而下的存在。惟獨心，沒有「肉月」偏旁，這就說明，中醫的心，乃至中國人習慣中指的心，不全然是形而下的心臟，還包括形而上的思維，也就是負責思考的大腦皮質。

大腦皮質如果到了疲勞狀態，就是一個人的「心」累了，就會「亂指揮」，就會干擾身體的協調，人就感到包括疲勞在內的一系列不適。

孩子、智者和腦退化患者之所以不容易覺得累，就是因為他們或者客觀或者主觀地丟掉了「心」，沒有過分用腦，也就沒給主管「亂指揮」的機會。不要小看這種擺脫主管「亂指揮」

的效果，它不僅可以消除疲勞，有時甚至可以治癒絕症。

有腫瘤研究者發現，在他治療研究的腫瘤病人中，有的人先得了腫瘤，後來又罹患思覺失調。這本來是雪上加霜的雙重不幸，卻帶來意想不到的結果：很多年之後，同時被診斷罹患腫瘤，但精神正常的人，大多因為沒能戰勝腫瘤、熬過化療電療的損傷而死亡；而那些瘋了的腫瘤病人，雖然精神依舊不正常，但他們的腫瘤卻意外地消失了……

為甚麼能有這個奇蹟？就是因為思覺失調的人，沒有「心」了，他們的大腦皮質不能像正常人那樣發愁、憂慮、哀傷、抑鬱，這些會直接影響身體功能的「亂指揮」都不復存在，身體的本能得以自然彰顯、自我修復，於是便有了我們心事重重時不可能出現的奇蹟。絕症尚且如此，何況疲勞呢？所以，雖然我們不可能為了身體的存在謀求思維的消失，也不太容易達到高僧的忘我、無心狀態，但讓自己的心事少一點兒，遇事少動心，心就不會那麼累了，身體之累自然而然也就消減了。

別被「亞健康」和「疲勞綜合症」欺騙了

人是不可能一輩子都處於「亞健康」狀態的，如果不加控制，你早晚會和心肌梗塞、癌症等重症「碰面」。所以說，如果你總是感到疲勞，千萬別用「慢性疲勞綜合症」或者「亞健康」來敷衍自己，一定要搞清疲勞的根本原因，以免疾病到來時措手不及。

能感受到疲勞，從某種意義上來說，其實是件好事，說明你的身體還沒有損傷和消耗到麻木的程度。我有個朋友，患有十幾年的慢性肝病，始終控制不到。肝病是最容易引起疲勞的，因為肝病會導致貧血，血虛就不能養筋和肌肉了，所以肝病病人比其他慢性病人都容易疲勞。但是到後期的時候，這個病人已經麻木了，去看中醫，醫生總是要問感覺，他每次都回答得很模糊，甚至沒有那些雖然病情不重、但卻慵懶的人抱怨疲勞的次數多。無奈，他已經習慣了這種長期的疲勞，這使他和家人，都未能給他的身體以足夠的重視，對後果也沒有足夠的心理準備，最終的不治使大家始料未及。

這種情況在年輕人、身體一向較好的人身上也容易出現，他們倒不是因為麻木，而是因為身體有很好的代償功能，彌補了一方面的虛弱或不足。比如我們的一根血管堵塞了，身體為了自救，會在旁邊長出一根新的血管，形成能救命的「側支迴圈」。身體好的人，無論是「側支迴圈」的建立，還是其他彌補能力都很強，所以等他們抱怨累的時候，往往就是連這種儲備也耗竭的時候。比如猝死的人，很多都是年輕人，去世時才三十歲左右。他們死後大家都百思不得其解，因為之前他們並沒有覺得心臟不舒服，包括身體檢查時，心電圖也是正常的，怎麼好端端的就猝死了呢？其實就是因為這些人年輕，心臟的功能好，對一些問題可以代償，所以感受不明顯。如果是老年人，同樣的損傷，症狀早就表現出來了。

至於心電圖，它只能檢查出你心臟是否有異常放電活動，如果做心電圖的時候，正巧有病的心肌沒有異常放電，那麼即使你的心臟早就有問題，心電圖也完全可以是正常的，報喜不報憂。有個調查很能說明問題：通過「冠狀動脈造影」被證實有冠心病的病人，可能之前都做過普通的心電圖，但會有 50% 的人被告知「心電圖正常」，對此我們後面還要詳述。如果一個心臟猝死被搶救回來的人仔細回憶的話，都會想起之前非常疲勞，上樓會感到累，氣接不上，只是這些都沒讓他把疲勞和一個要命的病聯繫起來。因為疲勞的感覺實在太常見了，所以人們很容易忽略其背後的隱患，特別是當醫學上有了「亞健康」和「疲勞綜合症」的概念之後，疲勞更像一個大抽屜，可以把尚未弄清真相的問題全部裝進去……

事實上，「慢性疲勞綜合症」是一組原因不明的，僅僅以疲勞為主症的症狀。按照它的診斷標準，研究者發現，真正能

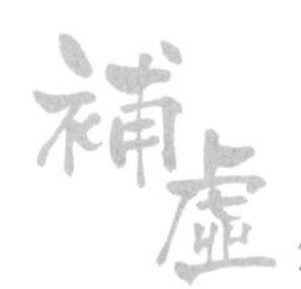

診斷為「慢性疲勞綜合症」的人為數不多，因為它要在排除各種引起疲勞的隱患之後才能下結論。而且真的確診得了這個病後，反倒不會像真的疲勞那樣馬上危及生命，因為這種人的典型表現就是慵懶，所以也就沒了勞累的機會。

因此，人們順口說出來的「疲勞綜合症」，其實基本上都是誤解了這個病，把不能解釋的疲勞都裝進了這個「抽屜」裏而已。至於「亞健康」，也不過是一個對疾病的等待和過渡狀態，是一個「緩刑期」。**人是不可能一輩子都處於「亞健康」狀態的，如果不加控制，你早晚會和心肌梗塞、癌症等重症接軌**。所以說，如果你總是感到疲勞，千萬別用「慢性疲勞綜合症」或者「亞健康」來敷衍自己，一定要搞清疲勞的根本原因，以免疾病到來時措手不及。

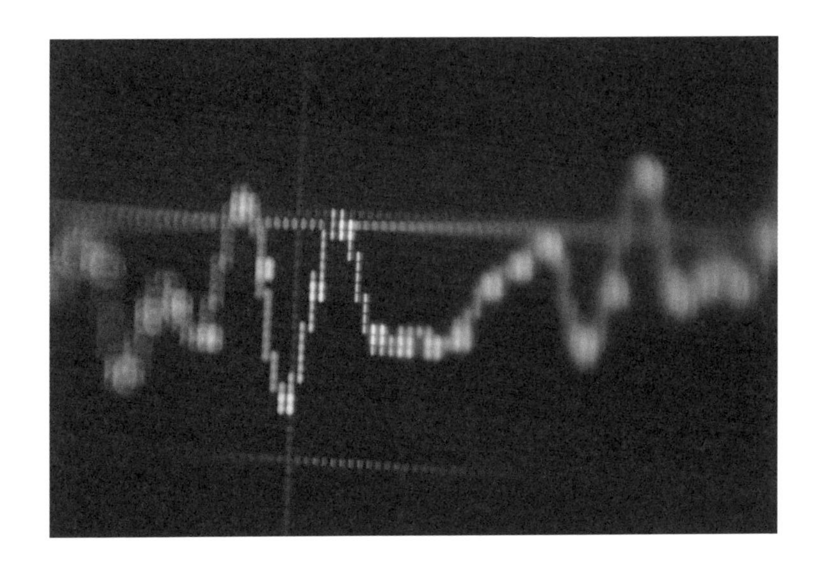

脾虛肝鬱，易感疲勞

這個病症從名字上就可以聽出是虛實夾雜的。虛是指脾氣不足，營養物質達不到，所以身體會有疲勞感；但是同時這種人還經常伴有胸悶憋氣、情緒低落的症狀，這是精神壓力所致。如果治療的話，要攻補兼施，可以用加味逍遙丸配合人參健脾丸，前者疏肝，後者健脾。

有人說「慢性疲勞綜合症」有點像我們過去熟悉的「神經衰弱」，其實是不無道理的，因為這兩種病有一個共同的特點，就是查不出毛病，但人總是覺得疲勞，渾身不舒服。

美國的疾病控制中心對這個病的診斷標準做了修訂：第一，病人出現了持續的或者反復發展的、半年以上的疲勞，而且這種疲勞不是因為過度勞累或營養不良造成的，但是確實感到很累，影響到了正常生活；第二，病人還可能伴有下列症狀，比如健忘，咽喉疼痛，甚至腋下淋巴結腫大，還可能出現睡眠上的障礙，或者頭痛、肌肉痠痛，運動之後疲勞不容易緩解，等等。在這兩個條件都具備，而且同時排除了其他疾病的時候，才可以拿「慢性疲勞綜合症」作總結。

至於為甚麼會發生這個病，至今學者們還存在爭議。有的人說是感冒之後開始，說明和感染有關；還有人說是因為心理因素、壓力太大導致的，因此就把它和抑鬱症畫等號了，因為「慢性疲勞綜合症」確實可以出現很明顯的抑鬱感覺，而抑鬱症也可以出現很明顯的疲勞……但不管哪種猜測，其實簡而言之就是一種「查不出問題的疲勞」，是真正意義上的「無病呻吟」。這種查不出問題的疲勞最容易在中年女性身上出現，這和她們的情緒變化大、生活壓力大、感覺又比較敏感有直接關係。

北京中醫藥大學的研究者發現，**「慢性疲勞綜合症」患者屬於肝氣鬱、脾氣虛的比較多，這也是中年女性最常見的問題**，所以中醫才有「中年責之肝」的說法。中年女性身體消耗大，而且因為壓力過大，又比較敏感，所以多「肝鬱脾虛」。

這個病症從名字上就可以聽出是虛實夾雜的。虛是指脾氣不足，營養物質達不到，所以身體會有疲勞感；同時這種人還經常伴有胸悶憋氣、情緒低落，這是精神壓力所致，如果治療的話，要攻補兼施，可以用加味逍遙丸配合人參健脾丸，前者疏肝，後者健脾。

如果是氣血兩虛比較明顯的，可以把人參健脾丸改成人參歸脾丸。

如果偏於濕重，舌苔比較厚，胃口也不好的，就用逍遙丸加上香砂六君子，既能疏肝，又能去濕。總之，就算病人疲勞得很嚴重，也不能單純給補藥。

西醫對「慢性疲勞綜合症」的治療其實和中醫一樣，也不提倡靜養，而是要適當地運動，激發人體的活力，讓使人體處於安逸、放鬆乃至懈怠狀態的副交感神經「下班」，使身體興奮的交感神經開始工作。俗話說「人愈待愈懶」，就是這個道理。

養生小見聞

需要提醒一下的是，淋巴結的腫痛是需要認真追究一下原因的。一般情況下，淋巴結的腫痛應該和淋巴結局部出現感染有關，比如你的牙齦發炎了或者嗓子紅腫了，下頜甚至頸部的淋巴結就會腫大，而且往往摸着會痛，如果去醫院化驗，就會發現血液中的白細胞也偏高，這是淋巴結在通過「增兵」抗炎呢！如果沒有感染，哪兒都沒有發炎，但就是有淋巴結腫大，而且摸着不痛，那就要小心了。特別是左邊鎖骨上的淋巴結腫大，而且你又有胃病的歷史，在腫大的同時體重還在減輕，就一定要檢查一下胃了，因為胃部腫瘤的症狀之一，就是左側鎖骨上淋巴結的腫大。

我認識一個病人，他左側鎖骨上淋巴結腫大兩年多了，而且經常發燒，但是胃裏檢查沒有問題，連腫大的淋巴結都做了病理檢查，居然也沒發現異常。原本以為平安了，誰也沒料到最後還是出了問題，他脖子上的淋巴瘤其實是「霍奇金氏病」，是淋巴瘤裏惡性程度不高的一種，但如果不加以控制，後果也可以很嚴重的。從他的案例我們可以得到教訓，淋巴結腫大和低熱同時出現的話，是不能一股腦兒地都推到「慢性疲勞綜合症」上去的。

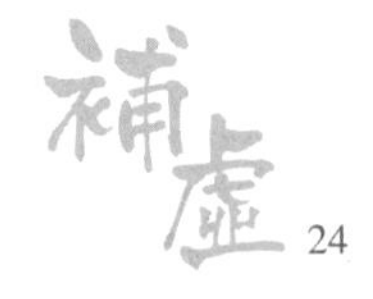

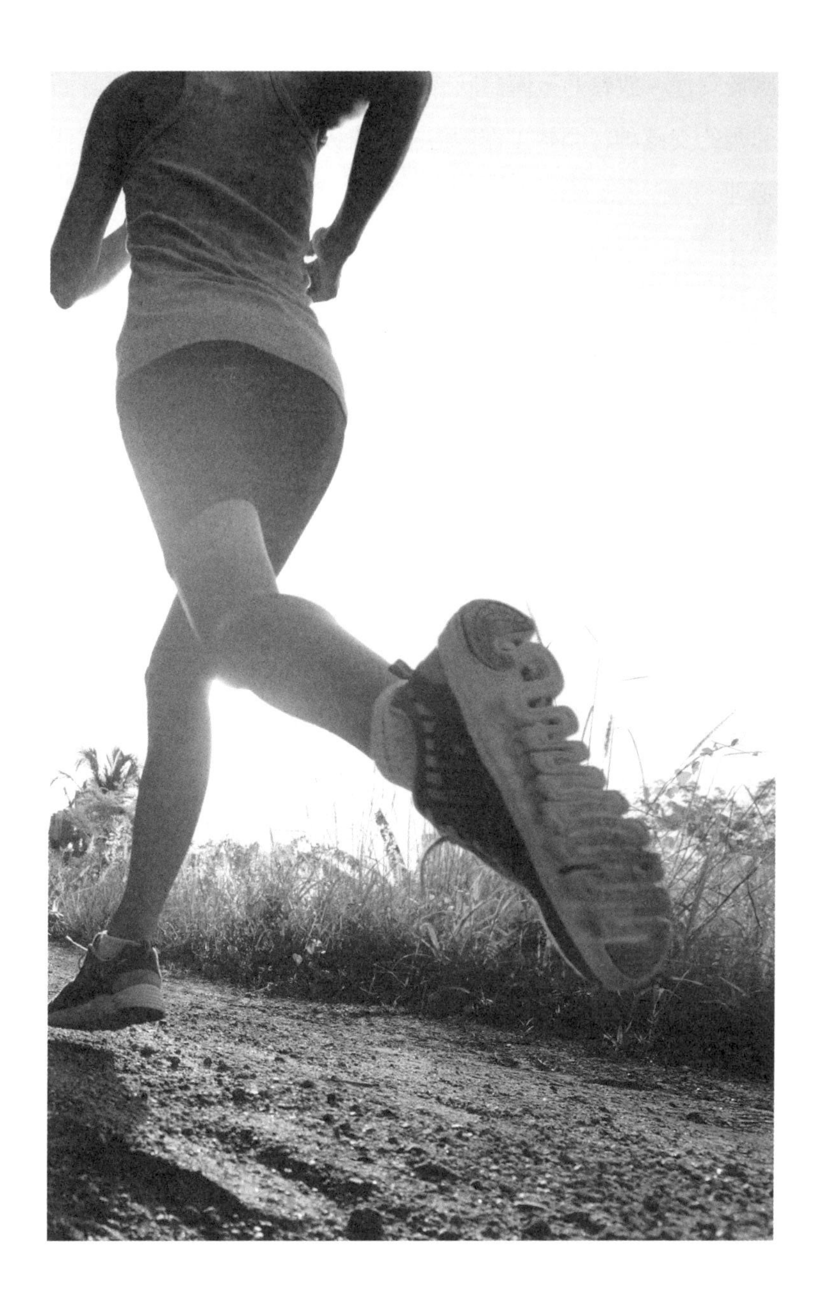

最易衰老、疲勞的四種人

女性、胖子、勞心者和心「虛」的人是最容易衰老和疲勞的四種人。女性疲勞離不開血和氣的問題，補氣養血是改善疲勞的根本；胖子不僅脂肪多，體內還有不少「髒東西」，在補腎的同時，不能忽略了「去污」；用腦過度可能引發頭痛、腰痛，勞心者宜常備「人參歸脾丸」；心臟疲勞的後果可能是致命的，要預防心臟意外，不妨試試雲南三七或藏藥紅景天。

1. 女性：天生易疲勞

「氣為血之帥。」四十歲以後的女人面容之所以會變得胖胖漲漲的，和甲狀腺素的減少有關。甲狀腺素是人體的「活力素」，類似「陽氣」「火力」的作用。「火力」不足了，髒東西代謝不出去，堵塞在皮膚中就會使面容變形，堵塞在身體裏就會導致高膽固醇血症、高甘油三酯血症、高脂蛋白症……

女人的另一種疲勞是因為血虛。中醫的「血虛」比西醫說的「貧血」要寬泛，因為其中還包含了「氣」的含義。你做檢查時可能發現不貧血，但還是覺得疲勞，這說明雖然你的血細胞一個都不少，但氣不足，功能不夠。所以，治療女性的疲勞，即使不貧血，只要屬於中醫的血虛，仍舊需要氣血雙補。

十個女人九個瘀

瘀血使女人感到疲勞

女性似乎比男性更容易疲勞，但這不完全是女性先天體質弱的問題，很多是後天導致的，比如受涼和流產，這兩個看似和疲勞扯不上關係的問題，卻是導致疲勞的關鍵因素，因為它們會造成一種聽起來比較陌生的疾病——盆腔瘀血綜合症，而後者會帶來包括無法解釋的疲勞在內的一系列問題。

人體三分之二的血液是集中在腹部的，所以生活經驗豐富的老年人，即使是夏天睡午覺，也要在肚子上蓋條毛巾被，

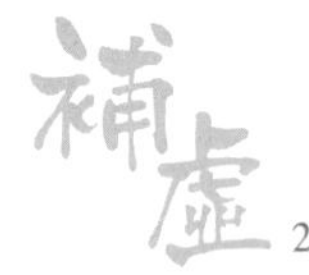

就是怕着涼。但是，這種養生之道很少被現在的女孩子，特別是愛美的女孩子重視，盆腔瘀血就成了普遍的問題，說「十女九瘀」一點兒不為過。瘀血也就成了現代女性最常見的疲勞原因：導致疲勞的代謝廢物，必須通過血液的順暢流通而排出，如果血流不暢，代謝廢物就會積存在體內，疲勞自然就加重了。她們最初可能只是覺得累，坐久了、站久了更明顯，繼續詢問的話，會發現她們的肚子、腰都不舒服，甚至頭痛、煩躁、易怒，會不自覺地發無名火，這種很像「經前緊張」的現象，不一定只出現在月經之前。

她們如果去檢查，也不會發現有甚麼子宮肌瘤、附件炎的問題，但是一摸肚子，馬上就覺得兩側有明顯的壓痛，盆腔、下腹部墜脹痛，連帶着大腿根和髖部都會痠痛無力。她們很奇怪，即使是很認真地吃蔬菜、水果，仍舊有避免不了的，而且一般通便藥不能根治的便秘現象。有的人還會有痛經現象，其特點是在月經前數日，就開始下腹痛、腰骶部痛或盆腔內墜痛，並隨着月經來潮的臨近，逐漸轉為痙攣性疼痛，到月經來的前一天或第一天最嚴重，月經第二天後明顯減輕，舌頭的質地會偏暗，有時候還能看到瘀斑……凡此種種，都和瘀血有關，也和女性盆腔靜脈的構造有直接關係。

一般情況下，人體中每兩至三條靜脈伴隨一條同名動脈，但女性盆腔裏的卵巢靜脈可多達五至六條。而且，盆腔靜脈較身體其他部位的靜脈壁薄，缺乏彈性，很容易形成眾多彎曲的靜脈叢，就像一個水網相連的沼澤一樣，能夠容納大量迅速流入的動脈血，盆腔的血流也因此容易緩慢、停滯，特別是着涼之後，血「遇寒則凝」的特點在女性的盆腔表現得更加明顯。

如果你站、蹲的時間過久，盆腔靜脈壓力會持續升高，盆腔的瘀血就加重，症狀也加重。平臥之後壓力減輕，症狀也會減輕，所以**總是感到站久了就疲勞，肚子發墜的人，要想到有沒有盆腔瘀血的可能**。

養生小見聞

我有一個女朋友，特別怕死，幾乎到了疑心生暗鬼的程度，發現有點兒不舒服，就先想到最嚴重的後果。有一次，她覺得肚子痛，而且她自己可以判斷這種疼痛不是來自消化系統。當時報紙上正有年紀輕輕就被卵巢癌奪去生命的報道，而卵巢癌沒有典型症狀的特點，讓她更加憂心忡忡。於是她馬上去了醫院，找熟人插隊做了個超聲波檢查，卻沒發現任何問題，醫生也沒法開藥。

從那時候開始，她愈來愈明顯地感到肚子痛，而且墜，站久了更加明顯，嚴重的時候，切個菜之後都必須躺一會兒才能緩解。莫名其妙的肚子痛，莫名其妙的疲倦……在她這個疑病症患者的心中，足以被懷疑成婦科腫瘤，結果經一個中醫婦科醫生提示後，之前找不到原因的各種症狀才被「盆腔瘀血綜合症」一一解釋了。

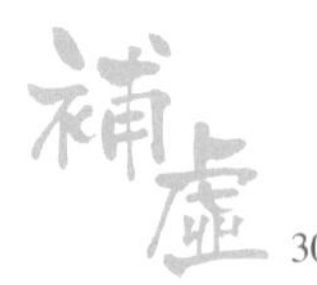

盆腔中有膀胱、生殖器官和直腸，這三個系統的靜脈叢彼此相通，由於缺少瓣膜，三者間任何一個系統的迴圈障礙，都可能影響到其他兩個系統。所以，有盆腔瘀血的人，可以自己看看耳朵上的耳穴，肯定會在「盆腔」、「子宮」、「直腸」、「便秘」幾個點上同時發現明顯的變化，或者脫屑或者長小痘痘。

耳朵人體全息圖

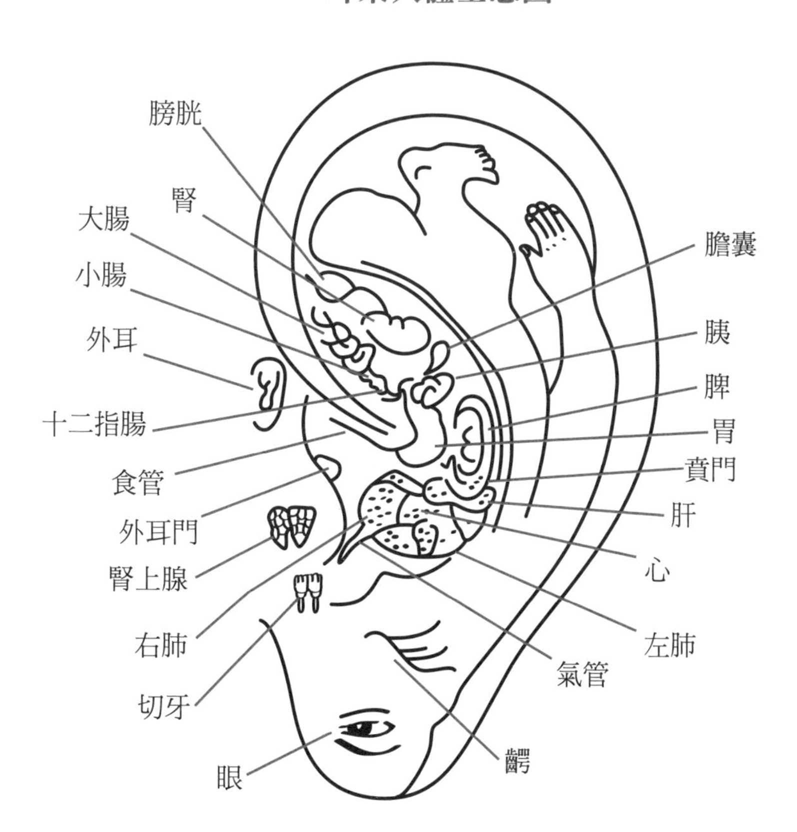

耳穴是人體的全息圖，能從很小的局部，在一定程度上反映出人體的全貌。在耳穴中，上面這幾個點是離得很近的，說明盆腔的瘀血可以影響到盆腔的各個器官，包括婦科的各種附件，還有直腸，所以盆腔瘀血的人肯定會有便秘。

盆腔有瘀血，最好「臥如弓」

中醫講，女性的瘀血有氣鬱血瘀和寒凝血瘀兩種。氣鬱一般和情緒有關係，除了有瘀血的症狀外，來月經前還會乳房脹、心煩，容易發脾氣，甚至每個月還會發作一次「神經性頭痛」，這種人適合在月經前一個星期就開始吃婦科得生丸，每次吃一顆，每天吃兩次，一直吃到月經來的時候再停。

對於因寒而引起的血瘀，最合適的是艾附暖宮丸加益母草膏，前者專門治療下焦虛寒，對那種本身就手腳不溫、體質很弱、肚子發涼，來月經時又痛經而且顏色很暗的人特別適用，加益母草膏則可以增加化瘀的作用。

這兩個藥也要在月經來之前一個星期開始服用，通過改善虛寒狀態來祛除血瘀。要注意的是，在服藥期間下身的保溫很重要，不能一邊祛着舊寒，一邊添着新寒。

在不知道盆腔瘀血的問題之前，很多人會把便秘歸結為上火，會吃去火藥，但是她們會抱怨去火藥不管用，因為屢屢失效。這其實不是去火藥的問題，而是她們吃錯了，她們的便秘不是上火導致的，而是因為血瘀、血虛，要治療的話應該用溫

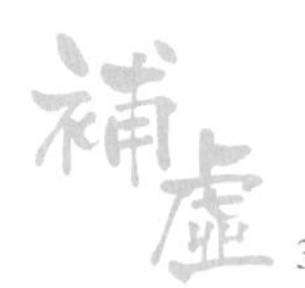

藥，在下肢保溫的基礎上，可以吃點兒桂枝茯苓膠囊，倒是可以化解這種血瘀。

還有當歸，它是治療婦科問題的常用藥，在中醫婦科方劑中有「十方九歸」的說法，也非常適合治療女性便秘。便秘女性的虛往往比瘀更重一些，當歸除了能通便還可以補血，對根治血虛便秘再合適不過了。不過當歸的味道比較特殊，加在食物中可能不容易被接受，所以最好是泡水喝。

不衰老不疲勞的養生方
當歸茶

材料	・ 當歸粉 10 克
做法	用當歸粉直接泡水代茶飲，也可以稍微煎一下之後喝，藥物的滲出率更高。

除了藥物外，正確的睡眠姿勢對盆腔瘀血也有很好的防治作用。既然盆腔的靜脈彈性不足，就需要通過姿勢、體位來幫助血液流動。臥床休息或睡眠時，不同的姿勢對消除疲勞、改善盆腔瘀血有不同的效果。從力學的觀點來說，仰臥時，盆腔大部分靜脈的位置均低於下腔靜脈，其靜脈壓力較站或坐着時減低不少；側臥時，減少得就更明顯了。所以，古人有「站如松、坐如鐘、臥如弓」的名言，曲腿側臥就是「臥如弓」，非常適合盆腔瘀血的人採用。至少在開始入睡時採用這個姿勢，久而久之習慣了最好，另外還要十分留心腰部的保溫，最好穿一件長過腰的睡衣，避免在夜裏再次受寒。

「美麗凍人不瘀血」的保健法

過去盆腔瘀血多和多產史、輸卵管結紮手術有關，現在這些問題都消失了，但患盆腔瘀血的女性還是頻繁出現，這就和受涼、流產手術有關係了。

現在的中醫婦科醫生，把引起女性婦科問題的主要原因歸結為受涼，他們每天要解決的是「美麗凍人」造成的後果。但愛美的女人們總覺得，日本和韓國比我們的氣候還冷呢，那兒的女人穿得比我們還短呢！這種想法實在是「東施效顰」了。

首先，日本的富士山是活火山，因此日本的地氣很熱，要不然他們就不會有吃魚生、生牛肉等涼物的習慣了，那是為了平息身下的蒸蒸熱氣。我的同學在日本開中醫診所，她回來

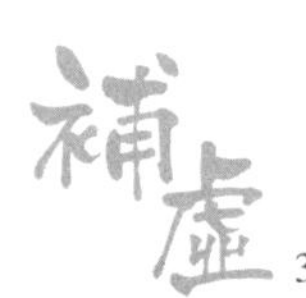

說，你看着日本女孩子冬天也是短打扮，其實她們大多會在肚臍上貼個膏藥，讓溫性的藥性通過肚臍吸收進身體，因為她們知道受涼會帶來麻煩。至於韓國，他們是地熱取暖，我們看韓劇就能發現，人們往往一進屋子就席地而坐，這至少能保證當天受的寒氣當天解決，這都是中國女性不能比的。

如果非要在大冷天穿短裝，那不妨學學日本人，在肚臍上貼驅寒的「暖貼」。也可以自己做驅寒的膏藥，熱力小的可以用生薑搗碎，敷在肚臍上，外邊貼個「鎮痛貼」；熱力大的可以取附子十九克研末，用黃酒調好之後敷在肚臍上，也用「鎮痛貼」固定。但用的時候要隨時注意臍周皮膚的變化，不要刺激太大，傷到皮膚。這在後面的敷臍療法中還將講到。

對這類女性來說，還有一個最合適的食療方——薑湯。

不衰老不疲勞的養生方
紅糖薑湯

材料	・薑 ・紅糖
做法	把生薑切成絲，煮沸後加紅糖。
提示	這種溫性的藥茶有潤物細無聲的綿長作用，可以每天喝 2 次。其實，只要是有血瘀的女性，無論做菜還是泡茶都可以儘量多用薑，薑是食物中最能通過溫化寒濕去血瘀的，包括我們沏的紅茶，也可以加幾片生薑，味道是很好的。

要向血瘀的女孩子推薦一種很好的早餐，就是「酒釀雞蛋」。酒釀是用糯米發酵製成的米酒，本身有溫補的作用，有人坐月子時習慣吃它。有寒有瘀乃至血虛的女孩子使用，既可以保證蛋白質供應，又有驅寒的作用。

不衰老不疲勞的養生方
酒釀雞蛋

材料	・酒釀 3 大匙 ・生雞蛋 1 隻
做法	先將酒釀煮開，再打入雞蛋一起燉熟。每天早晨食用。

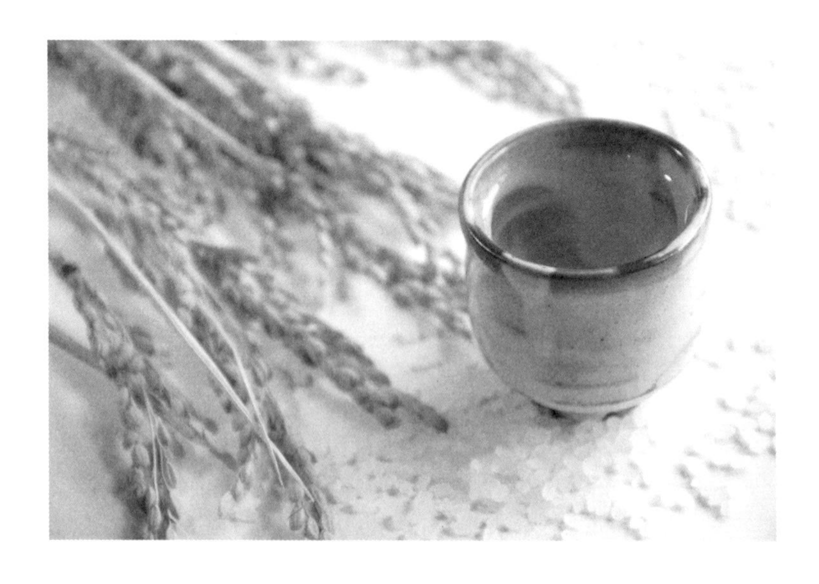

女人疲勞，貧血是常事

我捐過一次血。在捐血回家的車上，居然說着話就睡着了，長這麼大都沒那麼疲倦過。我知道，這種疲倦是突然缺血造成的，雖然我在捐血前喝了水，喝了牛奶，但只能保證不減少血容量，而其中所含的紅細胞、血紅蛋白肯定是減少了，通俗地說就是「血稀」了。問題就出在這裏。

下眼瞼顏色發白是貧血的提示

我們所說的貧血，就是指血液中的血紅蛋白、紅細胞數量減少了，而這兩種東西都是用來背負氧氣的，相當於血管中的「運輸工人」，它們會因為捐血，或者失血，或者營養不良而減少。背負氧氣到全身各部位的「工人」少了，各個器官的功能都會因為缺氧而改變，最先出現的就是疲勞感：肌肉供血不好了，自然會軟弱無力；大腦缺血了，自然會感到睏倦；血稀了，裏面的有效成分少了，心臟就要多工作，多泵幾次血，所以還會感到心慌……

有三種情況的疲勞是應該想到貧血的：一是女性；二是人很瘦弱；三是疲勞的同時頭暈、心慌、注意力不集中。

人的下眼瞼邊緣，正常情況下應該佈滿細密的血絲，是紅色的。如果你發現自己經常疲倦、頭暈，眼瞼邊緣不是紅的，而是粉白的，從蹲着或者坐着站起來的時候，頭暈得厲害，甚至嘴唇發白，那就真的有貧血的可能了。

女孩子疲勞應該「補腎」

女性之所以貧血發病率高，和她們的月經、懷孕、分娩的生理過程有關係，其中月經引起的貧血往往是在不知不覺中發生的，特別是青春期的女孩子，如果她們的月經過多或者月經期過長，血就會在不知不覺中慢性損失，如果去醫院檢查，大部分會被診斷為「功能性子宮出血」。

按照正常規律，女子的月經期是兩天至五天。一般情況下，第一天血量不多，第二天、第三天會增多，以後逐漸減少，直到經血乾淨為止。因為第一天子宮內膜脫落剛剛開始，第二天、第三天子宮內膜脫落增多，子宮受到刺激，加強收縮，把大量經血排出去，所以月經量會增加。

月經量的多少因人而異，一般的經驗是，每天換三至五次衛生巾，就算正常。如果經血量過多，換一次衛生巾很快又濕透，甚至經血順腿往下淌，這就不正常了。

有人經血乾淨了以後，過一兩天又來了一點兒，俗稱「經血回頭」，這不是病，而是一種正常現象。但如果經期長達十至二十天，月經淋漓不盡就要注意了，有人因為習慣了這種週期，沒當回事，貧血就在不知不覺中發生了。

因月經過多而貧血的，一般都是青春期的女孩子，因為她們的內分泌還不穩定，卵巢功能尚未完全成熟，這時候的月經一部分是屬於「無排卵性」的。因為沒有排卵，也就缺少孕酮，子宮內膜只能處於增殖期，而不能達到完善的分泌期，所

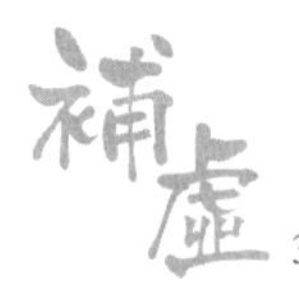

以子宮內膜容易脫落不完全，從而影響子宮的收縮，造成經血過多。除了對症治療之外，醫生肯定會告訴你：「別着急，長大點兒情況就好轉了。」也就是說，等到發育成熟，能按月排卵，各種激素的分泌均衡了，出血量就會減少。

中醫治療婦科疾病很講究「青年責之腎，中年責之肝」。「腎」在這裏的意思就是生殖系統，對於女孩子的月經問題，中醫一般建議要補腎，使內分泌儘早穩定。等生殖機能趨於成熟，月經造成的失血量得以減少，貧血、疲勞的問題也就解決了。

到了中年，女性的月經問題則往往是由於「肝氣鬱」，因為這個階段的精神壓力大，可以引起情緒不好的因素也多，不光是月經出問題，年過四十仍舊長「青春痘」的也大有人在，只是這已經不是因為發育不成熟，不是因為「腎虛」，而是由於「肝鬱」造成的，所以她們的治療往往不用補，而是通過疏肝來解決。

女孩子由於月經失血造成的貧血、疲勞，用八珍益母丸治療是最合適的了。所謂「八珍」，指的是八種具有補氣血作用的中藥，其中「四珍」是補氣的，是補氣的「四君子湯」，包括人參、白朮、茯苓、甘草；另外「四珍」是補血的，是補血的「四物湯」，包括當歸、白芍、川芎、生地。八味藥組合起來，就是個氣血雙補的好方子。更重要的是，還加了一個化瘀的益母草，畢竟月經是有損傷的，補而不留瘀非常重要，益母草針對子宮的化瘀作用，可以使那八味補藥盡情發揮補益作用而沒有後患。

女人補血，要先補氣

有的時候，人感覺疲勞，也有貧血的症狀，但去做身體檢查，卻沒有明顯的貧血指標。或者即使有點兒貧血，指標也不是差很多，在貧血的標準上下。但仍舊覺得累，這個時候的疲勞就要想到氣虛問題。

「氣」是中醫獨有的概念，簡單地概括就是功能和能量。我們說一個人死了，俗話會說「沒氣了」，而不會說「沒形了」。雖然人可以「瘦得脫形」了（即是廣東話的「瘦到落晒形」），但和「沒氣了」比起來，還是後者更嚴重。這就是說，對於生命來說，功能、能量比形態、結構更重要。**如果一個人氣虛，即使她的血細胞正常，查不出貧血，但那些血細胞、血紅蛋白是死血，不能發揮血細胞的功能，所以她可能仍舊有貧血的症狀，中醫裏就叫「血虛」。**

數年前，我陪中醫內科專家姜良鐸博士到醫院的 ICU 病房，去會診一個腦出血手術後昏迷不醒的病人。姜博士很擅長處理這種高熱、昏迷的危重病人。那病人做了開腦手術，已經把腦子裏出的血取了出來，但始終昏迷高熱、神志不清。我們去的時候，他手術刀口的血跡還在，但翻在縫合線外的皮膚卻乾枯了，變得很焦很薄，好像不是活人身上的傷疤。姜博士看了看病人的狀況，不樂觀地搖頭說：「元氣不行了，沒火力了，氣血雙虛呀。」

陪他一起會診病人的是醫院的主管醫生，他有些不解地告訴姜博士：「這個病人剛化驗的指標都還正常，並沒有貧血的跡象。」姜博士指着病人的手術刀口說：「就算是有血也是死血了，身體不能用，你看這裏，都乾了……」

就在姜博士會診後的第三天，那個病人帶着一點兒都沒有少的血細胞去世了。

可見，即使血細胞一個都不少，血色素充足，但只要沒有「氣」，指標合格的血仍舊也不能被利用，因為中醫認為：「運血者氣也，人之生也全賴乎氣……血為氣之母，氣為血之帥。」要想使全身的血動起來，由死血變成活血，一定要有足夠的氣，也就是說，器官臟腑的功能要強，要能推動血液。所以如果你找的是個有水準的中醫，他肯定不會單開補血藥，前面的八珍湯就是個範例，裏面有足夠的補氣藥。他是絕對不會只讓病人吃阿膠、紅棗、桂圓，也絕對不會相信單純的補鐵，因為那只解決了血這個「母」的問題，還需要有個使血動起來的「氣」。

因為單純的補血藥物、食物，有時候只能使你不貧血，使你的血細胞指標達標，結構正常，但不能改變你的血虛狀況。你雖然有並不異常的指標，但就是沒精神、沒力氣，因為你功能不行，有點兒像「有米無炊」或者「米多火小」，飯是熟不了的。

所以，**即使不貧血，只要屬於中醫的血虛，仍舊需要補血，一定要在補血藥，如阿膠、生地、桂圓之外，加上黃芪、**

黨參之類的補氣藥，才能使血細胞背負氧氣的能力提高。否則，就算是血細胞不少，但仍舊「怠工」或者不能負力，人也仍舊會覺得疲倦。

除了上面的「八珍」外，中醫還有個著名的補血方劑——當歸補血湯，對改善女性血虛、疲勞的狀態非常有效。其中只有兩味藥：一味是當歸，這是婦科「聖藥」，補肝血作用極佳；一味就是補氣的黃芪。有意思的是，雖然號稱「補血湯」，但補氣藥黃芪的劑量卻要五倍於補血藥當歸！這就充分說明了必須補氣才能生血。更重要的是，有了黃芪這個補氣藥來固攝血液，因為氣虛導致的月經過多也會得到控制。

由當歸補血湯衍化出來的一個食療方，對改變女性血虛引起的疲勞也非常有效，就是當歸羊肉湯，其實這也是張仲景當歸生薑羊肉湯的「家常版」。

還有一個益血養顏膏，可以通過補血來養顏。其中的阿膠是驢皮熬製的膠，顏色是紫色的，既補心又補腎；核桃仁長得就像人的大腦一樣，既有補腎的作用，又有益腦的作用；大棗，外面是紅的，裏面是黃的，可以健脾胃；黃酒的酒力能夠促進這些黏膩膏類的吸收。每年冬天，只要不是感冒發熱的時候，這個膏都可以長期吃，你會覺得疲勞減輕的同時，皮膚也有了光澤。

不衰老不疲勞的養生方
當歸羊肉湯

材料	• 羊肉 500 克 • 當歸 20 克 • 生薑 30 克 • 黃酒少許
做法	1. 將羊肉洗淨後用刀順切成大片，放在沸水鍋內焯去血水，撈出晾涼。 2. 砂鍋內加清水，把羊肉下鍋，大火燒沸後，把上面的浮沫撇掉。 3. 改用小火燉約 1.5 小時，加黃酒即可。
提示	可以從立秋之後就開始吃，冬天常吃。冬天，人體的消化功能是很強的，夏天消化不了的東西，到冬天都能消化掉，正是通過食補改善體質和疲勞狀態的大好時機。

不衰老不疲勞的養生方
益血養顏膏

材料	• 山東阿膠 500 克 • 大棗、核桃仁各 250 克 • 冰糖 250 克 • 黃酒少許
做法	1. 核桃仁打碎；大棗用水泡一泡，把核去掉。 2. 把黃酒、阿膠、大棗、冰糖、核桃仁一起放在一個瓷碗裏蒸熟即可。
提示	在小寒節氣前後的兩個月時間裏，身體弱一些的、總感到疲勞的女孩子都可以用這個方子，每天 1 至 2 匙，溫開水化服。

生口瘡不代表上火了，更可能是氣虛

我認識一個網站高層，她每天都在抱怨疲勞。她手指甲上的「月牙痕」幾乎都沒有了，而且指甲的質地也非常軟，一點都不豐滿。每次我們見面，她都要給我看那月牙痕，疲勞感愈嚴重，月牙痕就愈小。更麻煩的是，只要稍微有點兒累，口腔潰瘍就開始了，而且是周而復始的。因為處在高位，她不可能不操心勞神，所以口瘡老是這一處仍沒好，新的一處又開始了，這樣也很影響她吃東西，吃不好，人就更虛了，一直處於惡性循環中。

一般人都覺得口腔潰瘍是「上火」所致，往往把它和「胃火」引起的實性潰瘍一視同仁地治療，結果由此引發了更多的問題。我給很多人講過濫吃牛黃解毒片、龍膽瀉肝丸吃出人命的事，兩個病例都是女性，都因為要解決「上火」引起的便秘而長年在吃「去火藥」。

女性是最關注健康的，也是最敢為自己的健康自作主張的，特別是能自我診斷的「上火」。中國的「去火」藥被老百姓稱為「小藥」，甚麼意思？就是隨時可以吃，可以解決小毛病，不會出現大問題的小偏方。結果問題就出在這裏！

名醫祝味菊在他寫的《傷寒質難》中呼籲:「久服寒涼者，如飲鴆蜜，只知其甘，不知其害，亙古以來，死者如麻，茫茫浩劫，良可痛也。」

這段話的意思就是說，能「去火」的「小藥」是可以通過挫敗身體的元氣而殺人的！前面那兩個吃去火藥去世的人，一個因為肝功能衰竭出現了腹水；一個最後腎衰竭，患上了尿毒症。那兩味藥都是經典，我們的先人安全地使用了幾百年，為甚麼惟獨她們吃出了問題呢？顯然錯不在去火藥，而是在於濫用上，不僅沒治好病，還傷了自己。

為我那個好友隨便吃去火藥的事，我和她談過很多次，她心裏其實也明白，但實在是被不斷發生的口腔潰瘍搞得不勝其煩了，而且她覺得每次吃過去火藥後，潰瘍確實能好一點兒呀！

很多復發性口腔潰瘍的人都有這個感覺，這不奇怪，因為每次復發，雖然不是因為「上火」，不是因為急性炎症引發，但總會併發一點兒局部的炎症，去火藥起的效果就是把局部的、表層的一點點炎症消了，但本質並沒有改變。

那麼，**復發口腔潰瘍的本質是甚麼呢？就是和疲勞同出一轍的虛！氣虛！需要整體的調節，不是「去火」，而是「補氣」**。你會發現，甚麼時候你疲勞程度減輕了，你潰瘍的發作頻率就會減少。很多做過化療電療的人，也會出現口腔潰瘍，而且很嚴重，他們的身體一般都很虛弱，肯定比正常人更易疲勞，哪還有「火」可上？其實，他們的口腔潰瘍就是虛引起的，虛了，免疫力就減低了。

其實，辨認是「實火」還是「虛火」很簡單：第一是發生口腔潰瘍的同時有沒有感到疲倦？第二是你口瘡的發生，是不是能和一些辛辣的、易使人上火的食物拉上關係？

一般的實性口瘡，都可能和一頓或者一段時期過於辛辣、燥熱的飲食有關係。如果飲食始終很清淡，並沒有吃甚麼上火的食物，而且和我的這個朋友一樣，根本沒做甚麼體力勞動，每天都坐在辦公室，還總覺得累，口瘡頻發，那就要吃補藥了。這種治療思想來源於《黃帝內經》中給出的治療準則：「勞者溫之」「損者溫之」。

「勞」和「損」是指勞累對身體的損傷，只是以前是勞力，現在是勞神。勞神之損肯定大於勞力之損，否則不會隨着經濟發展和文明程度的提高，現在的人比過去的還要虛！而且很多人除了疲勞、口瘡等，還有很多和常規反着的現象，比如頭痛，竟然會發生在兩個很奇怪的時間段。一個是清晨，剛起床或者還沒起床就開始痛了，他們百思不得其解，夜裏沒着涼呀？

其實這不是着涼，而是虛。

因為頭是人的「諸陽之會」，而早上是陽氣剛來復的時候，比較弱。如果本身陽氣也弱，清晨起來的時候陽氣就會不足，無力上升，頭部氣血不足，頭痛就隨着發生。等下床活動一會兒，陽氣逐漸強健了，頭痛就會緩解。所以，**如果總覺得疲勞，而且清晨經常頭痛，那顯然就是陽氣不足了**。

還有一種頭痛是下午，用了一上午腦子，勞累之後頭痛加重，這也是虛。所謂「煩勞則張」，「張」就是嚴重、囂張的意思，氣受到消耗後加重的症狀，一般都是虛的標誌，比如安靜的時候沒事，只要說話多了就咳嗽；月經來過之後常腹痛，

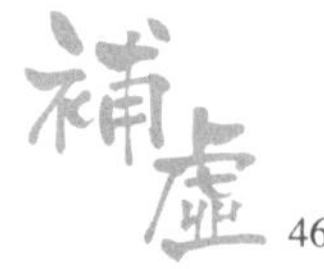

而且疼痛有發空的感覺……凡此種種，都可以用李東垣的名方補中益氣湯來解決，也可以直接服用現在藥店裏出售的補中益氣丸。

中國金元時期的四大名醫（朱丹溪、劉完素、張從正、李東垣）是中醫理論的中堅，其中李東垣是最典型的儒醫：忠厚、端莊，雖有萬貫家資，但向來循規蹈矩。有懷疑他操守的人曾經設下圈套，請他去赴宴，席間讓妓女輕浮挑逗，脾氣一貫溫和的李東垣當即大怒，將被拉過的外衣當場脫下燒掉，憤然離去。

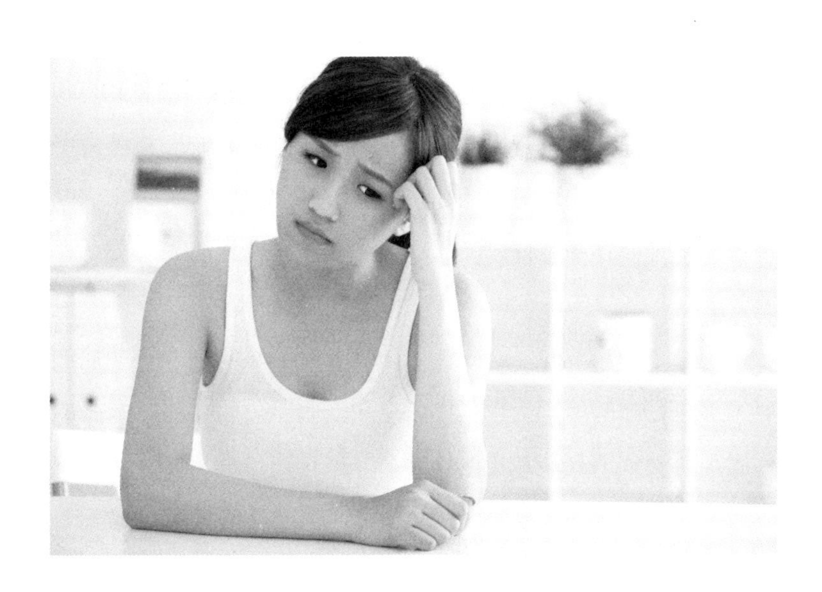

所謂「醫如其人」，李東垣的穩健、溫和，更適合治療非一日之功的慢性、虛性疾病，大家都熟悉的補中益氣丸，就是他把《黃帝內經》的準則落地的方子，正好適合總是覺得累，而且伴發復發性口腔潰瘍或者頭痛等其他氣虛症狀的人。但是服用補中益氣丸之類的補氣藥，必須要堅持，因為它不是去火藥、消炎藥，可以速戰速決，它是要把你損傷嚴重的脾氣增補上去，一般要服用一個月左右。

有些人在口腔潰瘍反復發作的同時，還伴有口渴煩熱、舌頭發紅、舌體偏瘦，並且舌根部很少有舌苔的，那就屬於陰虛了，他們的疲勞是陰精被虛熱消耗掉導致的。而且他們在疲勞的同時，腰腿還會發痠，因為陰血不夠了，不能濡養身體，所以肌肉、筋骨感到痠而無力，這是陰虛的典型特點。如果是這樣的，就比較適合用六味地黃丸來補陰調養了。現在的六味地黃丸還有一種水丸製劑，小粒的，可以含在嘴裏，儘量和反復發作的潰瘍面貼合，效果很好，等於口服和上藥兼顧了。

「甲減」是四十歲女人疲勞的根源

女人變老，先從面部發胖開始

總的來說，現在的女性要比她們的母親、祖母那兩輩顯得年輕一些，原因就在於她們的皮膚保養得好，有和年齡不相符的細嫩水潤。能有這樣不老的效果，和雌激素有很大關係。對於容顏來說，雌激素確實是個好東西，因為它能保持住皮膚中的水分，所謂「女大十八變，愈變愈好看」，其實指的就是雌激素對皮膚的作用。青春期的雌激素分泌旺盛，能使皮膚保持充足的水分，所以人顯得很水潤有神。

雌激素的這個特點，現在已經被很多美容院的老闆掌握，很多婦科門診的專家，經常接到莫名其妙的電話，都是問哪裏能買到臨床上用的雌激素。時間長了，醫生們也有了經驗，知道查詢者一般都是美容院的老闆，他們是想把雌激素添加在化妝品裏……這種激素迅速發揮的保水效果能幫他們拉住顧客。正因為這樣，醫生們一般不會買美容院製作的化妝品，因為他們不知道那些能使女人煥發青春的護膚霜中，到底含有多少雌激素。**要知道，藏在雌激素美容功效背後的是各種婦科癌症。**

因為雌激素這個使人年輕的優點，需要有「用武之地」，比如在青春期，性器官正需要發育。但對中、老年婦女來說，發育期已過，雌激素有勁使不上，被鬱積在身體當中，就會「為非作歹」，逐漸生成乳腺增生、乳腺癌、子宮內膜癌等婦科疾病。之所以現在的女性一方面顯得比她們的母親輩年輕，一方面婦科癌症的發病率又增高，就是因為人類正處在「環境雌激素」的包圍中，即使上了年紀的女性，自身已經失去了分泌雌激素的功能，仍不能躲避「環境雌激素」對她們「潤物細無聲」的作用。包括男性也是受害者，之所以現代男性的陰柔之風盛行，也是因為他們和女性一樣沒能倖免雌激素的「沐浴」。

所謂「環境雌激素」，指的是在身體以外的，有雌激素作用的物質。比如殺蟲劑、洗滌劑的降解產物（它們與其他工業化學製品，都具有類似雌激素的作用），避孕藥和更年期激素替代療法時使用的雌激素，肯定都要流失到環境中，變成「環境雌激素」。這是繼臭氧層破壞、溫室效應之後的又一個全球性的環境問題，它使人類面臨着集體變性或者說雄風日下的危機。

話說回來，女性上了年紀，即使「受惠於」雌激素，皮膚不老，但仍舊不能遮蓋逐漸顯出的老態。很多人的「老」就是從皮膚的浮腫開始的，臉會因此有一定程度的變形，自己都覺得胖胖漲漲的，這種情況往往發生在四十歲以後，她們同時會覺得自己很容易疲勞。

這種情況大多可以歸為「原發性水腫」。所謂「原發」，就是並非其他原因引起的，不是腎，也不是肝的問題引起的水腫，最後一般都被歸結為女性體內激素分泌不均衡，比如雌激素多了，保水的優點發揮過了，就把人的皮膚從「水嫩」變成

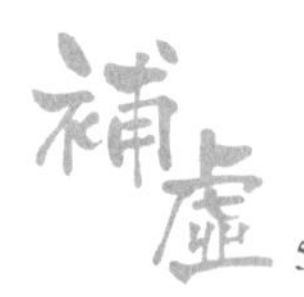

「水腫」了。

這種狀態一般會出現在月經來潮之前，因為那時候雌激素分泌最多，所以月經前的女性會覺得自己不好看，眼皮是腫的，體重也會增加。如果確定是這種類型的水腫，那就可以在食物上找辦法，比如紅豆薏米粥、冬瓜鯽魚湯，紅豆、薏米、冬瓜都是利濕的，都有很好的消腫作用。

不衰老不疲勞的養生方
紅豆薏米粥

材料	・紅豆、薏米各 50 克 ・大米或糯米 30 克
做法	紅豆、薏米、大米（糯米）一起煮粥。
提示	如果有水腫的問題，這種粥可以經常喝，加大米或糯米是為了增加粥的黏稠度，有消腫作用的還是紅豆和薏米。

不衰老不疲勞的養生方
冬瓜鯽魚湯

材料	• 冬瓜 500 克 • 鯽魚 2 條 • 生薑 1 塊 • 黃酒 3 匙
做法	1. 冬瓜不去皮，洗淨，切塊。 2. 鯽魚去腸肚、魚鱗洗淨。 3. 將冬瓜、鯽魚放入砂鍋，加入適量清水，再加入生薑和黃酒，燉至魚肉熟爛，喝湯即可。

年過四十，該小心「甲減」了

現在的問題是，**如果你的身體變得十分臃腫，而且經常便秘，更有解釋不了的疲勞……這就不是能用勞累和衰老來解釋的了，而很可能是一種經常被人們忽視乃至誤診的病——「甲減」，全稱「甲狀腺功能減退」。和我們熟悉的「甲亢」，也就是「甲狀腺功能亢進」的機理和症狀正好相反。**

甲狀腺是一個蝴蝶形的小器官，僅六克左右，位於脖子的氣管前，正常情況下，用手是摸不到的，它分泌的激素可以調節人體的代謝，比如特別胖的人，可能患有「甲減」；而特別瘦的人，則有可能是「甲亢」。

我們可能更熟悉「甲亢」，因為它的症狀太典型了：吃得多，喝得多，拉得多，體重卻反而減輕了，而且脾氣還很暴躁……總之全是消耗增加的狀況。而人們不知道的是，症狀比較隱秘的「甲減」的發生率，其實要比「甲亢」大一倍！而且多發在四十歲以上的女性，發病率甚至能達到 10%，十個人裏就有一個呀，這是一個很大的比例了。也就是說，過了四十歲之後身體發胖，變得臃腫，又總覺得疲勞的女性，心裏要有「甲減」這個概念，因為你已經處於罹患它的危險之中了。如果仔細觀察，患「甲減」的人在疲乏、浮腫的同時，出汗還會減少，而且怕冷，以前不怕冷的人也突然變得怕冷起來，秋天就要穿冬天的衣服。

你會覺得真是老之將至，老年人具備的記憶力下降、反應遲鈍等問題全都有了，而且皮膚也總是涼涼的，很粗糙，缺乏彈性，之前被雌激素沐浴過的年輕效果已經蕩然無存了……

甲狀腺素很像機體的「活力素」，類似中醫裏陽氣的作用，也就是生命的生機。我認識一個朋友，她的脖子比正常人的顯得粗，好像甲狀腺有點兒肥大似的，所以經常被人問及是不是有「甲亢」，但是她去醫院查，指標卻在正常範圍內，只是這個人的精力比其他人都旺盛，性格很急，是個不能靜下來的人，而且看上去比其他人年輕，有活力，即使是遇到不順利的事情，她也能很快調整自己走出陰影，總之，永遠給人一種陽光的感覺。我就和她說，她這一切超常的表現，其實可能就和她的甲狀腺有直接關係，她可能就是甲狀腺素這種「活力素」比平常人稍微高一點兒，但並沒有高到病態的程度。

反之，**甲狀腺素比平常人低的時候，就會有點兒未老先衰，很多衰老症狀都會提前出現，因為火力不足了，髒東西代謝不**出去，首先出現的就是高膽固醇血症、高甘油三酯血症以及高脂蛋白血症，很多老年人才有的，比如動脈硬化症、冠心病都提前到來了……這種因為「甲減」造成的疲勞，如果不早發現，其實就是女人衰老的開始。

但麻煩的是，人們常把疲勞歸結為上有老下有小的生活壓力；把記憶力減退歸結為上了年紀；把便秘歸結為運動少；把體重增加歸結為中年發福……總之都會「大事化小」地把自己放在「亞健康」行列，沒覺得自己有病。

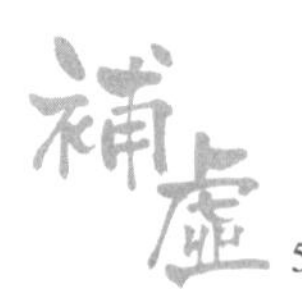

還有一個症狀比較典型，就是水腫。這時候出現的水腫，不像腎炎之類的那種腿腫，腎炎的腫是因為蛋白質丟失了，用手摁上去會有個明顯的坑。而「甲減」導致的水腫，是看着腫，摁的時候卻不下陷，這就要加倍小心了，你很可能患了「甲減」，一定要及時去醫院檢查。

如果有了上述症狀，檢查時卻被告知沒有發現問題，那就是「亞臨床甲狀腺功能減退」，雖然此時甲狀腺激素尚在正常範圍內，但上一層的神經系統，能促進甲狀腺素分泌的「促甲狀腺素」已經出現異常了，一般情況下，這種暫時的太平可以維持兩年左右，之後你就很可能要真正進入「甲減」行列了。

及早發現、及早治療「甲減」是十分關鍵的，如果放任其發展到重度，情況將會很嚇人：黏液性水腫面容，就是我們說的胖胖漲漲的，睜眼都費勁，而且皮膚變得很粗糙，頭髮也大量脫落，甚至眉毛都受到影響，外三分之一出現脫落；再看表情也很淡漠，原來很機靈的人，對事物的反應變得很遲鈍，要麼就總覺得睏，嗜睡，要麼就是失眠，不想吃東西，大便還秘結，做點事情就覺得氣短乏力，包括性慾也會明顯減退……

所以，醫生還是建議女性，在三十五歲以後，每隔五年就要抽血檢查一次甲狀腺激素水準，防止「甲減」這個無聲殺手的侵害。

一旦是「甲減」，治療要終身

如果一旦確診「甲減」，治療並不困難，只是可能需要終身治療，不能間斷，每天需要吃一片藥，而且每年最好到醫院去檢查一到兩次，查一下自己補充的甲狀腺素的量夠不夠、合適不合適。因為在人生的不同階段——青春期、妊娠期、老年期，甲狀腺素的需要量是不同的，在特殊時期是需要做稍微大一點的調整。

「甲減」和「甲亢」不同，雖然「甲亢」也沒有治癒這一說，只能是緩解，但是有的人一輩子只得一次，緩解了，以後就不再復發了；也有復發數次的，但一般都是復發了再開始治療。而「甲減」就不同了，「甲減」了以後，你的甲狀腺細胞被破壞了，這個功能沒有了，一般再找不出來了，需要終身補充外源性的激素進行替代治療，否則會感覺不舒服，包括前面說的疲倦、臃腫就會出現，所以這種替代是終身性的。

健康小知識

引起「甲減」的其中一個原因是食物中的碘缺乏，由此造成甲狀腺不能正常工作，但現在這個問題基本上不存在了，在大城市，我們的食鹽加碘已經有過之而無不及，真正因為缺碘帶來的「甲減」，至少在大城市是很少見的。但是，「甲減」的人還是可以多吃含碘食物的，最簡單的就是海帶、紫菜，所以如果有人說，海帶、紫菜是抗衰老、美容的，我倒是可以從它們改善「甲減」的角度來相信。

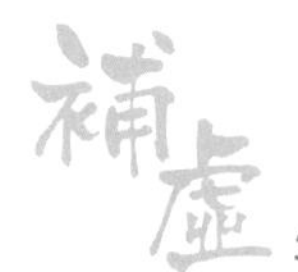

另外，**既然甲狀腺素類似於「活力素」，「甲減」則相當於中醫裏的陽氣不足，那麼它所造成的臃腫或者說肥胖，就是陽氣不能蒸化水液的結果**，如果你已經有了這種狀況，但指標上還不能診斷為「甲減」，那就適合用中藥調整了。這種調整不是通過吃瀉藥去掉「浮標」，而是要用補腎藥，比如金匱腎氣丸、附子理中丸等，按照說明書上的用量吃，吃到以前的怕冷狀態消失，甚至有點「上火」的感覺，口乾舌燥想喝水了，臃腫和疲勞的問題才能解決。因為「上火」的感覺是人體代謝在增強的標誌，而「甲減」病人缺的就是「火力」，把火力補足了，造成臃腫的代謝廢物也就排出去了。

所以，治療「甲減」很多時候都會用到補腎陽的中藥，而這種藥也就是人們常用的抗衰老藥，它能對「甲減」有效，也說明「甲減」確實是一種早衰。

值得注意的是，很多假藥製造者都了解這個原理，所以他們會在中藥中偷偷地加入甲狀腺激素，然後作為減肥藥推出。這種藥的減肥效果很好，但人吃了以後，很快就會出現心臟問題，因為這其實是通過藥物偷偷製造了「人造甲亢」。

因為甲狀腺激素可以增加身體的代謝和機能活動，有鼓動腎陽的效果，所以甲狀腺素分泌多時，「甲亢」時，人就會變得很瘦，加了甲狀腺素的減肥藥達到的就是這個效果。如果本身就是一個有心臟病的胖人，在不知情的狀況下服用了這種「減肥藥」，很可能會因此而斃命。

小貼士：甲狀腺功能減退自我檢查

如果在下面的問題中，你有 5 項或 5 項以上的回答為「是」，那你可能就患上「甲減」了，請找內分泌專科醫生確診。

1. 我感到疲乏，常常覺得很睏，體力和精力不足；
2. 我的大腦思維遲鈍，注意力很難集中，記憶力下降；
3. 體重增加了；
4. 皮膚變得乾燥，指甲變得很脆、灰白易折斷；
5. 常常覺得冷（即使其他人覺得很舒服的時候也是如此）；
6. 情緒低落、抑鬱；
7. 代謝慢了，有時還會便秘；
8. 肌肉和骨骼僵硬疼痛，手感到麻木；
9. 血壓增高或心跳變慢了；
10. 膽固醇水平增高了。

2. 胖子：不僅要補腎，還要「去污」

「五臟皆衰，天癸盡矣，故髮鬢白，身體重。」如果腎陽不足，體內的脂肪燃燒場就要減小，肥胖就在所難免。所以要想減肥，不能吃瀉藥，因為是只治標的「脫水減重」；而應該用能「上火」的補腎藥，以提高脂肪燃燒的速度，這才是對付肥胖「去根」的辦法。

胖子在腎陽虛的同時，身體裏也已經「藏污納垢」了，這就是現在愈來愈多見的高血糖、高血脂、高血壓、高尿酸血症等「代謝綜合症」，這些「污垢」的存在使胖子的疲勞更加嚴重，給已經虛了的腎陽又增加了難題。

所以，要想讓胖子不覺得累，一個是補腎，一個是「去污」。

胖是腎陽不足的標誌

胖子總會比普通人容易感到疲勞。你可能覺得是因為體重太重，負擔過大，其實不盡然，如果他背負的是同樣重量的肌肉的話，肯定不會有這種累的感覺。兩個同等重量的人，一個是舉重運動員，另一個是臃腫的胖子，在不進行訓練的情況下，後者感到累的程度肯定要比前者更甚。

胖子之所以容易疲倦，主要是因為他們本身體質比較虛，代謝有問題，以致體內積存着很多影響身體功能的廢物或者髒

東西，而這些物質又反過來使他們感到疲勞。幾乎 90% 的胖子，都有導致這些髒東西滯留體內的「代謝綜合症」。

先說胖子為甚麼會虛。

隨着進化，人會愈來愈胖，因為我們身體裏的一種「節儉基因」還發揮着作用。遠古時代能吃的東西少，具備這種「節儉基因」的人，更容易把吃進去的食物轉化為能量儲存起來，並應對繁重的體力謀生，所以他們才最終活了下來，成了優勝劣汰之後的倖存者。

這種在當時屬於優良基因的「節儉基因」，現在仍然攜帶在我們的染色體中，雖然生存環境已經今非昔比，人類可以很方便地獲得食物和營養，但基因的「節儉」能力仍舊存在，它不可能像科技進步那樣迅速改變。於是，就帶來了現在的問題：吃的東西多了，行動方便了，體力節省了，「節儉基因」卻一如既往地發揮着節儉能量的功能，這就必然導致能量過剩而蓄積在體內，最終轉化為脂肪。而且這種基因的改變不是一朝一夕的事，要經過多少代的時間，所以減肥也會是未來很長時間內的話題。

中國中醫科學院的陳小野教授則從中醫角度提出另一個理論，他說人之所以會發胖，其實都是因為腎虛，腎陽不足。腎陽就是人體的能量，能量不足了，「火力」就不夠，不能消化營養，也不能燃燒脂肪。因此，肥胖往往會發生在人生的兩頭，要麼是孩童時期，要麼是中年以後。

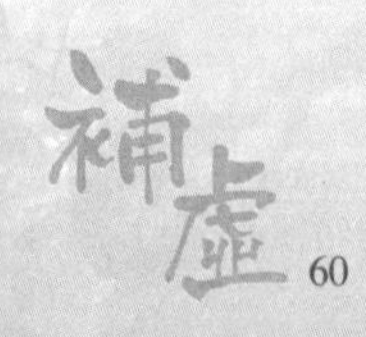

孩子在七八歲之前都有「嬰兒肥」，臉上胖嘟嘟的，把五官擠得相對集中了，我們就會說這孩子「沒長開呢」。等他一開始長高，人就變瘦了，五官也就有了成人的樣子。其實，長高並不是把身體拉長了，而是那時正是人體腎陽開始充足的時候，腎陽不再虛，「火力」壯了，有能力燃燒掉脂肪，「嬰兒肥」自然就被消耗掉了。

到了四十幾歲，人大多會有不同程度的發胖，因為這個時候腎陽開始衰退了。中醫講「人過四十，陽氣自半」，意思就是，過了四十歲，「火力」差了，身體裏脂肪的燃燒場逐漸縮小，發胖是必然趨勢。要想不胖，除非你讓衰老的進程減慢，而減慢衰老肯定不能用「去火」藥，而是要用性質與之完全相反的，能「上火」的補腎藥，才有可能增加燃燒脂肪的「火力」。

中國科學院院士沈自尹教授，是中國第一個用西醫理論成功解釋中醫「腎陽」的人。他很早就發現，腎陽虛是衰老的原因，有的年僅四十歲左右的腎陽虛的人，神經、內分泌功能衰退的指標，竟然與七十歲左右的老人相仿！一下子就抓住了腎虛這個衰老的「禍根」！

胖人肚子裏確實有「髒東西」

那些「腹型肥胖」的人——就是我們說的「大肚腩」，大腹便便的那種胖，大多是「代謝綜合症」的罹患者，因為他們的脂肪主要積存在腹部的大網膜上。這個地方非常疏鬆，脂肪是最容易消耗也最容易積存的。一般情況下，女性的腰圍要控制在 2.6 尺（34 英寸）以下，男性的腰圍要控制在 2.8 尺（38 英寸）以下，如果一個人的腰圍超過了這個標準，四肢並不壯實，那他的脂肪就可以隨時入血，使他很容易就有高血脂了，這是第一個代謝問題。

同時，這樣的胖子還會有胰島素抵抗，就是對胰島素不敏感。雖然胰島在分泌，但不能調節糖的代謝，於是胰島只能拚命地加班工作，直到最後功能衰竭。所以，如果兩個人同時去做身體檢查，血糖都剛剛超過正常線，而其中一個是胖子，醫生肯定會特別關心他，要他儘快把體重降下來，因為脂肪會影響胰島素的作用發揮，他們的胰腺會比瘦人的辛苦很多。

高血脂、高血糖這兩種代謝失調性疾病，足以帶來更嚴重的糖尿病、高血壓、蛋白尿、高尿酸血症等，這就是現代人很難逃脫的「代謝綜合症」。

形象地說，患有「代謝綜合症」的人的血管壁被厚厚的脂肪糊住了。雞、魚、肉、蛋等葷菜裏的脂肪、膽固醇、三酸甘油酯、飽和脂肪酸，人體無法一下子代謝出去，就會在動脈血管的管壁上「安營紮寨」，把血管壁當作「酒店」住下來了，

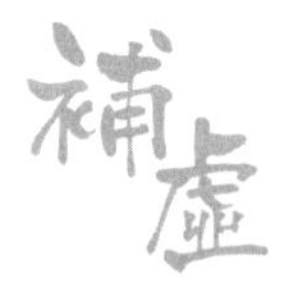

從而造成動脈粥樣硬化，進一步帶來各種代謝疾病。

以前時興過一段時間的「洗血療法」，就是通過一種機器，過濾掉血液中過高的血脂。我見過這種療法：人躺在那兒，通過一個類似透析的機器，一會兒，被濾出的血脂就被吸到了一個專門的口袋裏，真的和我們吃的牛油一樣，那就是高出來的血脂。你想想，一個人如果每天帶着這麼多血脂生活，他怎麼可能不疲勞、不睏倦？

有人說，是不是我不吃太多葷的，只吃主糧就沒這問題了？只能說會有所好轉，但任何一種東西只要過食，最終都會變成脂肪儲存起來的，包括主糧，即澱粉，就是我們說的糖類。一旦體內積存過多的糖類，無法一下子代謝出去，也同樣會轉化為脂肪，囤積在我們的體內，而且特別喜歡囤積在我們的肝臟、小腹和血管壁中。

另外，「代謝綜合症」在中醫裏一般都屬於「痰濕」，要排出人體內的代謝廢物，只能增加機體的功能，也就是我們說的「氣」，要補氣，在補氣的基礎上再祛除痰濕。

健康小知識

三大營養物質中的蛋白質，之前一直被認為是比較健康的，比如豆腐，很多減肥的人把肉和主食全減了，只敢吃豆腐，而且是沒節制地吃豆腐，其實這樣同樣有脂肪過剩的危險，因為在內分泌醫生那裏，有個令人絕望的經驗之說：條條大路通脂肪。意思就是，無論是脂肪，還是澱粉，還是蛋白質，只要吃得過量，最後都會轉化為代謝不了的熱量，積存在體內。

事實上，一百克豆腐的卡路里和五十克瘦肉的卡路里是一模一樣的，如果你覺得豆腐可以減肥而放心吃，那它產生的熱量在轉化為脂肪時也是一樣的，只是因為豆腐體積大，你可能會因此少吃，如果多吃的話也是照胖不誤。所以，這種減肥方式可能在短期內有一定的效果，但它最終還是會以肥胖的形式全部「回報」給你。所以，減肥是沒有捷徑的，節食是必須採取的措施！只是這個節食不是簡單地「刪掉」某種食物，而是要在控制總量的同時，保持食物的種類足夠豐富，把現在的一日三餐做個「輕量版」處理，儘量保證「少而全」，以避免因節食帶來的營養不良問題。

三子養親湯是很好的「去污劑」

中華醫學會糖尿病學分會的調查報告顯示，目前中國六十歲以上的人群中，有「代謝綜合症」的達到五分之一，而且近年來，「代謝綜合症」還在日趨年輕化，尤其需要關注的是中年白領，其實他們習以為常的胖和疲勞，都可能已經是「代謝綜合症」的表現了，而「代謝綜合症」患者發生冠心病、心肌梗塞和腦中風的危險是普通人的三倍。

對於有「代謝綜合症」的人，雖然有前面說的虛的問題，但僅僅吃補腎藥是不夠的，還要有針對體內污垢的「去污劑」。甚麼是「去污劑」呢？

過去有個名方叫「三子養親湯」，它的組方對我們很有啟示，是由白介子、蘇子、萊菔子組成的。

這三個「子」，我們在食物中其實也經常能見到，如烤肉時包肉的蘇葉，它的籽就是蘇子；白芥子就是芥菜的籽；萊菔子大家熟悉，就是蘿蔔籽。其中，蘇子是降氣的，萊菔子是下氣祛痰的，白芥子是促痰排出的，而且三個「子」都是溫性的，原方是用來治療老年人消化功能差，吃多了，飲食不化，導致痰濕存於體內。

這個方子非常適合「代謝綜合症」的人靈活應用。因為「代謝綜合症」本身就是一種衰老的表現，即使你罹患它的時候剛過四十歲，但從代謝機能上和一個六七十歲的老人無異，而那些存留在體內不能及時代謝出去的東西，是需要有火力燃燒和推動的。我們前邊講了，十個胖子九個虛。相比他們超標的體重，胖子一般都是陽虛的，所以祛除他們體內的痰濕，也就是污垢，一定要選擇溫性的「去污劑」，因為痰濕是陰性的，非溫熱性的，非陽熱性的藥物不能運化出去。

我有個讀者，五十多歲的男子，他說看了我其中一本書中說的「上床蘿蔔，下床薑」後，家裏每天都買蘿蔔，都是象牙白蘿蔔，買回來就切成三段，每天睡覺前用白水煮一節，蘸點醬油當零食吃。就這麼吃了一個多月，發現自己「痰多的毛病沒了，而且走路也不再呼嚕喘氣，有力氣了」。

他的體會很真切，而且吃蘿蔔的方法也正確。要知道，蘿蔔如果生吃的話，可以去上焦的熱和痰，比如我們春天的時候因為天氣燥熱流鼻血，或者乾咳、喉嚨痛，吃生蘿蔔和梨就比較合適；而如果你明顯地感到自己消化不好，或者知道這頓又吃多了，問題一般出在中焦。煮熟的蘿蔔，也就是熟的萊菔子，解決的就是位於中焦的脾胃問題。

這位吃蘿蔔吃好了的男士，其實就是把「三子養親湯」改良了，如果你的問題比他大，除了自我感覺之外，「代謝綜合症」的指標一應俱全，那也完全可以用這三個「子」做個「去污劑」：

不衰老不疲勞的養生方
三子養親湯

材料	・白介子、蘇子、萊菔子各 3 克（一共不超過 9 克）
做法	像煎中藥一樣，煎湯吃一兩個星期。
提示	只要你不是體質虛到非得吃人參才有力氣，只要你不是十分消瘦，而且總有手腳心熱那種陰虛症狀，「三子養親湯」確實能夠起到改善「代謝綜合症」的作用，這也體現了金元四大家中張從正的治病理論：不補之中有真補存焉。這個方子雖然全是老百姓幫助消化的東西，卻能調動出身體的潛力，使人渾身清爽，原因很簡單：它袪除了體內的髒東西。

現代人總喜歡「排毒」，除了蘿蔔之外，海帶、芹菜、梨等，所有膳食纖維含量高的水果蔬菜，都可以幫助通便，從而達到排毒的效果，但還是蘿蔔的作用最直接，生吃可清肺、胃之熱，熟吃可去脾、腸之積。

睡前快走五公里，疲勞症狀消失

你去問那些喜歡吃肉的人，他們大多蔬菜吃得很少，水果也不常吃，體內因此會缺少維他命、礦物質、膳食纖維和植物因子，而這些物質都是能保護血管壁的，有的可以清除自由基，有的可以轉化膽固醇，有的能保護血管壁，還有的能參與脂類、糖類的代謝……只吃肉不吃水果蔬菜，只會加重自由基在體內的沉積。

很多人都知道自由基不是好東西，那麼它壞在甚麼地方呢？自由基會氧化我們的動脈血管細胞，生成一種叫作「褐色脂質」（也叫「脂質過氧化物」）的東西，而這些東西會和血液中的血球黏在一起，變成一塊一塊的脂質斑塊——就是我們常說的血栓，血栓隨着血液流動，一不留神就會卡在血管中：卡在腦血管就是腦血栓，即中風；卡在心臟的冠狀動脈，就是心肌梗塞。

即使脂質斑塊不流動，大塊小塊的脂質斑塊堆在血管壁上，也會使原本光滑的血管壁起褶皺，就好像一塊光滑的水泥地變成了一塊凹凸不平的沙土地，脂類物質就會停留在已經不平的血管壁上，好像血管生鏽了。生鏽的血管與健康的血管，哪一個能保持血流的暢通呢？這是不言而喻的。

有時候人得了腦血栓，發現血管有問題，醫生會建議做「搭橋」手術，或者在血管裏面做支架，但那只能解決局部的問題。如果患者很胖，不運動，「代謝綜合症」不改善，全身的血管

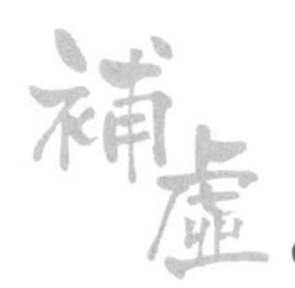

都處於生鏽狀態下，你能給他的全身血管搭橋或者做支架嗎？所以，對於這種患者，當務之急，一定是先給他清除自由基，讓他的血管恢復到比較正常的狀態。

我們前面說過「三子養親湯」，還有改良後的蘿蔔，乃至按時定量的運動，其實都可以起到清除自由基的作用。還有一種常見的食物對清除自由基效果顯著，那就是茶。

古籍中記載，有個屠夫，每次殺豬之後都把豬頭留給自己大快朵頤。當時的人已經知道「膏粱厚味，足生大疔」的道理，自然也知道豬頭吃多了會使人生病，其實就是我們現在說的因為高血脂導致的相關疾病，比如腦出血、腦血栓等。

但他們很奇怪，這個屠夫吃了幾十年的豬頭，仍舊精瘦、結實，沒有一點兒生病的跡象。於是就有好事者悄悄跟蹤他，想發現他不生病的秘密，結果發現，他的生活和常人並沒有多大差異，惟一的不同，是他每天都要喝很濃的茶。茶的作用和蘿蔔、「三子養親湯」類似，都是在對抗和清除自由基。

國外有人對烏龍茶做過實驗，結果發現，每天喝七杯烏龍茶，連續喝六星期，人血漿中的三酸甘油酯會明顯下降，而屬於好的那種膽固醇，以及高密度脂蛋白膽固醇的水平卻上升了。中國研究者則是對沱茶進行實驗，他們發現如果每天喝十五克沱茶，連續喝一個月，也會有明顯的降血脂作用。烏龍茶和沱茶都是經過炮製的茶，綠茶是未經發酵的，它的降脂作用更好。

聽我在電視台做節目的一個現場觀眾，介紹給大家的保養辦法則是：每天晚上吃完飯後走五公里路！而且是比較快地走。當時她說出這個距離後，現場的觀眾一片驚訝，但是她確實這樣堅持了一年多，之所以堅持，是因為那時候剛退休，沒多久就發現毛病全來了，雖然不再上班，但總覺得疲勞，坐在家裏就打盹，而且動不動就咳嗽喘氣。她的孩子就建議她出去散步，同時也散散心，結果她慢慢從散步中嚐到了甜頭，就跟着感覺，不斷把每天走路的距離拉長、速度加快，最後保持每天五公里路的距離。她向大家報告的時候，之前那些疲勞狀態全沒了，人也顯得很敏捷，沒有老人的那種臃腫。我開玩笑說，其實她等於每天吃一根蘿蔔！因為她在睡覺前把身體裏的積滯全消耗掉了。

這也反過來說明，之前她的疲勞、睏倦其實已經是「代謝綜合症」的表現，如果她沒去走路，而是繼續悶在家裏，很難說不會出現心腦血管問題。

「梨形身材」是「代謝綜合症」的高危人群，「中段粗」、「大肚腩」的人，他們的體重控制極其重要。但需要注意的是，體重的下降，必須達到 7% 以後，患者體內各種成分的代謝紊亂才能得到改善，也就是說，如果你原來的體重是六十公斤的話，需要減少四五公斤，效果才會顯現。

要想達到這個結果，運動鍛煉要選擇有氧運動，最初心率在運動時要增加 40% 至 50%，比如，你不運動時心跳是每分

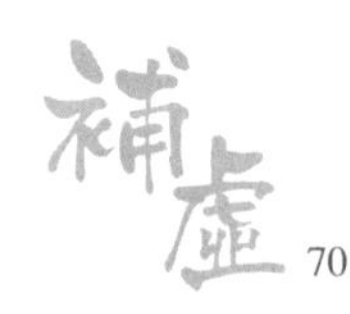

鐘八十次，運動後要達到每分鐘——一百一十至一百二十次，才能見效。前面那位觀眾睡前快走五公里後，都會出一身汗，所以她的效果才那麼顯著。

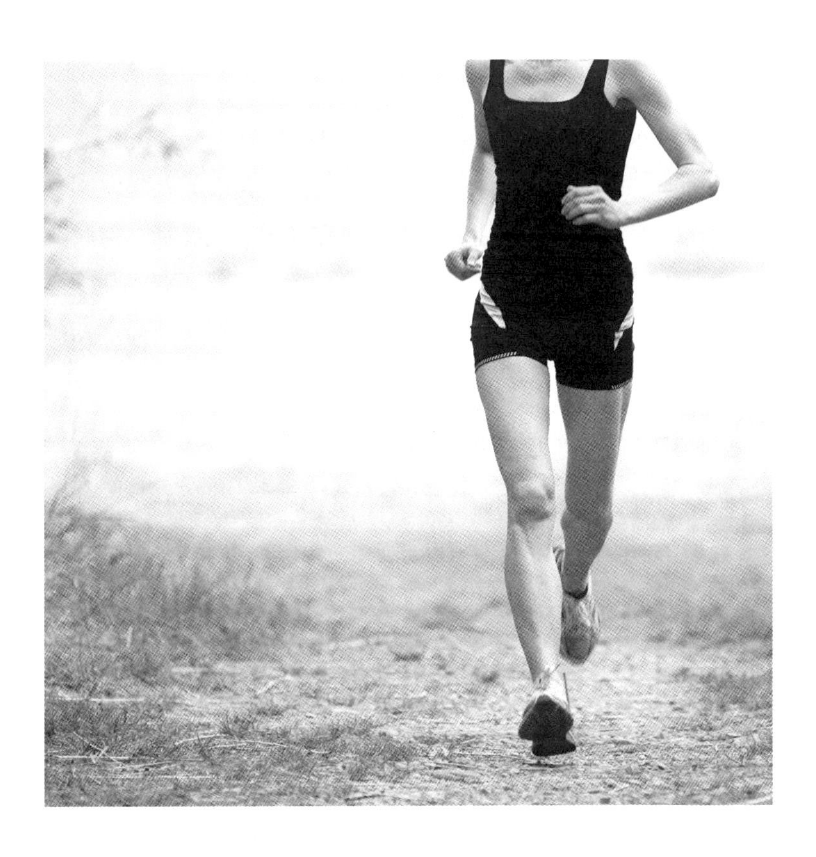

「代謝綜合症」的診斷標準

根據中華醫學會二〇〇四年制定的中國內地「代謝綜合症」診斷標準，具備以下四項中的三項以上者可診斷為「代謝綜合症」：

1. 超重和（或）肥胖：體重指數 ≥ 25。
2. 高血糖：空腹血糖 ≥ 6.1 毫摩爾 / 升及（或）餐後 2 小時血糖 ≥ 7.8 毫摩爾 / 升，和（或）已診斷為糖尿病者。
3. 高血壓：收縮壓 / 舒張壓 ≥ 140/90 毫米汞柱，和（或）已經確診為高血壓並治療者。
4. 血脂紊亂：空腹三酸甘油酯 ≥ 1.7 毫摩爾 / 升和（或）空腹高密度脂蛋白膽固醇男性 <0.9 毫摩爾 / 升，女性 <1.0 毫摩爾 / 升。

3. 勞心者：要警惕腦部「作亂」

中醫講，「腦為髓海」、「腎生髓」，用腦過度使髓海耗空之後，腎就要加班工作，於是就引起了腎虛，作為「腎之府」的腰部自然就會不舒服。用手、溫熱的東西按摩、熨帖，算是對虛損之腎的補養之計。

用腦過度還會引起神經性頭痛，但頭痛卻並非全是因為過度用腦，還可能因為情緒緊張所致，或者因為瘀血或者脾虛……但不論哪種原因引起的神經性頭痛，真正的治療都不在頭痛發作的當時，而是在不發作時根治引發頭痛的根基，用在發作時的治療一般都是只治標的止痛而已。

用腦過度可能引發腰痛

大家可能很熟悉這樣的電影場景：一個高層主管，熬夜寫了一個通宵的計畫書，不知不覺天就亮了。他站起身來，走到落地大玻璃窗前，迎着晨早的陽光，吁出一口氣，用手捶捶累得痠痛的腰……

持續而緊張的腦力勞動之後，人都會感到頭昏腦脹、全身無力、嗜睡或失眠，這很容易讓人聯想到用腦過度。但很多人有另外的體會，緊張地備考，寫一夜論文之後，站起來會覺得腰痛，因為一直沒用到體力，一般人會把腰痛想成是腰椎間盤突出，或者是坐的姿勢有問題，他們可能會把椅子弄軟，調整姿勢，但也沒用，因為這是腎虛引起的「論文性腰痛」。

腰椎間盤突出的發作往往是很突然的。比如，當人坐在矮椅子上，或者歪斜着坐着後突然站起來，腰部肌肉收縮得不協調了，就引發腰椎間盤突出。還有就是直着腿彎腰撿東西，膝關節和髖關節都是直立的，特別是搬重東西的時候，那種姿勢，腰椎的負荷可以是平時的幾十倍，一下子就能把腰扭傷，而且一般都在第四節腰椎和第五節腰椎這一部位。突出的椎間盤受到壓迫，引起的疼痛是放射性的，就是我們俗稱的坐骨神經痛。

坐骨神經痛和用腦過度導致的腰痛可不一樣，坐骨神經痛是從臀部開始，沿着大腿的後方到小腿的後外側，一直到足背或者足底，老百姓形容說是「躥着痛」，而且還可能從疼痛慢慢地變成麻木，那就是病情嚴重的表現了，說明突出的椎間盤使神經的傳導功能都被壓迫了，再發展就會覺得抬腳費勁，走路的時候腿發軟，甚至出現「足下垂」，腳抬不起來了，這個時候就要在四十八小時內緊急手術了！否則神經功能遭到的損害將是不可逆轉的。所以，骨科醫生推薦給大家**預防椎間盤突出的姿勢是「空中小姐」典雅的下蹲動作：保持上身直立，靠彎腿來取低處的東西**。這樣的姿勢，負荷都在膝關節和髖關節上，腰椎負荷小得多，對腰椎是種有效的保護。

中醫稱腦為「髓之海」，腎又是主骨生髓的，一旦用腦過度，「髓海」就會空虛，腎就要「加班工作」來生髓，腎就會被累虛了，這種情況引起的腰痛是一種空痛，和姿勢沒關係，

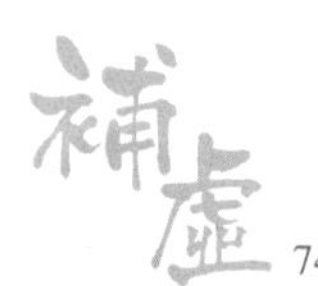

是找不到定位點的泛泛的痛、綿綿的痛，而且痠軟不止，喜歡用手按着，這是中醫所有虛證的一個共有特點。

同樣是胃痛，如果是吃多了，消化不了，胃裏有積滯，病人肯定不願意去碰胃部。但如果是虛寒的，病人肯定喜歡用熱東西壓着、按着，比如氣虛引起的頭痛，病人甚至喜歡用毛巾或者布帶包住、纏住頭；血虛引起的月經後腹痛，病人肯定喜歡用手按着腹部。任何臟腑要是虛了，出現了耗損，人肯定是喜歡按揉那個部位的。而且這種腎虛引起的疼痛往往是遇勞加重，你再去用腦，腰痛便會持續出現。

一說腎虛，老百姓就會想到性功能問題，認為腎虛都是性生活太多導致的，結果很多被診斷為腎虛的人覺得很不體面，其實，這只是腎虛原因的很小一部分。**中醫的「腎」和西醫說的「大腦」密切相關，動腦筋的過程就是動用「髓海」、傷腎的過程**，所以中國有伍子胥一夜白了頭的典故，雖然是文學誇張，但確實道出了用腦過度和髓海、腎乃至毛髮的關係，因為「腎，其華在髮」。在那個生死攸關的夜晚，伍子胥肯定是為了生存而高強度地用腦，也就對腎造成了突擊性消耗乃至損傷，驟生的白髮就是傷腎的證據。

說到頭髮，很多人都知道一個經驗：操心的人容易頭髮早白，即所謂「早生華髮」，而民間都說頭髮早白的人是「血熱」，確實有一定道理。因為血熱是「精血暗耗」、傷了陰的結果，陰少了，自然會生熱，但這種熱不大明顯，只是以陰精虧損的症狀表現出來，有人的表現是頭髮白，有人的表現是失眠、心煩，病症都是選擇人體基因裏的薄弱環節做突破口。所以，為了烏髮而吃的中藥也好，食療也好，都不要用太涼的藥物，一是熱沒那麼嚴重，二是涼藥長期服用是會傷脾氣的。

其實只要是人，只要用腦，只要動心，就要耗傷腎的陰精。中醫研究者認為，中醫所說的心，在精神方面就是大腦皮質，是全身最高級的器官，大腦皮質只要工作，只要思考，就會管束下級的各種低級器官。這種管束使得器官的功能，比如消化、呼吸、內分泌等功能不能充分發揮，被抑制了，這就造成了我們常說的「上火」，就會暗耗陰精，所以現代人頭髮白得早，和人們生活壓力大，每天都在動「心思」有直接關係。

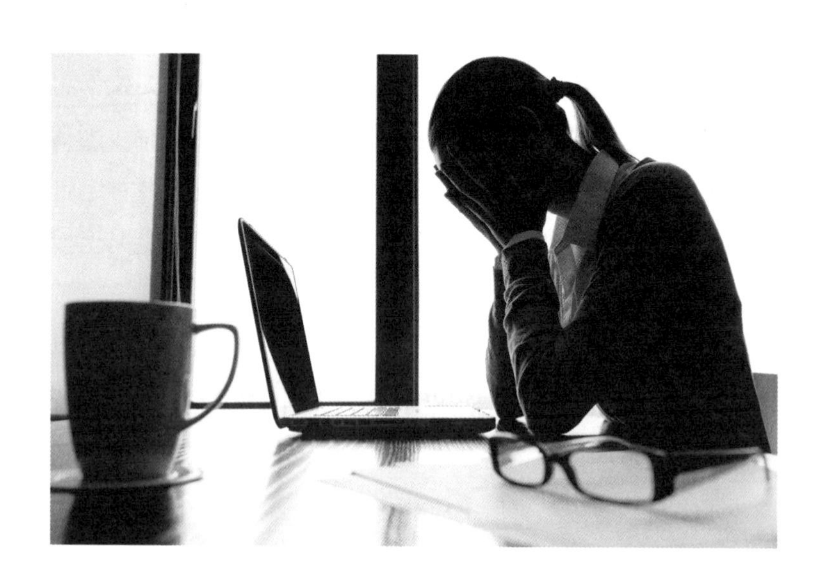

健康小知識

中國有句話叫「心靜自然涼」，心靜的時候，就是大腦不思考、心裏沒事情的時候，這個時候身體是涼的，也就是不上火的。高僧、禪師之所以在生活條件相對差的地方仍舊能長壽，就是他們通過練功、修行達到了「心靜」的境界。不是所有人都能達到這個境界的，常人的大腦會在你自己不知道的情況下，本能地工作，所以只要是生活在這個現實世界中，只要你心裏有慾念，你的陰精就會時時被暗耗，其中心思重的人、操心太多的人暗耗得就更厲害了。

紅燒肉「補腦」有道理

改善前文所講的腦力疲勞有很多偏方，一般都是用補腎藥和食物一起烹調，比如「杜仲燉豬腰」之類的。毛澤東也有個土辦法，他說「吃紅燒肉補腦」，而且這個紅燒肉是很肥的肉，其實是有道理的：從營養學的意義上說，肥肉可以直接補充能量。

人的大腦雖然只佔體重的 2%，但它卻消耗着人體消耗熱量的 20%，而過度用腦，能量消耗只會更多，所以，即使是坐在那裏不動，只要你動腦，比如考了一場試，或者聚精會神地趕了一篇報告，工作結束的時候肯定會覺得餓，甚至想吃油膩的東西，這都是身體本能的反應。至於肥肉，是毛澤東時代惟一的能量供應，就當時的消費水平和身體狀態，不需要，也不可能兼顧到血脂問題。

現在我們自然不需要用肥肉、脂肪來直接進補了，**可以替代肥肉來補充能量的東西有很多，其中植物的種子應該是最好的一種**。以種子補充能量不僅不用擔心血脂問題，而且種子還是植物中能量最集中的部位，它是為孕育一個生命準備的，自然要儲存足夠的能量。

很多人不育不孕就是因為腎虛，這是生殖系統的疲勞，中醫治這種病就喜歡用籽類藥，比如中成藥五子衍宗丸，最早是治男性腎虛、陽痿、早洩的，後來擴展到尿頻、遺尿、夜尿多、流口水，乃至婦女白帶多，只要是屬於腎虛的都適用。這個藥由枸杞子、五味子、覆盆子等五種植物的種子組成。為甚麼用種子？《莊子・漁父》中說：「同類相從，固天之理也。」這個觀點先秦很多學者都闡述過。古人把同聲的東西視為同一性質，比如把「種子」和「孩子」視為同一性質。中國人結婚時喜歡往床上放棗、栗子，以期望「早生貴子」的道理也是從這裏來的。中醫脫胎於中國哲學，五子衍宗丸也因此帶着古代哲學的味道。

五子衍宗丸

功能主治	・益腎填精
適用症狀	陽痿、早洩、尿頻、遺尿、夜尿多、流口水、婦女白帶多
主要成分	枸杞子、菟絲子、覆盆子、五味子、車前子

但種子確實也是植物中能量最高的一部分，而堅果就是種子，是最好的補腦劑。**比如核桃、蓮子，這兩種東西是目前被證實最能補腦的，人稱益智果。如果不吃肉，可以多吃種子類的各種堅果，比如花生、榛子、杏仁、栗子。**人腦是身體中對能量需要量最大，也是對缺少能量最敏感的部位，所以大腦可以從這些堅果中最先受益。

如果你是身體特別瘦弱又要頻繁用腦的人，每天的早餐中應該加一點兒堅果，每天吃一兩顆核桃、六七粒杏仁或一把榛子。很多人喜歡吃芝麻醬，那就不妨吃黑芝麻醬，既能補腎精，又能補鈣，因為芝麻醬是含鈣最高的食物之一。還可以用以下這些補腎的藥物做成膏方，每天早晚各吃一次，彌補腎精的虧損。

不衰老不疲勞的養生方
補腎烏髮膏

材料	• 黑芝麻 100 克 • 何首烏、杜仲、桑葚各 50 克 • 蜂蜜 3 匙
做法	1. 將何首烏、杜仲、桑葚像煎中藥一樣煎煮兩次後重新回鍋，稍微濃縮一下，加入蜂蜜。 2. 把黑芝麻炒熟後加入濃縮好的藥汁中，拌勻，放冰箱裏保存。 3. 每天早晚各吃一大匙，這個劑量可以吃 10 天左右。
提示	裏面沒有性質寒涼的涼血藥，所以可以經常吃，特別是秋冬天氣逐漸變冷的時候。

通過補腎精而烏髮的藥物或者食品，不可能很快奏效，很多時候只能減緩生白髮的速度，因為陰精的虧耗不是一天的時間，補益起來也非一日之功。但是，即使頭髮沒有馬上變黑，至少因為腎精消耗引起的諸多問題，比如腰腿痠軟、疲勞的問題會減輕不少。

前面說到的腎虛腰痛，很可能來自一次突發的用腦過度。但很多人是長年累月地用腦，對腰痛之類的腎虛症狀都麻木了，他們的髓海空虛可能根本不會導致飢餓，他們也不會想吃脂肪類的食物，甚至是終年胃口很差，睡眠也很差。這兩點症狀和腰痛一樣，也是用腦過度的後患，只是腰痛是腎虛，而食、眠的減退是因為傷及了脾，因為中醫認為：思勞傷脾。

西醫講，大腦皮質的機能會影響到負責調節內臟的神經，所以很多人在考試之後或者精神緊張之後不想吃東西。中醫對這個問題的解釋就是「思慮傷脾」，脾氣一虛，就會出現前面說的胃口很差、睡眠也很差，是身心都很疲勞的信號，是一種慢性消耗的結果。

這種情況下就不適合馬上補腎了，前面給的那個「補腎烏髮膏」也需要慎重使用，因為此時人的脾氣很虛，那種相對滋膩的補腎精藥物會吸收不了，此時要把治療重點放在補脾上。藥店裏有一種成藥叫人參歸脾丸，非常適合每天案頭堆成山，疲勞、心悸、失眠、食少而且面色萎黃的人，總之是「知識分子的常用藥」。裏面用了人參、白朮、黃芪之類的健脾藥，同時還用了當歸、龍眼肉、酸棗仁、遠志之類的補血藥，通過補脾氣把血補上去，使心神有個可以寄居的地方，不到處溜達，人也就能安睡了。

需要注意的是，還有一個成藥和它只一字之差，叫人參健脾丸，雖然其中也有類似的補脾藥，但沒有補血的成分，只適合脾氣虛消化不好的人，其目標是消化，不是睡眠，是不可能改善失眠狀況的。

頭痛怎麼治，還得分病源

吵出來的頭痛

余秋雨在《問學》裏寫道，有個法國人對他說，中國人是很沒有審美觀的，理由是在法國的中國餐廳，全部都是讓人看着眼暈的「中國紅」，濃墨重彩。余秋雨說，你們誤會了，其實中國是惟一一個用黑色就能描繪出美景的國家，因為中國的國畫是水墨畫，只有黑白兩色，因為中國人早就知道「五色令人盲，五音令人聾」的道理。

這個道理同樣可以用在人體健康裏，你看的顏色過多，你聽的聲音過雜，視覺、聽覺就會疲勞，而現代人最常見的病——偏頭痛，就是由此引起的。其實偏頭痛就是我們俗稱的神經性頭痛。這種頭痛不一定就「偏」，可以是全頭痛，但在病名上都叫「偏頭痛」。

我自己就曾經常犯偏頭痛，基本上去十次商場，有八次回來要頭痛，而且去愈豪華愈熱鬧的商場就愈嚴重。要麼就是開會，討論愈熱烈、說話的人愈多，就愈頭痛，一般都是還沒等會議結束，就開始頭痛。每次發作的時候都痛不欲生，恨不得撞牆。真痛起來，止痛片一般是不管用的，要痛到晚上，天色轉暗才能稍微好轉，嚴重的時候一般是要嘔吐一次，才可以徹底把一次頭痛了結。

我和很多有偏頭痛毛病的人交流過，發現只要是想的事情多了，周圍的環境又太亂了，人聲鼎沸，色彩萬千的，頭痛就會乘虛而入，說明它的發作和心理壓力確實有很大關係，聲音的嘈雜、光線的刺激是它發作的誘因。把偏頭痛的誘發因素驅除了，頭痛自然可以緩解。

月經、失眠引起的頭痛

很多女孩子月經前後容易出現偏頭痛，痛到月經來潮，症狀就開始緩解了。這種狀況一般是肝鬱所致，西醫稱之為「經前期緊張綜合症」。要治這種頭痛，可以在月經來之前，提前一個或者兩個星期就服用加味逍遙散，沒等它發作先把鬱結解決了，頭也就不痛了。

也有的人是月經之後疼痛，這就和血虛有關係，頭痛是因為月經期的失血，血不足以上養了，所以要補血，可以在月經之後或者兩次月經之間，吃點兒當歸，胃口好的吃點兒阿膠，或者直接吃中成藥八珍益母丸把血補足，才能根除引起頭痛的病灶。

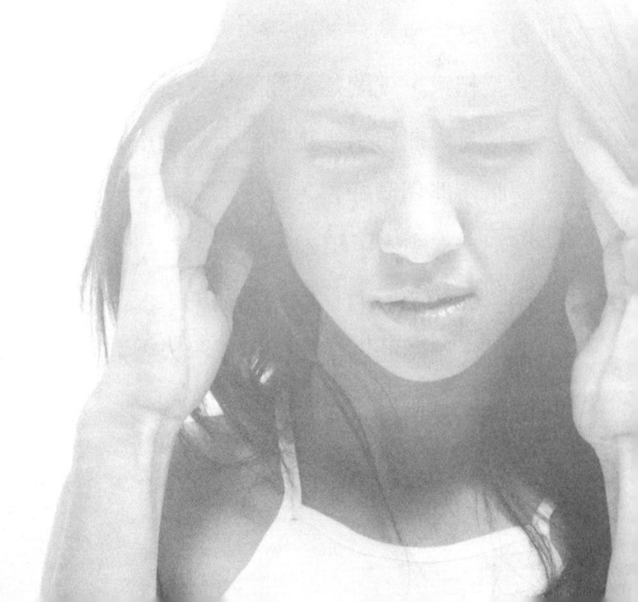

如果頭痛比較劇烈，而且頭痛的部位比較固定，除了隨着靜脈波動，一跳一跳地頭痛，可能有的病人還有一些針刺感，再看舌質，一般都會偏暗，甚至是暗紫的，仔細觀察，舌頭上面還有瘀斑，這就是血瘀導致的頭痛了。要使這種性質的偏頭痛不發作，或者加大發作的間歇，就要吃點兒活血藥。可以在頭痛發作的間歇，間斷地服由「血府逐瘀湯」變方而來的血府逐瘀膠囊，藥店就有賣。血府逐瘀湯是清代王清任《醫林改錯》裏的方子，裏面有養血的當歸、生地，又有化瘀的桃仁、紅花，既養血又化瘀，吃這個藥吃到你的舌質不那麼暗了的時候，你會覺得頭痛問題也減輕了。

還有的病人是因為睡眠不好誘發的頭痛，比如經常做夢，晚上入睡困難，睡醒了也不解疲勞，還把頭痛帶起來了。這時候就要考慮先調理睡眠，用一些養心安神的藥，比如天王補心丹。這個藥很適合過度勞心的人，他們最容易心血暗耗，不僅失眠、健忘，心裏還會一陣陣發慌，嚴重的還會覺得手腳心發熱，用這個藥是因為它在補陰血的同時還可以去虛熱。

雖然天王補心丹的說明書上可能沒有寫能治療頭痛，但失眠和頭痛都是因為陰血虛引起的，可以從同一個機理上去解決幾個病狀。這就是中醫的特點，不懂中醫的人吃中藥只會根據藥品說明書上的指示吃，如果懂中醫，很多藥是可以活用的。比如大家最熟悉的感冒清熱沖劑，顧名思義只是治感冒的，但懂中醫的人就可以把它作為通便藥來吃，因為中醫講「肺與大腸相表裏」，肺氣不宣時大便就會不通，很多通便藥裏都有治咳嗽的杏仁，就是為了用它宣肺氣以通便，感冒清熱沖劑通便也是這個原理。但是，如果你是因為血虛便秘的，就要吃當歸了，當歸也不是通便藥，但病在一個原理上就能「殊途同歸」。

吃飽了就開始的頭痛

還有的人是吃完了飯就頭痛，而且吃得愈飽愈頭痛。再細問，這些人平時很容易疲倦，動不動就抱怨累，這種頭痛就是典型的脾虛了。脾氣的功能不僅是消化食物，還要保證清氣上升，保證大腦的氣血供應。我們正常人也會在吃飽了之後便覺得睏，那就是在分爭脾氣。如果是個脾氣虛的人，吃飽了飯的時候，本來就不充裕的脾氣，要兼顧食物的消化和陽氣的向上供給，就肯定吃力了，大腦失去了清氣的供給，就會誘發頭痛。所以，這種原因的頭痛，靠吃止痛片肯定是不能根治的，要補脾氣。補中益氣丸是減少偏頭痛發作的常用藥，這種藥不能痛起來才吃，因為裏面沒有任何止痛成分，而是要在平時吃，堅持吃一兩個月，把脾氣補足了，不讓頭痛有發作的機會。

我有個同事，一直偏頭痛，她知道中藥更能根治，就吃了一種從新加坡進口的治療頭痛的中藥製劑，上面寫着是「活血化瘀」的。她的舌頭很暗，確實也有血瘀，而且還真是一吃就不痛了，但是惟獨沒有減少發作，每次還要靠吃那種藥才能把難忍的疼痛熬過去。我一聽就馬上懷疑：這是中藥嗎？要是中

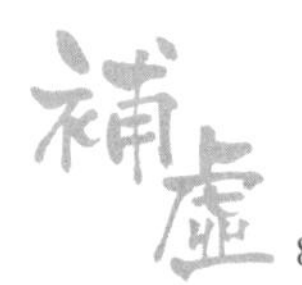

藥，起效一般沒那麼快，而且要是真的可以活血化瘀，她引起頭痛的問題應該解決了呀？至少發作的次數肯定會減少。結果，沒過多久，衛生部查處一批違法添加西藥的中藥，其中就有這個藥，而且添加的成分早就因為嚴重的副作用被禁用了！原來它的止痛作用並非其中的中藥，而是藏在裏面的「添加劑」。

因為偏頭痛實在難忍，病友之間會有很多經驗方法互相介紹，上面的例子對大家應該是個提醒，真正能根治偏頭痛的藥物未必馬上起效，也不是吃一次就能解決的，而是需要一個相對緩慢的治療過程，但只要你完成了這個過程，解決的可能不只是偏頭痛，很多相關問題，比如血瘀性頭痛導致的面色發黑發暗，心血虛性頭痛導致的失眠、心煩也都迎刃而解了。

能要命的頭痛

需要注意的是，有一種頭痛是相對危險的，就是「蛛網膜下腔出血」引起的頭痛。二〇〇九年，內地著名演員趙本山因為腦出血住院，媒體爭相報導，他的出血部位就是「蛛網膜下腔」。

這個病名聽着很嚇人，畢竟也是腦出血呀。但事實上，作為出血，它比其他危及生命的腦出血要輕得多，雖然凡能引起腦出血的病因也能引起本病，但腦出血還是以顱內動脈瘤、血管畸形、高血壓動脈硬化症等更常見。但是，除非是動脈破裂引起的出血，其他的蛛膜出血，比如因為血管畸形造成的或者原因不明的出血，一般都可以痊癒，不像其他出血是可以危及生命的。

但是，因為「蛛網膜下腔出血」引起的頭痛卻可以痛得非同尋常，已經超過了神經性頭痛的程度。**如果你是「頭痛常客」的話，蛛網膜下腔出血的頭痛會比以前嚴重，難以忍受，痛到渾身出冷汗的程度，這種異乎尋常的頭痛就是一種警報信號了。**

發生這種出血有幾個誘因，一個是情緒激動，一個是過度用力，總之都是腦中血管的壓力驟升。血管的畸形處其實本身就是個薄弱環節，壓力大的時候，血液總容易在那裏找到突破口。血液一旦在薄弱處突破，人就會劇烈頭痛，疼痛嚴重時，人會臉色蒼白甚至嘔吐。這種出血導致的疼痛，其部位相對固定，就是出血點所在。

比較麻煩的是，這種出血的人，之前可能也有反復發作的頭痛，因為每次血壓升高的時候，血液都呈突發態勢，但只是程度輕，沒突破而已。他們會因此忽視，以後就是老毛病重犯了，惟一不同的是痛的程度比哪次都嚴重。

4. 心「虛」的人：別讓你的心臟「過勞」

「心主血脈」。中醫說的「氣」，就是功能的意思。心氣虛就是心臟的泵血功能減弱了，血中的氧氣因此減少，疲勞就是身體開始缺氧的提示。

還有一種疲勞也和心臟有關，特別是一些年輕女性，會在生氣、勞累之後出現心慌、胸悶、手腳發涼甚至暈倒，這就不是「氣虛」，而是因為「氣鬱」了。「鬱」就是鬱結不通的意思，因為神經調節出了問題，引起心臟出現了類似於心虛的異常感覺。

因為「心」虛導致的疲勞，不僅包括了心臟的功能不足，還包括了因為用腦過度導致的自主神經調節紊亂，只是後者的虛不能用藥物補「心」，而是要自己放鬆心情……

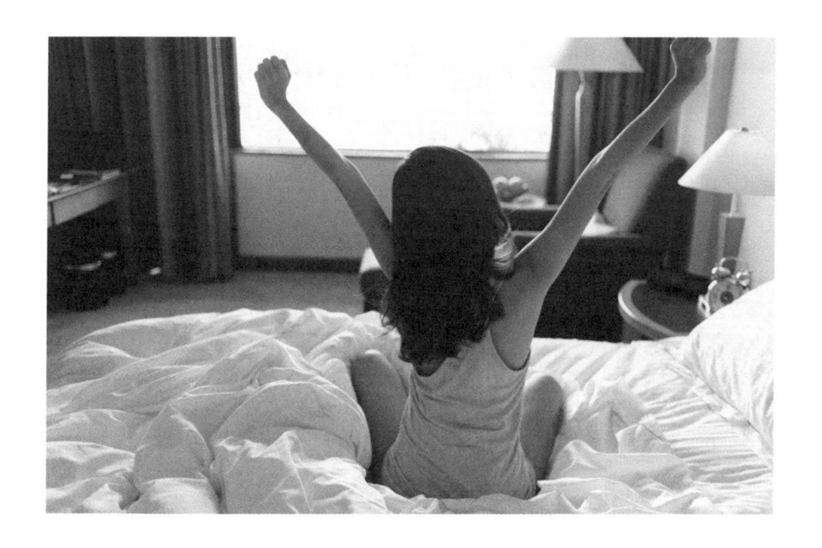

心臟猝死前，很多人都抱怨過疲勞

我有個同事，才三十幾歲，人很敬業，也很和善。有一次一連幾天沒來上班，同事們就覺得奇怪了，以他的個性，即使是遲到都會打電話過來的。接下來，打他手機沒人接，再後來就關機了，大家感到不妙，繞了幾個彎終於找到了他家的管理員，撬門進去一看，所有人都嚇呆了：他就倒在沙發前，渾身青紫，已經去世了……後來經過法醫檢查，最終確認是心肌梗塞突發引起的猝死。

大家都很奇怪，他之前沒有心臟病呀，而且早前剛做過身體檢查，他的心電圖檢查報告上寫的是「未見異常」。難道是身體檢查的診所沒查出問題，誤診了嗎？

諸如此類的心臟猝死事件不斷見諸報章，而主角大多是像我同事這樣從來沒有心臟病史的青年才俊，這種不知道該從哪裏開始防範的「飛來橫禍」讓人不寒而慄……

我把這件事告訴了北京大學人民醫院的心內科教授張海澄，他說，其實任何一種心臟猝死前，都不可能沒有先兆，只是患者自己不知道，也沒聯想到心臟病而已，而先兆中最典型的就是疲勞！前所未有的疲勞！因為在猝死前，心臟的泵血機能已經減弱了，血中的氧氣也因為心力弱而減少，疲勞其實就是身體開始缺氧的提示了，只是因為疲勞感實在太常見，所以大多數人都麻木了。

他就遇到過一個病人，人很年輕，身體也一直很好，只是近來覺得體力下降、疲勞、胸悶，而且胃也不舒服。他認為自己是肚子餓，就不停地吃東西，因為胃潰瘍的疼痛確實是可以通過吃東西來緩解的。總之，他一點兒都沒有聯想到心肌梗塞上，直到最後實在難受得不行了去看急診，才發現是急性心肌梗塞，如果再遲幾分鐘，就沒命了。

這種因為心臟病引起的猝死，稱為「心源性猝死」，一般驗屍解剖後都會發現，死者是死於急性心肌梗塞——在短時間內，供應心肌的血管完全閉塞了，心肌因為沒有血供應，隨即壞死、失去功能，人體也因此失去了生命的「發動機」。

但一般來說，心肌缺血是一個緩慢的過程，血管逐漸狹窄的時候，人體會為了讓血液繞道走而建立一個「側支迴圈」，以此來彌補供血的不足。但是，如果在「側支迴圈」完全建立起來之前，人不知道「死期將至」而沒有好好休息，甚至還保持每天超負荷工作，心肌的供血突然不足，大量的心肌細胞在短時間內突然壞死，猝死就不可避免地發生了。

從這個理論上說，其實很多人都是有猝死危險的，只是他們比較在意自己，發現疲勞了就及時休息，所以雖然也沒有去治療心臟，但至少沒給心臟增加新的負荷，才躲過了一劫。

有的人對自己的心臟很警覺，稍微不舒服就吃點兒硝酸甘油，這樣其實又有點兒用力過度了。畢竟很多人都沒到心絞痛的程度，只是體質在發生慢性改變。過了中年之後，人多少都會有點兒血瘀，特別是氣虛血瘀。瘀就是不通了，血管的供血受到影響，心臟就不舒服。所以，緩解的最佳辦法就是改變這種體質。**有一些中藥既可以預防血瘀，更能夠去除病根，特別是三七。這是一種既能化瘀又不傷氣的藥物，特別適合用於預防心腦血管疾病。**我們在後面還會專門介紹。

人過了中年，還要特別警惕便秘。便秘經常是造成有心絞痛「前科」的人猝死的原因——排便時突然用力，心臟一下子就超負荷了。所以，如果出現便秘，千萬不可勉強，必要時可以借助甘油肛塞（俗稱甘油條）。但最好的辦法還是自己能順暢排便，有個方子可以供習慣性便秘，特別是氣虛便秘的人。

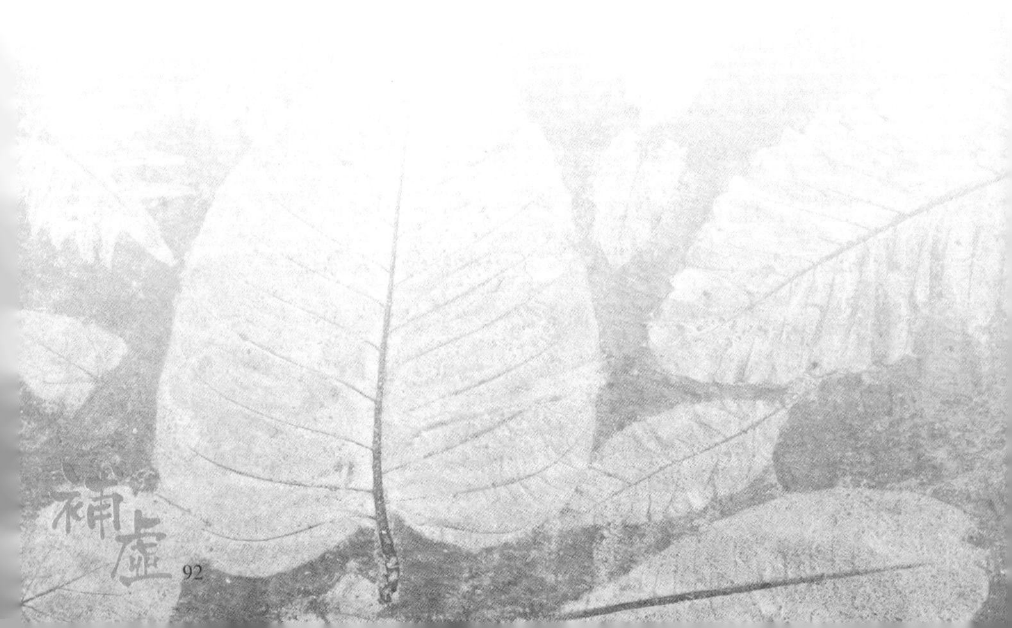

這類人之所以會便秘，並不是因為大便乾燥，而是沒有力氣排，真正解下來的便質並不太乾。而且，他們平時還會時常疲乏無力，特別適合吃這個方子來補氣通便。

不衰老不疲勞的養生方
補氣通便方

材料	・生白朮 30 克 ・肉蓯蓉 10 克 ・當歸 10 克 ・升麻 5 克
做法	就像煎中藥一樣，將上述藥材一同煎煮，一劑藥煎兩煎，每天吃兩次。
提示	吃半個月左右，習慣性便秘的問題就可以明顯好轉了，這也從另一個角度保護了心臟。

另外，容易便秘的人不要伏案太長時間，特別是坐辦公室的人，至少要一小時左右起身活動一次，在太陽下擴擴胸，讓胸陽振奮一下，這樣也能避免血栓之類的問題。

心電圖正常，心臟可以不正常

大家肯定會問：猝死之前那個人的心電圖不是正常的嗎？這就要涉及一個挺讓人絕望的醫學常識了：普通的心電圖可能是「報喜不報憂」的！

有調查顯示：很多通過做「冠狀動脈造影」被證實有冠心病的病人，可能之前還做了普通的心電圖，但有 50% 的人會被告知「心電圖正常」，如果不繼續做「冠脈造影」，可能他們永遠查不出自己的心臟埋藏着隱患。

會不會是心電圖落後了？不是！這是因為普通的心電圖只是瞬間的心電活動的記錄，冠心病、心絞痛如果不是處於發作期，在做心電圖的那一會兒時間，大概十幾分鐘吧，恰恰心臟的細胞沒有發生異常的電變化，那樣的話，即使你有心臟病，心電圖也完全可以是正常的。

所以，如果普通心電圖正常，而病人卻有明顯的胸悶、胸痛的症狀，醫生會建議他做一個「運動心電圖」，就是所謂的「平板試驗」，通過運動把心臟潛在的問題誘發出來。

一般來講，男性冠心病病人對這種運動試驗呈陽性的比率會相對高一些，也就是說，如果男性病人有心臟缺血的話，通過運動試驗大多能從心電圖上發現問題。而如果是女性的話，可能仍舊是陰性，仍舊看不出問題，但也不能完全說明她的心臟就是正常的，這時候，還可以選擇再做一個二十四小時心電圖監測，就是背一個小的儀器盒子跟着你，它可以把你二十四小時的心電圖全部記錄下來。

比如你在二十四小時之中，有胸悶發作或是心臟疼痛等不適的症狀，醫生就可以對照你發作的時點，看那個時候的心電圖是甚麼樣子的，這就捕捉到了病人發作時候的心電圖，意義比較大。

如果做到這個時候，病人的報告還是呈陰性，就是從心電圖上看還是沒有異常，但這個病人的胸悶、胸痛症狀又無法解釋，或者病人非常想知道：我到底是不是冠心病？那還可以做一些無創的檢查。比如同位素檢查。就是向靜脈裏注射同位素，心肌局部的缺血都可以顯示出來。一般同位素掃描也是和運動實驗結合起來的，有問題的話更容易被發現。如果這個人吸煙，本身就有高血壓、糖尿病等情況，他還可以做一個「冠狀動脈造影」。這是一個微創的、介入的檢查方法，通過一個導管進入到給心臟供血的冠狀動脈。大家知道，冠狀動脈如果變窄，肯定會導致心肌的供血不足，這個檢查就可以充分地顯示整個冠狀動脈的情況，可以發現哪個地方變窄，變窄了多少。通過這個檢查，你究竟有沒有冠心病就可以下定論了。

喜歡長呼氣，也許心臟疲勞了

人的心臟功能不行的時候首先會感到疲勞，有些人還會突然間喜歡長呼氣。長呼氣，也就是嘆氣，在中醫裏，一是為了解鬱，一是為了補氣。解鬱一般都和情緒有關，因為心情不好，被憋住了，中醫講屬於肝鬱，長呼氣就是自己解鬱，這種情況一般出現在壓力較大的成年人中。

除了長呼氣外，這種人可能喉頭還常有異物感，總覺得有東西堵在那兒，吐不出又下不去……如果是這種情況，就更要從疏肝上治療了，藥店裏賣的加味逍遙丸可以試一試，如果是肝鬱，吃了之後無論是胸悶、憋氣，還是喉嚨中有異物感都會減輕，但如果是心臟的問題，是心氣虛，逍遙丸自然是不會有效的。

健康小知識

除了逍遙丸，平時很多食物也能幫助你減輕肝鬱問題，如現在時興喝的花草茶。有肝鬱的人適合喝薄荷茶或者玫瑰花茶，這兩種藥都入肝經，逍遙丸裏就用了薄荷。和沏茶一樣，將這兩種茶用開水沖泡後，根據自己的口味稍微加點兒冰糖或者蜂蜜，喝的時候也能有個好心情。還有人做薄荷粥，那要注意在粥熟了之後再放薄荷，一開鍋馬上關火，因為吃薄荷要的是它的揮發成分，煮的時間久了就沒有藥效了，感冒藥中的薄荷，從來都是後下的。

不僅大人會長呼氣，很多孩子也愛長呼氣。但孩子的心理單純，多半不會胸悶肝鬱，而是在氣不足、不夠用的時候才長呼氣。甚麼時候氣不夠用呢？一般是心臟功能受影響時。很多有經驗的醫生發現，孩子長呼氣可能是心肌炎的最先症狀。一旦心肌的功能因為炎症急性受損，泵血能力減弱了，血不能像以前那樣運到周身去，人體就會自發地通過增強呼吸，比如長呼氣，來攝取氧氣。

如果孩子曾經得過扁桃腺炎或中耳炎，家長就要注意了，因為這兩個病如果治療不徹底，是可能轉為心肌炎的，而心肌炎如果不能迅速發現並徹底治療，心肌持續疲勞下去，就會引起心臟的發大，甚至出現心力衰竭，引起猝死。

現在人們都知道抗生素不能濫用，但也要分情況，如果是扁桃腺發炎、中耳炎之類，一定要及時徹底地治療。對付這種鏈球菌感染引起的疾病，最好的治療藥物就是盤尼西林，只要孩子不對盤尼西林過敏，而醫生又建議使用，就可直接選盤尼西林。我們經常口服的阿莫西林、阿莫仙等都是盤尼西林的口服製劑，一定要按照醫生的指示把藥量用足，用藥的時間要夠，把鏈球菌的感染治療徹底，以防引起免疫系統的問題，比如心肌炎、腎炎等。到目前為止，免疫系統疾病的治療是沒有特效藥的，一般都要用到激素。所以，如果孩子得了扁桃腺炎、中耳炎要重視，不能和普通感冒「一視同仁」！但是，如果只是感冒發燒，在醫院做血液常規化驗發現沒有炎症，那就應該拒絕使用抗生素，不該用的絕對不用。

疲勞也可能是心臟患了「神經病」

疲勞的感覺經常和胸悶、心慌聯繫在一起，特別是一些年輕女性，症狀嚴重的時候真的和心臟病人一樣，也是心慌、氣短、胸前區疼痛、手腳冰涼，甚至還會昏倒，而且和冠心病一樣，也是發生在生氣、勞累之後，但是去醫院檢查卻始終發現不了問題。

在排除了心臟病、甲狀腺疾病等可以引起上述症狀的疾病之後，他們多半會得到一個「心臟神經官能症」的結論，也就是俗話說的「神經性的心臟病」，是因為神經調節出了問題，才引起心臟的感覺異常。這種女孩子肯定是比較敏感，心理比較脆弱的，同樣的外界刺激對別人不是事兒，對她們卻是大問題。

我們可能更加熟悉另外一種「神經官能症」，是發生在胃腸道的。這種病的特點是一着急、情緒一緊張就瀉肚。其實這種情況，正常人也有，小時候，我們參加運動會賽跑，站在起跑線上準備的時候，就很想上廁所，而且愈緊張愈想去。因為精神緊張，大腦皮質影響到主管內臟的自主神經了，只是我們的神經調節能力比較好，不至於真的控制不住。但那些有「胃腸神經官能症」的人，卻沒有這麼好的調節能力，愈着急就愈往廁所跑，而且是水瀉，瀉完了就萬事大吉了。他們的腹瀉跟腸炎的程度不相上下，但真做腸鏡也會發現「未見異常」。

這種好像得了心臟病的女孩子也一樣，只是她們受影響的不是胃腸而是心臟，也是因為精神緊張，通過大腦皮質影響到了控制心臟的自主神經。所以，這種人往往是典型的小姐脾氣，她們的性格很敏感也很脆弱，很小的事情都會被心思很重的她們放大，屬於心理能量很弱的一種人。而且她們也肯定不是經常鍛煉的人，所以身體的能量也不足，總體上都符合中醫的「氣虛」——雖然心臟沒有發生任何器質性病變，但功能不足，稍微一點兒刺激都難以適應。

這種人通常會被人說成是裝病，或者小題大做，但是她們的疲勞和難受是真的，如果想改變，最適合的是中藥調理。要是怕上火，又不是虛得很嚴重，可以用點兒花旗參。藥店裏賣的花旗參很多是切好片的，那就根據自己虛的程度，直接把十至二十片從藥店裏買的花旗參片放在杯子裏，用開水像沏茶那樣沖開，然後杯子上蓋個蓋子，使花旗參的成分不至於從蒸汽裏揮發掉，每天別人喝茶，你就喝參水，喝一個星期就應該有明顯的變化。

還有一種中成藥叫柏子養心丸，其中有補益的成分，很適合這種一驚一乍，有點兒動靜就心慌的女孩子，如果確定就是心臟神經官能症，吃這個藥還可以增加她們的心理能量，改善心臟的「神經病」症狀。

這些有「心臟神經病」的女孩子，除了注意虛的問題，也不能忽略了疏肝，因為精神緊張、心理脆弱的人，如果用中醫辨證，一般難逃肝鬱，她們可能是在氣虛的根本上又加了肝鬱，所以既要用人參之類的打好底子，鞏固體質，也要用逍遙丸之類的解鬱藥，祛除肝鬱這個標。

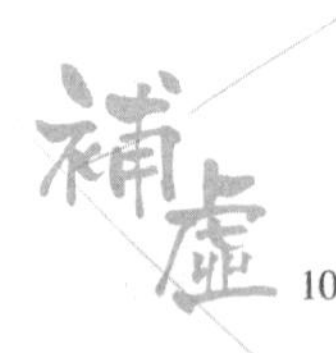

上樓梯就累是心功能不好的信號

我有個病人，很容易疲勞，特別是上樓的時候，要喘很長時間，因此她一直擔心是自己的肺有問題，因為她聽說現在肺癌發病率高，女性的發病率更高。因為女性不抽煙，她們如果得肺癌往往長在肺臟周邊，而不是長在氣管、血管附近，所以不可能像抽煙的男人得的肺癌那樣，以咳嗽作為症狀來提示。女性的肺癌因為症狀隱匿，被發現時往往是晚期，這個特點讓她很為自己的喘擔心。但是她很胖，而且心臟「早搏」很多年了，所以我很有把握地告訴她，她的喘和走路一多就疲勞，都不是肺的問題，而是心的問題，用西醫的說法是「心功能弱」，用中醫的說法就是「心氣虛」。

這種狀況在醫院是很難通過檢查發現的，因為氣虛的人可能器官、臟腑的結構是好的，只是能量不夠，不能使結構正常的器官充分發揮作用，比如弱視。

弱視孩子的家長很緊張，不知道怎麼治，總問：「能動手術嗎？」醫生只能遺憾地說，不能。因為弱視的孩子眼睛結構上沒問題，他不像斜視，有斜的問題存在，通過手術把斜矯正了，眼睛就好了。「弱」的問題不能通過結構的改變而改變，只能把能力提升。所以中醫可以不通過手術來治療弱視，方法就是通過中藥來補養氣血，而弱視的孩子身體特別壯實的也少，往往都有點兒脾氣不足，具體說是不愛吃東西、飯量不足、有些面黃肌瘦。只有使這種孩子的氣血豐盛了，才能有足夠的營養供應到眼睛，提高眼睛視物的功能。

上樓梯的時候是心臟活動最多的時候，如果一個人從來不鍛煉，他的心臟就沒多少潛力，上樓就要增加心臟的工作量，自然就累倒了，需要通過喘來增加氧氣的吸入；如果他每天都爬樓梯，心臟就接受鍛煉了，慢慢的功能就會提高。但是，如果心功能本身就有問題，鍛煉時則必須謹慎，甚至還要禁忌，因為心臟已經沒有潛能可挖，強行爬樓相當於消耗最後的餘力。

美國紐約心臟病學會於一九二八年提出一項分級方案，主要根據患者自覺的活動能力，將心臟的功能劃分為四級，級數愈高，心功能愈不好。

I級	患者雖然患有心臟病，但活動量不受限制，平時一般活動不會引起疲乏、心悸、呼吸困難或心絞痛。這種情況，病情比較輕。
II級	心臟病患者的體力活動受到輕度的限制，休息時沒甚麼感覺，但只要做一般體力活動，就可能出現疲乏、心悸、呼吸困難或心絞痛。而且稍微一運動就會覺得疲勞，已經有心功能減退的信號了。
III級	心臟病患者體力活動明顯受限，平時小量活動即可引起上述症狀。還沒敢怎麼運動就覺得疲勞了，這就是所謂的手無縛雞之力，心臟功能已經出問題了。
IV級	心臟病患者不能從事任何體力活動，休息狀態下就出現心衰的症狀，體力活動後加重，不運動也同樣覺得疲勞。

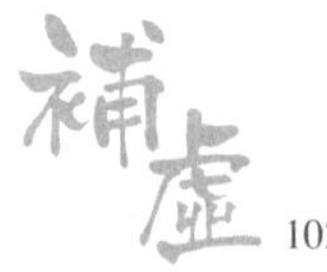

這是通過自己的感受對心臟功能的一個初步判斷，最後的診斷還要配合醫院的心電圖、負荷試驗、X 光檢查、超聲心動圖等，來評估心臟病變的嚴重程度。

很多心臟已經在慢性衰竭或者功能下降的人，還用習以為常的疲勞去解釋一切，這對病情是個極大的貽誤。

養生小見聞

我認識一個攝影師朋友，很有成就了，但他的成就真是用命換來的，為了拍好相片，一直在做消耗性的工作。

他以前有肝病，因此一直貧血。他家住四樓，是舊樓，沒電梯，他每次回家都要歇幾次，但他總覺得是自己年紀大了，沒當回事。在治療肝病的時候，他有一次做了個心臟超聲波檢查，發現心臟擴大了！他和醫生都很奇怪，因為之前他的治療重點一直在肝上，怎麼突然多了個心病？其實不是，這個心臟擴大應該是他的肝病導致的貧血引起的，因為血不夠，負責給全身推動血液的心臟只能加倍地工作，結果就把心臟的肌肉累得過分發達了。

那些取得成績的運動員，身體上的很多部位都是提前老化的，比如膝蓋、關節、韌帶，幾乎和老人的一樣，就是因為用得太多了。心臟也一樣，擴大的心臟其實是勞損的，別看它大，但功能不行，而且供應它的血管還是一樣的，稍微增加點兒運動，血就供應不上，所以他們會比其他人容易疲勞，而且會胸悶，甚至心絞痛。因為上樓梯是最費力的，所以也最容易反映出心臟功能的狀況。

有的時候，看着體質很壯實的大胖子也會氣很虛，比瘦人還容易疲勞，上樓梯的時候尤其明顯。別人通常會說他意志薄弱，太嬌弱，其實不盡然。你想想，原本適應七十公斤體重的心臟，突然要幫九十公斤體重的身體供血，自然會覺得累，功能跟不上就會氣虛，就會疲勞。

中醫體質中有氣虛、陽虛體質之分，這兩種體質的人都是功能不足，他們的典型特點是白白胖胖的，但一看就是虛胖。原因就是他們的心氣，也就是心功能不行，跟不上體重的變化，所以人變虛了。

也正是因為功能不足，體內很多污垢排不出去，積存在那兒，就形成了痰濕。有了痰濕的同時，血脂也高，血糖也高，面色也不乾淨，汗也多，自己覺得出的都是「油汗」。我一見到這種人就會想到「去污」，但是不能用瀉藥，因為他們還有氣虛的問題，功能本身就不足，動不動就疲勞，所以要攻補兼施。

看一個人是不是經得起瀉，是不是該瀉，看他的體脂含量就可以，就是看看他（她）身體重量中脂肪所佔的百分比。一**般而言，男性體脂肪率超過 25%、女性體脂肪率超過 30%，就稱為肥胖**。三十歲以上成年女性的脂肪率超過 30%，三十歲以下女性超過 27%，由於體內的脂肪比例過高，雖然看起來

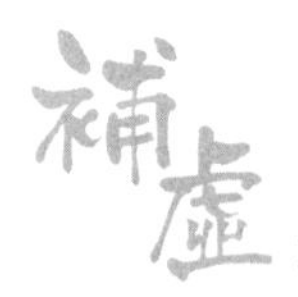

不胖，也屬於「隱性肥胖」。最近的一項健康檢查報告指出，十九歲以上的女性中，每三個人裏就有一個是「隱性肥胖」。這種被脂肪「充斥」的身體肯定是多虛的，如果想幫她們減肥，只靠瀉藥是治不好根本的，她們甚至經不起瀉，而且僅僅是瀉也不能改變肥胖的狀況，**正確的治療方法應該是補陽氣，甚至是壯陽，用陽氣把脂肪燃燒出去**。

這種看起來身材勻稱、體重正常的人，脂肪比例之所以會偏高，原因主要是缺乏運動，其中有一半幾乎從來不愛運動，年齡集中在十九歲到三十四歲，這一組人很危險，等她們過了四十五歲後，到了更年期，這種隱性肥胖就會變成超重。因為那時候陽氣已經不足了，更沒能力燃燒脂肪，這樣的人怎麼可能不疲勞呢？

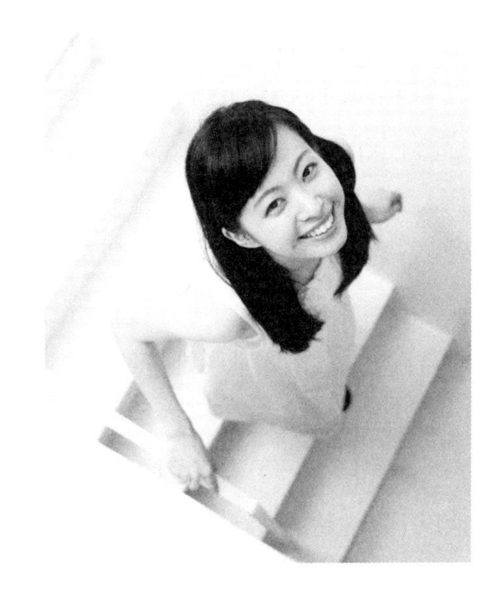

甚麼樣的心痛是致命的？

既然疲勞發展到一定程度就可能導致心臟問題，那麼，是不是只要出現了胸痛就代表問題嚴重了？我有很多朋友就對胸痛特別敏感，經常晚上打電話問我：「我的左胸痛了一天，到現在都沒好，是不是心絞痛了？」疼痛持續的時間愈長，人們可能愈擔心。但心絞痛卻恰恰不是這樣的。

一般來講，心絞痛持續的時間都不會太長，都在五至十分鐘左右，而且一般是在運動、飽餐、受寒以後出現。比如冬天，有的病人一出門，一着寒風就開始痛；有的人是追車，跑幾步，上天橋之後就開始痛了；還有的是飽餐之後突然痛了。而且這種痛不可能延遲很久，不可能今天白天很累，晚上躺着休息時才感覺不舒服。一般的心絞痛都是在勞累的當時發作，而不是在休息以後才發作的。

如果在運動過程中突發胸痛，一般需要馬上停止運動，休息一會兒後疼痛就緩解了，或者含一含硝酸甘油，五至十分鐘就緩解了，這樣的胸痛可能就是比較典型的心絞痛。單憑這些症狀，哪怕心電圖是正常的，這個人也要開始重視心臟問題了。如果再出現特別嚴重的疲勞感，而且連續幾天得不到緩解，同時還伴有胸悶，那更要特別小心了。

真正可能是心絞痛的胸痛有它的特點：最典型的是痛在胸骨的後邊，而且是中上的，並不一定是在心臟的部位。疼痛可能呈放射狀，會沿着左臂的內側一直放射到左手的無名指和小指。也有極個別的病人會放射到下頜部，有些人甚至還會牙痛，這就有一些變異了，是放射部位的變異性。

心絞痛非常典型的時候，胸骨後會有一種壓迫感。病人自己會說：「我這裏像壓了一塊石頭。」有些病人說是一種針刺感，這種情況倒不一定是心絞痛了。

前面說了，如果吃了硝酸甘油之後疼痛得到緩解，就是心絞痛的一個信號了。這也是醫學上的一種診斷方法，叫「診斷性治療」，比如一個人被懷疑有某種疾病，在很難明確診斷時，可以用一種對該疾病療效顯著的藥物進行治療，如果真有效了，就說明確實有這病，診斷和治療是同時進行的，治療是為了達到診斷的目的，所以叫「診斷性治療」。

健康小知識

一個人覺得胸悶心痛，含了硝酸甘油之後如果很快緩解，自然說明用對了藥，心臟確實有問題。如果還照樣痛，就說明未必是心臟的原因了。但是要注意的是，如果人比較年輕，三四十歲，以前又沒吃過這藥，那麼含的時候最好平臥，因為硝酸甘油能很快擴張全身血管，使血壓降下去，沒吃過的人可能會因為血壓突降而暈倒，躺着吃的話，血壓的改變就沒有那麼明顯了。

如果你吸煙，有心臟病、糖尿病、高血脂等病史，對疲勞加胸悶的症狀就要更小心了，特別是有些糖尿病人，對疼痛的反應比較弱，甚至會發生「無痛型」的心絞痛，就是已經發生心肌梗塞了，但是自己還沒有感到疼痛（這可能是因為糖尿病引起末梢神經病變，導致病人對疼痛的反應遲鈍），那就很危險了。

如果你的家族裏，比如父母親或者兄弟姐妹在年輕的時候出現了比較嚴重的心臟病，有猝死或者腦血管疾病的病史，你自己就要特別注意是不是常有疲勞感出現，出現了以後是不是很嚴重。**現在醫生普遍主張，三十歲以上的人都要堅持量血壓，而且每年要有常規的身體檢查，包括血脂、血糖、體重等都要監測，疲勞程度也應該在你自己監測的範圍內。**

萬一心臟突然出現問題，就要用到你與生俱來的保命經絡和穴位了。我認識一個很有名的針灸醫師，在出國講學回程的飛機上，她突然感到胸悶、憋氣，特別不舒服，連忙找到手臂內側的心經和心包經，正好又帶着刮痧板，就從手腕一直刮到肘下，連續刮了幾下後，便覺得心胸豁然開朗了。這樣的刮痧更適合心絞痛反復發作，不是很厲害，但老是覺得胸悶不舒服的那種，疼痛、發作的時候要刮，沒有發作也可以刮，可以預防。如果是心絞痛、心肌梗塞則必須馬上送醫院，至於穴位，則要重點關注胸口的膻中穴，這個穴位就在胸骨上，兩個乳頭連線的中點。可以拿刮痧板在這個穴位從上往下刮，刮的時候總會感覺在某個地方特別痛，那就重點刮反應最強烈的那個地方。

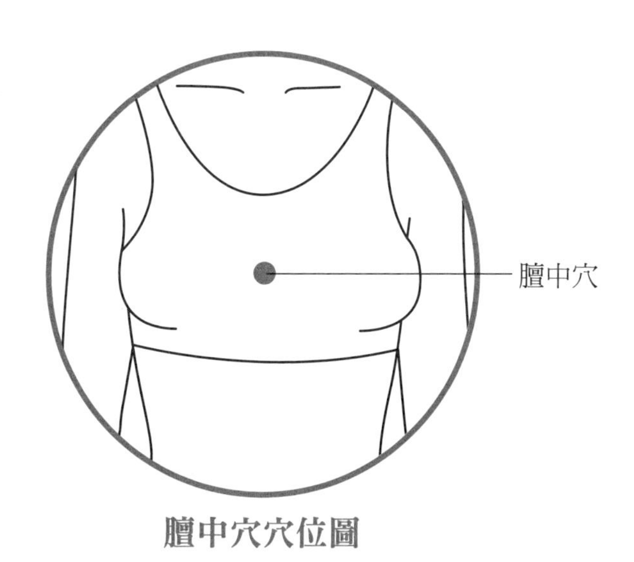

膻中穴穴位圖

另一個可以救急的穴位在腳上，前腳掌第二個腳趾縫下。這個穴位沒有名字，不是經典的穴位，但它是心臟在足底的敏感區。你可以從趾縫往後捋，如果確實有心絞痛、血瘀的問題，會有非常痛，不能碰的地方。除了急救時可以用，平時也應該用刮痧板時常刮一下這個地方，能很好地緩解心絞痛。

防心臟意外，可以試試雲南三七

我在主持網絡電台直播節目時，經常有人要我問專家:「我總覺得疲倦，中醫又說我有瘀血，該吃甚麼補品呢？」

中國人是喜歡進補的，一發覺疲勞就想到了虛，就想到補品了。這和創始「攻下」療法，也就是通過出汗、瀉肚、嘔吐三種辦法來治病的張從正所處的時代類似。張生於金元時期，當時吃補藥成風，既然病人高興，醫生也便投其所好，於是補藥把當時的人吃得瘀滯、上火，張從正的「攻邪派」才得以出現，他通過攻下的方法把因為濫補蓄積在體內的瘀滯排除，使人體自身的正氣得以施展。所以，很多人雖然吃了瀉藥，反而有精神了，不疲勞了，用張從正的話說就是：「不補之中有真補存焉。」

張從正的思想很適合那些急着通過吃補藥來改變疲倦狀況的人，因為他們很多人不是真虛，而是因為有瘀滯，要是虛也是因瘀致虛。如果一定要吃藥的話，應該是三七（又稱田七），從根本上把導致虛弱、疲勞的瘀先解決掉。

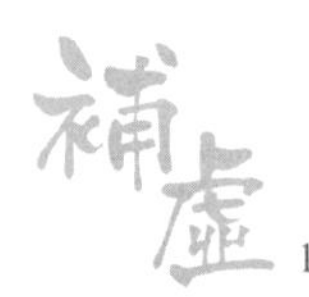

有瘀的人就會感到疲勞，因為血脈不通了，不通，營養就輸送不了，氣力就會不支，所以要化瘀。但是化瘀也要因人而異，而且要慎選藥物。很多人一聽說自己有瘀就開始吃活血藥，比如大黃䗪蟲丸。北京積水潭醫院的醫生說，二十世紀五十年代，一家大醫院一年也用不了一箱這種藥，因為知道它破血的功力，而現在許多大醫院一年都要用六七百箱，絕對有點兒濫用了。

如果你了解這個藥的組方就知道它的厲害了：大黃、水蛭、乾漆，桃仁……活血作用十分了得，否則也治不到瘀血嚴重到眼眶發黑，皮膚甲錯那種程度了。這麼多的活血藥，吃多了，人肯定會虛，會覺得更疲勞，因為其中沒有一種補氣的藥。適合吃這個藥的人，化瘀是當務之急，但並不是有瘀就適合吃，一定要因人而異。

以前我有個病人，因為老生氣、肋岔子脹、胸悶，自己知道肯定是肝氣鬱了，所以吃舒肝丸，結果吃了半年後，的確不脹了，不悶了，人卻吃得沒力氣了，總覺得很疲勞。無他，疏肝藥和活血藥一樣，也會破氣，就是消耗器官的功能，所以人會覺得沒力氣。

很多人說中藥不能長期吃，長期吃人會虛。我現在理解了，可能就是吃了過長時間的活血藥，它們都會破氣，不僅把身體吃虛了，還吃壞了中藥的名聲。試想：如果是一個根據體質開出的調理氣血的方子，怎麼可能把人吃虛？

之所以說三七好，是因為它是活血藥裏惟一一個活血但不破氣的藥。《本草綱目拾遺》記載：「人參補氣第一，三七補血第一，味同而功亦等，故稱人參三七，為中藥之最珍貴者。」

《周易》裏說，西南是土氣很重的地方，也是肥沃的土地，三七就是長在西南的，外面的顏色是青的，裏面的顏色是黃的。青可入肝，肝是藏血之臟；黃可入脾胃，能益氣統血，所以三七本身具備了補益的能力。

雲南的人說，過去發配到雲南的罪犯，進獄之前都要被棒打，要是不買通獄卒，這個過程是非常受罪的。要是買通了獄卒，他就會給犯人一大碗藥，在打殺威棒之前給他喝了，這藥裏面的成分主要是三七。喝了三七藥，打完了以後是甚麼結果呢？棒瘡兩天後即迅速消散，被打出的瘀血也都能散掉。

現在很多人很早就出現了「三高」問題：血壓高、血脂高和血糖高。「三高」就是一種「代謝綜合症」，髒東西排不出去，留在體內了，所以是虛實同有的，在中醫裏都屬於瘀滯，吃一點兒雲南的三七粉，比單純的補，或者單純的活血，效果都要好得多。但如果要通過服用三七來改善瘀的狀況，一定要堅持。

很多上了年紀的人知道要吃阿士匹靈來預防血栓，劑量一般是每天一百毫克，而且是腸溶的，所以也沒有了以前阿士匹靈吃了傷胃的弊端，這是目前為止預防血栓效果最被確認的。但實際上，三七的作用更全面，補養作用更大。

因為三七價格比較貴，最好是將它研成粉，每天三至五克，

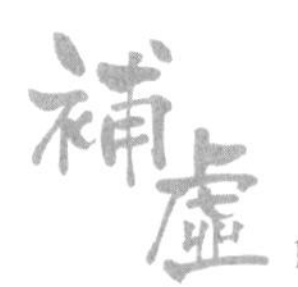

這樣比煎在湯藥裏吸收更徹底。也可以加在食物裏，比較著名的就是「三七雞湯」。

不衰老不疲勞的養生方
三七雞湯

材料	‧ 三七 15 克（不要研成粉） ‧ 雞 1 隻 ‧ 鹽少許
做法	雞剖洗乾淨，斬塊，放入砂鍋，加入三七和適量清水，燉到肉爛，加入鹽即可。
提示	吃的時候把三七也一起吃掉。為保養心臟，減少血瘀，一般一周食用兩次就可以了。

心臟功能弱的人，可以試試藏藥紅景天

我有一個朋友，是一間報社的老總，處於「勞心者治人」的位置。有一次因為要去西藏而做身體檢查，醫生拿着驗身報告問：「你是不是很少參加體育運動呀？」他很奇怪，醫生怎麼知道的？醫生說：「因為你的心臟很小！」

他想了想，好像之前的很多症狀全被這個心臟小解釋了：第一個就是他喜歡縮着胸，睡覺也喜歡趴着睡，或者一定要抱個東西在胸前。中醫的解釋也和胸陽不足、心氣虛弱有關。而且手腳總是涼的，中醫叫「四末不溫」。用心臟問題也能解釋，因為心臟沒力量，不能把血液推到遠端，所以他的末梢迴圈不好。

你觀察一下中醫問診，就會發現很有意思，感冒的時候中醫會問：「怕風嗎？」如果怕風，可能是傷於風，如果怕冷肯定是體內寒重，這麼問診其實是在挖掘人體的生物本能反應。

中醫講「胃喜為補」。一個氣虛的人肯定不會主動吃蘿蔔的，他本能地對那種破氣的食物就有一種畏懼；而胃寒的人可能看到梨就害怕，就覺得胃痛。但是如果是肺火盛的人，肯定主動地去找梨吃，找涼的、含水多的食物吃。

只是「胃喜為補」的古訓現在不太適用。原因有兩個：一個是因為過去的食物品種少，想吃確實是因為胃喜，但現在很可能是「眼喜」「鼻喜」，是心裏的慾望，不是身體的需要；另一個是古人的生物本能會比現在的人發達，「胃喜」確實是其生物本能體現。

有一年，上海病毒性肝炎暴發，飛經上海的鳥居然把治療肝炎的大青葉全部吃光了。大青葉就是板藍根的葉子，鳥在那個特定的時候有了這個嗜好，就是生物的本能，它們也要通過抗病毒維持生存。

雖然現代人的生物本能要比古人的弱一些，但在看病時也還能用得上，具體表現就是西醫說的「強迫性體位」。比如，一個一直咳嗽，有肺心病的人，因為感冒加重了，而且重到了不能平躺的地步，只有坐着才能喘得上氣，病人會因此一夜一夜地不能入睡，這個時候就要提防「心力衰竭」了，不能平躺是「心衰」的標誌性體位。

前面說的縮胸也是一種「強迫性體位」，因為心氣不足，不能上達，才被迫採取那種姿勢。這是典型的心臟肌力太弱，功能調遣不出來。所以，這個老總稍微運動一下就會覺得累，非常容易疲勞，他的小心臟相當於我們開車時的「小馬拉大車」，發動機的功率低，卻要帶一輛排放量很大的車，跑起來自然會出問題。

在去西藏之前，有經驗的人都要提前吃一種由藏藥紅景天製成的成藥諾迪康。這個偏方被醫生首肯了，這位老總就開始吃，只是吃的時候距離進藏只剩下兩天了，按理說應該起不到作用了。但是很奇怪，他到西藏以後的高原反應，反倒比平時運動時，而且比他壯實的人輕得多！難道是紅景天起了神效？

實際上，紅景天固然有效，但也不全是紅景天的功勞。之所以他的高原反應很輕，是因為他偏小的心臟，始終沒給他身體充足的氧氣，等於他多年來都生活在相對缺氧的狀態中，因此對氧氣的敏感度下降了。而那些經常運動的人，氧氣的供應長期都是非常豐沛的，一旦缺氧，馬上就有反應。不信你可以看看那些抽煙的人，他們如果進藏，高原反應肯定比不抽煙的人小，道理是一樣的，他們和小心臟的這位老總一樣，已經習慣了缺氧狀態。

但是這並不是好事情，就像一個人如果氣管嗆進了異物，肯定會使勁咳嗽，為的是把異物排出去，如果他不咳嗽，後果會如何？肯定就要造成異物留在體內，雖然沒有咳嗽的問題出現，但是，後患可是無窮的。同樣，沒有高原反應不等於就不缺氧，而很可能是失去了「警報能力」，如果同樣的危險來臨，沒有警報的那種恐怕殺傷力更大。

從西藏回來，我這位朋友開始每天吃諾迪康，吃到現在已經三年多了，他說很奇怪，除了疲勞減輕之外，感覺到自己比過去「挺拔了」，開始「挺胸做人」了。其實就是以前的「縮胸」習慣沒有了，也即是那種「強迫性體位」改變了。因為心氣不那麼虛了，不用下意識地縮胸來保護虛弱的心氣了。我估計現在他要是再進藏，高原反應肯定比以前嚴重。

目前市場上賣生藥材紅景天的很少，主要是製成了成藥的紅景天，既能補氣，又可以防血瘀，而且補的作用比同樣能化瘀的三七還要大，更接近能補氣的人參。在國外，紅景天主要是給機師、太空人、潛水員用的，屬於強壯劑，所以在解決心臟功能不足的問題上自然會有奇效。

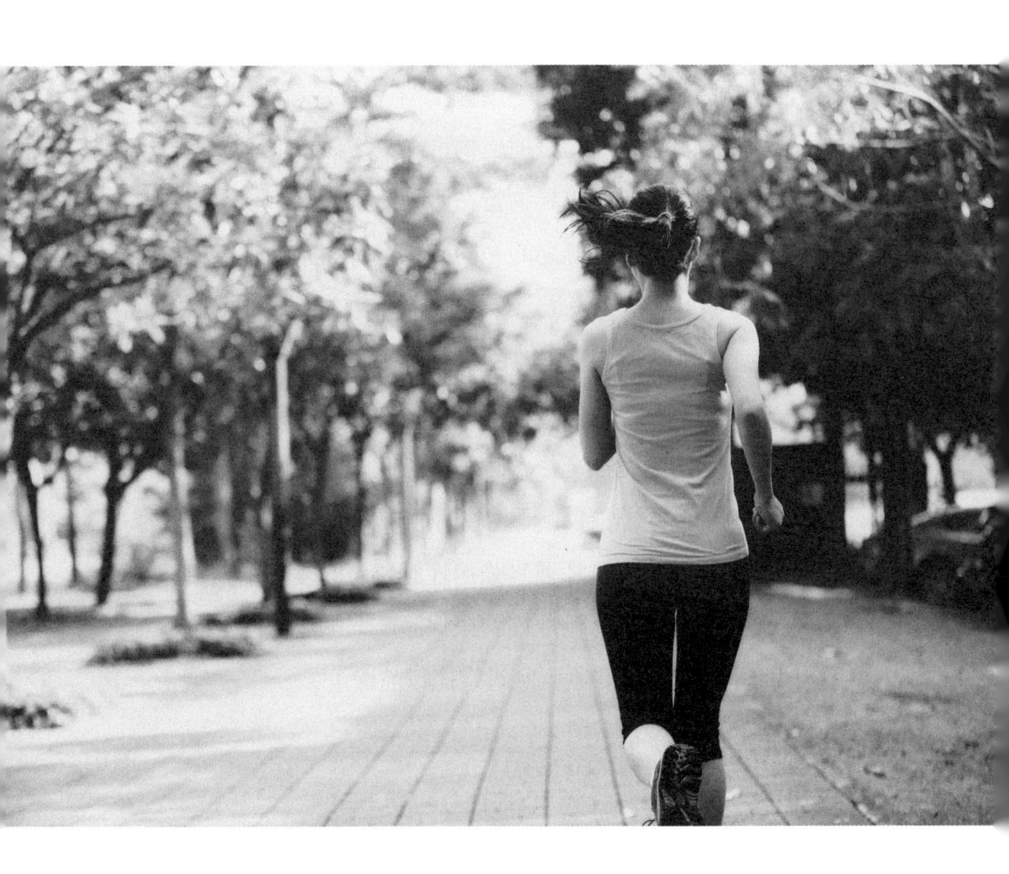

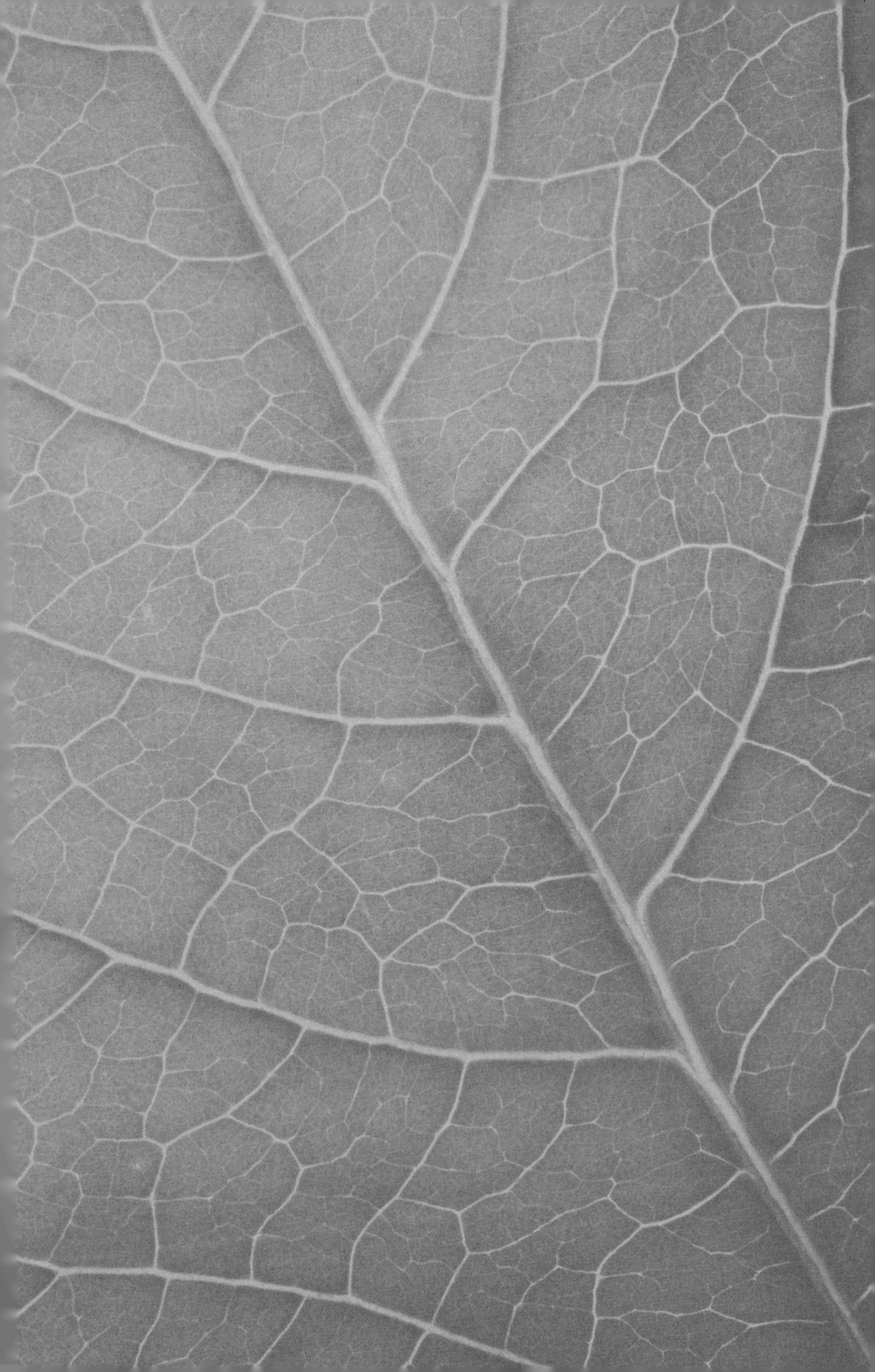

導致衰老和疲勞的生活細節

女人一過三十五歲，身體就會悄悄發生變化，腹部開始長「士啤呔」、變「黃臉婆」「乳房下垂」了。這時要特別在意生活細節，不要貪涼快，管住貪吃的嘴……這些容易導致衰老和疲勞的事一定不要再做了。

女性八大衰老預兆

三十五歲之後，多數女人都開始長「士啤呔」、變「黃臉婆」、「乳房下垂」、「臀部鬆弛」了。這些看上去不太美的外表端倪，其實都是內在出現了健康問題的表現。

1.「面始焦，髮始墮」：三十五歲是女人的一道關口

女人覺得自己老了，一般在三十歲左右，這個時候生活需要照顧的方面多了，體力的不支隨即顯現出來。其實，這種情況早可以到二十八歲左右，晚可能到三十五歲左右。但身體再好的女性，到了三十五歲，也會多少出現衰老虛弱的徵兆，這一點，《黃帝內經》中早就預言了：「五七陽明脈衰，面始焦，髮始墮。」

意思是，**女人到了三十五歲，脾氣就開始衰弱了，這個時候，脾經、胃經經過的面部、頭部，因為經脈之氣的衰弱，就會出現面容憔悴、頭髮脫落的問題，這應該是女性衰老的開始。**

相比來說，男性的衰老比女人稍微晚一點兒，因為男人以八為週期，女人以七為週期，男人的衰老一般出現在五八四十歲，所謂「男人四十一枝花」，四十是男性成熟到頂峰的時候，過了這個頂峰就開始走下坡路了。也就是說，女人如果在三十五歲，或者二十八歲之前，你還可以借助青春的自然力量

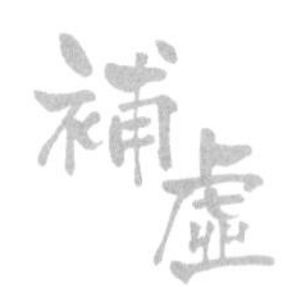

來保證健康和美麗的話，過了這個關口，你的健康維繫就多要靠外來的力量了。

2. 指甲上的「月牙痕」愈少，身體愈糟糕

皮膚、頭髮是女人觀察自己健康最直接的方法，除此以外，指甲以及指甲上的「月牙痕」也是健康乃至衰老的預警信號。身體好的人，或者身體狀態好的時候，這個月牙痕就大、就多，反之就小、就少。大病之中，或者身體虛弱的人，不僅月牙痕小甚至沒有，指甲也會乾癟無光。指甲上的月牙痕，就是不斷長出指甲的「床」，這裏供應指甲生長所需的營養，這裏有豐富的血管及神經末梢，當人體血液供應正常，指甲末梢供血充足，指甲生長速度就快，因為新生的指甲還沒老化，所以顏色較淡，就形成了顏色偏淡的「月牙痕」。也就是說，指甲生長快時，「月牙痕」就大，指甲生長慢時則小，甚至不太明顯。

你如果仔細觀察，肯定會發現，月牙痕大而且數量多的人，肯定是精力旺盛的，她們也比同齡人顯得年輕，有活力。因為指甲和皮膚、頭髮也是需要營養的，它們都需要蛋白質的供應保障，但是，相對於心、腦、腎等這些重要器官來說，它們又是次要的，遇到疾病或者營養供應不足時，身體會「棄車保帥」地先將指甲、皮膚、頭髮的營養斷掉，保證重點，就像壁虎遇到危險時會甩掉尾巴，海星遇到危險時會拋出內臟一樣。也就是說，一旦這些次要部位的狀態出問題，比如皮膚乾枯，頭髮

脫落變黃，指甲月牙痕小了、少了，那一定是你身體的氣血拮据了，照顧不過來，這就至少提示你，要改變正在消耗身體的不良生活，甚至需要調補了。

中醫認為，指甲和頭髮都是「血之餘」，為肝、腎所主，指甲不好，「月牙痕」小的人是「肝」有問題。但這個「肝」不是我們得肝炎的肝，而是包括了肝臟在內的多器官系統，包括造血系統甚至生殖系統，中醫說的「肝」不好，一般是指肝血虛，肝血虛的人未必是得了或者正在得肝炎的人，但是肯定在一定程度上出了營養代謝的問題，氣血的供給不良了，即使沒有器質性病變，但至少功能是弱的，體質是虛的，能體現中醫所說「肝」的指甲，在此時多是乾癟的，月牙痕也很小。特別是女性，除了月牙痕小，她們還多有月經問題，身體也比其他人怕冷，容易疲勞，凡此種種，其實都是吃進去的營養不能充分為身體所用的結果，或者因為疾病、勞累造成的消耗，有點兒入不敷支。所以，所有能補血的藥物都可以讓月牙痕增大，與此同時，頭髮、皮膚的狀況也會隨血虛的改善而改善，比如經典成藥烏雞白鳳丸、八珍丸，現在網上流行的，台灣地區女性在月經後多要服用的名方四物湯等，都是這類指甲上月牙痕少的女性可以藉以補氣養血的。

3. 急病轉慢性：未老先衰或者年事已高

我一個親戚六十多歲，她有多年的泌尿系統感染病史，而且一直經常性發作，特別是遇到勞累，比如春節前要收拾房間，客人來了要多做幾個菜，甚至身體不好的時候，拖一次地板，泌尿系統感染的毛病都要發作。每次都是小便澀痛，甚至尿血，必須吃消炎藥，使勁喝水，過三四天才能恢復。追溯她的病史，就是一次急性的泌尿系統感染沒有控制住，結果轉成了慢性。像她這樣由急性轉慢性的例子在女性中很常見，可以是泌尿系統感染，也可以是急性咽炎轉為慢性咽炎，可以是急性腸炎轉為慢性腸炎……總之，**這些體質弱的人一旦生病，比其他人更容易轉成慢性的病，除了這樣的人，老年人也容易將急性病拖拉成慢性的病，都是因為他們本身是虛弱體質，或者未老先衰了。**

急性病多是細菌大舉進犯，這個時候，身體裏的白細胞以及免疫系統就要調動起來去保衛家園，但是，氣虛的人，或者年紀大的人，他們的功能是下降的，其中就包括免疫功能。有的女性，即使是正常時期，白細胞的數量也比別人要低，她們一直靠這種低水平狀態的免疫力維持着健康，一旦外敵入侵，戰鬥力不夠強，不能全面徹底迅速地殺敵，就可以把一場本來該速戰速決的「遭遇戰」，變成「拉鋸戰」，急病就變成慢性病了。

但凡有這個特點的人，多是氣虛的體質，她們的慢性病治療過程也同樣證實了不是外敵太多，而是她們自身的戰鬥力不強。比如我上面說的我的那個親戚，她每次泌尿系統感染時都要吃消炎藥，但藥效不斷降低，為此只能不斷更換，效果也都不能維持，後來有人介紹給她一個偏方，就是每次發病時，小便痛澀難忍時，先在馬桶裏倒一桶熱開水，之後把馬桶蓋蓋上，坐在被開水薰熱的馬桶蓋上。

誰也沒想到，這個土辦法居然非常有效，居然使那些逐漸失去或者減弱效果的消炎藥增加了藥效！每次發病復元的時間變短了！之所以如此神奇，就是因為她的免疫系統的能力已經弱了，能量供給不足，因此不足以殺死外敵，這種開水熱熨的辦法看似偏方，實際上就是給她的身體以最低級的手段補充能量，能量多了，參與免疫的各個環節就多了殺敵的幹勁，療效就是這樣產生的。

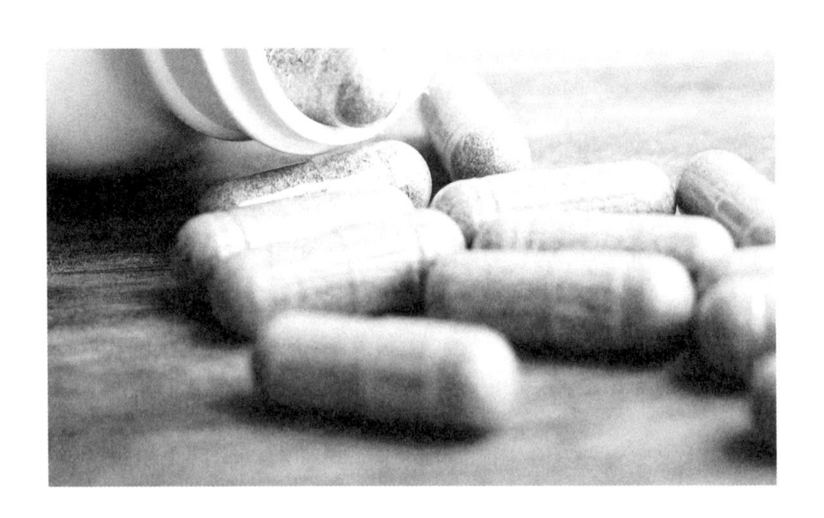

活人與死人的區別不是結構上的，而是功能和能量上的，死人就算是個全屍，但器官沒有功能，身體不能再產生能量。**人從生到死的過程，其實就是功能逐漸減退，能量逐漸減少的過程，這個過程我們既可以把它叫作衰老，也可以把它叫作虛，而急性病轉慢性病也就是在這個過程中產生的，要想扭轉就要提高功能，補充能量。**與這種開水熱熨的辦法機理一致的是中醫的補氣補陽藥，比如單味中藥的人參、黃芪、白朮等，以及中成藥中的補中益氣丸，如果你是個慢性泌尿系統感染患者，在每次發病時，除了吃西藥的消炎藥，同時配合這類溫熱性質的補氣藥，治療的效果就會明顯提高。

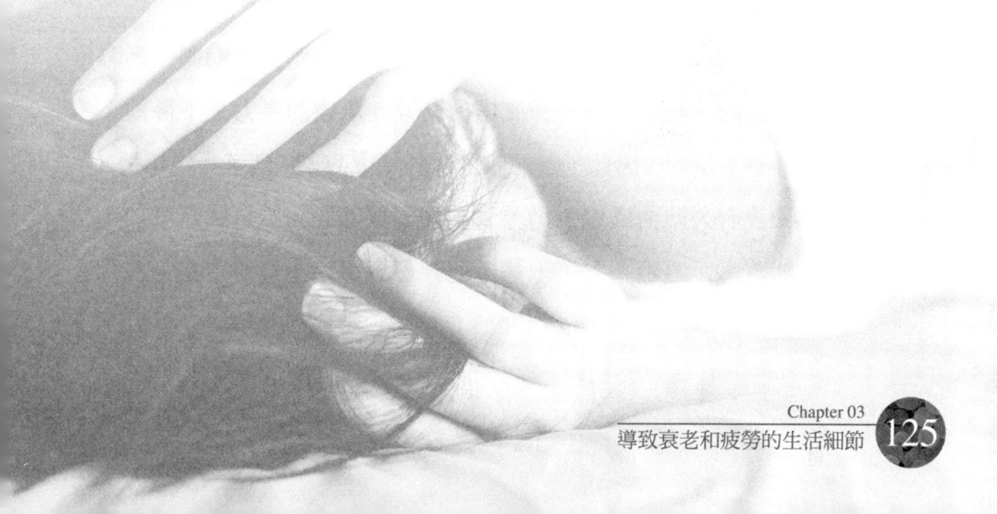

4. 漏尿：一個令女人尷尬的隱私問題

我見過一個 OL，不到四十歲，有一年冬天得了感冒，感冒好了之後留下了咳嗽，而且一直拖延着，她曾拿自己開玩笑，說自己得了「百日咳」。這之後一年左右，她突然辭職了，理由是身體不好。旁人很奇怪，不就只是咳嗽嗎？何需為此辭掉薪水很高的工作？

她每次都只是笑笑，因為實在沒勇氣對人解釋，她是因為漏尿不得不辭職的。咳嗽到最後，只要一咳嗽，小便就要遺漏出來。為此，不得不一直使用衛生護墊，噴香水。但即使如此，她仍舊覺得自己渾身有異味，怕同事嫌棄，才不得不辭職。

這種漏尿起因於她的久咳不癒，這種現象在中國女性中非常常見，中國醫學界為此特意建立了一個研究學會。這個學會成立的時候，著名的呼吸科專家鍾南山教授特意去參加會議，因為長年接觸咳嗽病人，鍾教授很能體會這些漏尿病人的尷尬。

但是，即使沒有這樣的久咳，女性過了五十歲甚至更早些，這種情況也會出現，而這是中國女性的常見問題，而這種尷尬的隱私和中國女性的體質有直接關係。

中醫講，「脾主肌肉」，肌肉的彈性和張力等問題，都歸中醫說的「脾」主管，脾氣虛的時候，肌肉的張力是下降的，彈性是不足的。因此，如果你是個脾氣虛的人，到了一定年齡，即使沒有久咳的問題，仍舊會出現漏尿問題，一旦腹壓增加，比如咳嗽、噴嚏、大笑，甚至運動都會導致小便的遺漏。或者可以反過來說，一旦你出現了漏尿問題，就至少說明你的體質在下降，甚至在未老先衰，如果注意觀察，與此同時，還有精力體力的不足，總覺得累，甚至在大便上也出現問題，大便很容易不成形，質地很糟，這也和腸道的肌肉力量有關，而很多脾虛的人可能更嚴重，終身都是溏便。凡此種種，其實都是氣虛導致的，甚至就是衰老的開始。

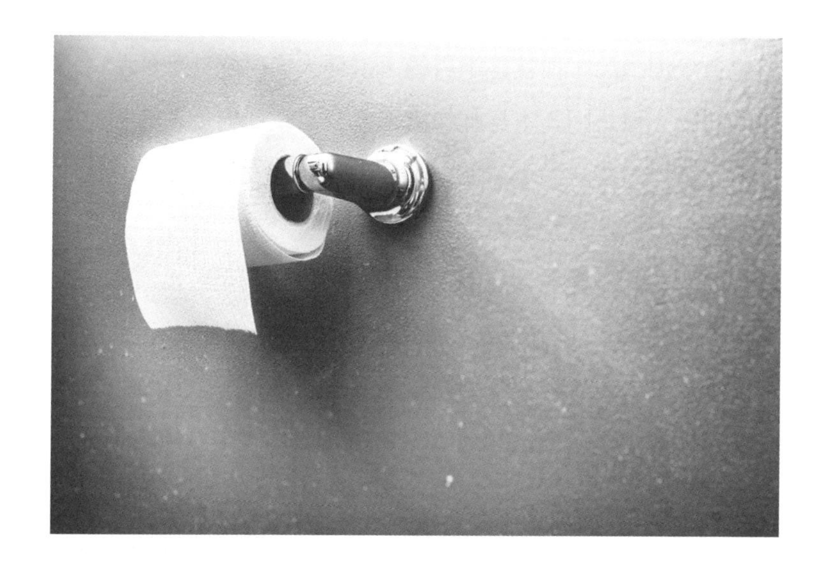

5.「濕重」：每次看病都被中醫這樣診斷

很多人看中醫，都會得到「濕重」的診斷。「濕重」是中醫特有的概念，到底是甚麼意思呢？所謂濕，通俗地說，就是該排泄出去但是沒排泄出去的廢物；如果從西醫講，可能是脂肪，是血糖，是過高的血尿酸，甚至就是沒有及時排出去的水，都屬於濕的範圍。

之所以有濕，是因為人體打掃垃圾的能力下降了：一種是相對的，這種人主要是吃進去的東西太多了，超過了垃圾清理能力，比如貪吃的大胖子，每天肥甘厚味，就算再好的消化能力也會生濕；另一種就是絕對的，這種人未必吃甚麼油膩的、甜的食物，但是因為本身脾氣虛，本身清潔能力就差，稍微吃一點兒就停滯在身體裏，就會生濕。後者在女性中更多見，也就是說，脾氣虛的人更容易濕重。

這種人可以經常自己看看舌頭，一般情況是，舌質胖，邊上有齒痕，這是氣虛的典型表現，與此同時，他們的舌苔多是膩的、厚的，可以是白膩也可以是黃膩。總之，一旦是膩苔就說明身體有濕了，而這類人的濕是在氣虛基礎上產生的，濕是標，虛是本。

一旦濕重，人會很容易疲勞，而且這個疲勞是身體沉重，包括頭部，也總是昏沉沉的，顯得很重，甚至覺得有個濕毛巾裹着頭部，這是中醫形容濕重時最典型的表現，即所謂「頭重如裹」。如果在潮濕的夏天，這種感覺會更明顯。

這種人可以是個胖子，這種胖肯定是虛胖，除了脂肪多以外，肌肉沒有甚麼張力，摸上去軟塌塌的；也可以是個瘦子，肌肉很少。但都屬於脾氣虛的狀態，脾虛加上濕重，就好像本身就沒甚麼力氣，現在還要再背上個負擔，疲勞自然就比其他人嚴重。要想改變他們的濕重問題，不僅要祛濕，更要健脾，因為再少的垃圾，也得有人來清理，所以，中醫講究健脾利濕。

中成藥中的參苓白朮丸就是健脾利濕的典型藥物，因為濕重而有些水腫的人，這個藥非常合適。與此同時，**要想祛濕、利濕，藥物的性質一定要偏溫，不能是寒性的，因為濕邪本身是陰邪**。好比一件濕衣服，要想變乾，要麼日曬，要麼熱熨。總之都需要熱來蒸化水濕。

從這個意義上說，脾虛濕重的人是非常忌諱受涼的，特別是吃涼的食物，如果食物本身就難以消化，比如肉類，比如黏的東西，涼了更容易出問題。

有的人平時身體很好，就吃了一頓火鍋或者牛排，吃肉的同時還喝了冰水，或者吃了之後受涼，胃一下子就滯住了，好像癱瘓了一樣，食物停在胃裏不下去，胃口全無，而且好幾天緩解不了。這個時候注意看舌苔，不管以前甚麼樣，這個時候一般都是膩苔，甚麼時候膩苔消減了，食慾才可能恢復，胃裏的積滯才可能排出去。

有兩種藥物能解決這個問題。一個是藿香正氣水，另一個是加味保和丸。藿香正氣水一般被認為是夏天用的祛暑藥，事實上，它可以用在任何季節，只要這個人濕重，而且是寒濕，比如油膩的食物和寒涼撞在一起時，就容易生寒濕，即使是冬天吃火鍋又喝冰水引起的，藿香正氣水也很合適，而且一定是水，不是膠囊，因為藿香正氣水是乙醇提取的，含酒精，增加了藥物的溫性，更適合去除寒濕，雖然喝起來特別難喝，但效果無法替代。加味保和丸則類似西藥的胃動力藥，能增加胃的動力，將因為濕重滯留在胃中的積滯推出去。這兩種藥物都兼顧了健脾和化濕、導滯。

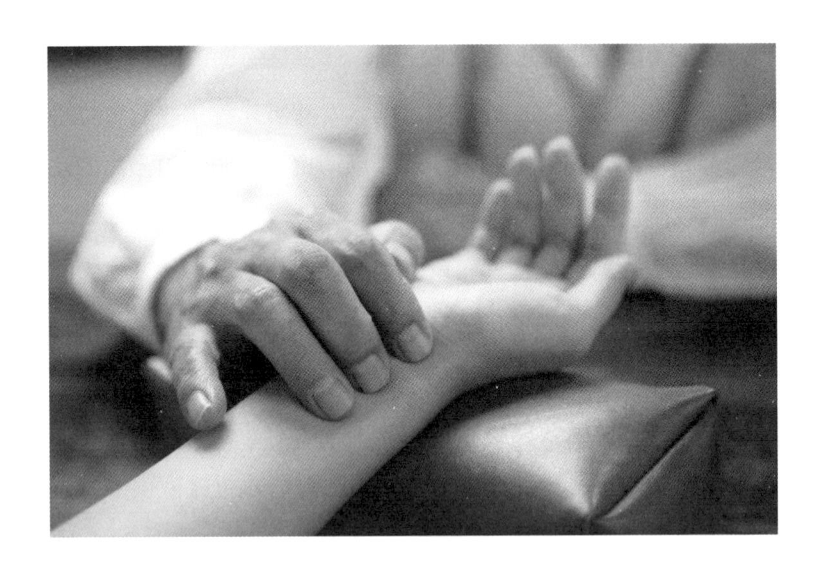

6. 從乾瘦到暴肥：「吃也不胖」的人變成了「不吃也胖」

中醫的脾主肌肉，脾氣虛的時候可以出現兩個極端：一個是瘦，沒有肉；另一個是胖，雖然有肉但是是肥肉，或者說肌肉的張力很低，摸上去鬆垮垮的，但機理是同一個，就是脾虛。

怎麼吃都不胖的人其實就是虛

有的人怎麼吃都不胖，這讓吃點兒就胖的人非常羨慕。其實，沒甚麼好羨慕的，如果怎麼吃都不胖的人不懂得珍惜自己的脾氣，他們會在一次生病或者一次生活的變故之後，突然變成一個大胖子，之後「重啟」他吃點兒就胖的新人生。

這種怎麼吃都不胖的人，有些可能是基因使然，本身就是這種體質，但是這樣的人少，而且怎麼吃都不胖的狀態，一般是在年輕時期，這個時候，人的代謝能力旺盛，還有能力代謝掉過多的熱量，但是，在這個代謝過程中，身體是在無聲無息地付着代價。

舉個例子。我有個親戚，是個胖子，但因為父母雙方都沒有糖尿病，所以她天真地以為自己肯定能躲過去，不會得糖尿病，而身體檢查的指標也確實證實了這一點。在她發現自己消瘦、口渴難忍的兩個月前做了身體檢查，空腹血糖還是 5.8，還處於正常範圍，因此，她一直沒把消瘦當回事，直到感覺眼睛都看不清楚了才去醫院，一檢查，發現空腹血糖已經是

16，餐後血糖是 28，不僅如此，尿中的酮體到了四個加號，不僅是嚴重的糖尿病，而且到了「糖尿病性酮中毒」的程度。急症室醫生馬上讓她留院觀察治療，酮體不降下來不能回家。

她想不通，兩個月前血糖還正常的，之後又沒比以前多吃甚麼，怎麼會在這麼短的時間裏就得了糖尿病？而且程度如此嚴重？原因很簡單，那個還屬於正常的血糖指標，很可能是她最後一次正常了，很可能是她的胰島拚盡了最後的一點兒力量分泌出了所有的胰島素，才換來了那麼正常的結果。之後，她就進入胰島素不足的高血糖狀態了，她外表的正常是靠內裏的衰竭換來的。這也是為甚麼糖尿病的診治不能只看空腹血糖，還要檢查一個叫「糖化血紅蛋白」指標，就是為了了解胰島到底還有多大潛力。

人的消化吸收能力也如此，那些怎麼吃都不胖的人，看似很正常，但是就在她們因為不胖而放膽大吃大喝的同時，她們的消化吸收功能就像我那個親戚的胰島一樣，在無聲無息地工作，無聲無息地被消耗着。如果長期不注意保護脾胃，上了年紀或者生一場病，甚至生了孩子之後，突然就會從一個瘦子變成了胖子，從怎麼吃都不胖，變成喝水都長肉，因為二者都是因為脾虛。

所以，**即使你有吃了不胖的優勢，但一定不能過飽，因為你的不胖是因為脾虛不能吸收帶來的結果**。如果過飽，因為不長肉就肆意吃，脾氣就在你不知不覺中逐漸被削弱，遇到一個

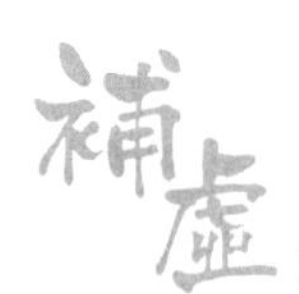

體質改變的契機就會從怎麼也不胖的瘦子，變成怎麼也減不下體重的胖子，因為他們的胖不是肌肉，而是因為脾氣虛，不能代謝出去的廢物，包括脂肪堆積在體內的結果。

你可以減肥，但不能掉肉

中國古語說：「千金難買老來瘦。」這個瘦指的是脂肪少，不肥胖，但是絕對不是沒有肌肉！如果一個人即使不胖，但也缺少或者沒有肌肉，他的健康是肯定要受影響的。

首先，肌肉是身體內最大的葡萄糖儲存庫，也是人們身體內最大的葡萄糖消耗工廠，因此對血糖的調節具有重要意義。肌肉愈強壯，它的能量代謝就愈大，消耗體內「糖」的能力就愈強；其次，胰島素想要發揮作用也離不開肌肉組織這個「主戰場」。肌肉多，就能使胰島素提高代謝效率，處理的葡萄糖就多，因此可以降低患二型糖尿病的風險。

很多人到了中年，其實不胖，甚至是個瘦子，仍舊得了糖尿病，就是因為他們的肌肉太少了，沒有能力消耗血糖。而很多糖尿病人，通過運動，控制飲食，即使不吃藥也把血糖控制住了，就是因為他們借助肌肉的運動消耗了血糖。所以，**一個人要想長壽，不生病，不僅只是脂肪少，還要有足夠的肌肉，**之所以否定通過飢餓減肥的辦法，就是因為這個辦法太消極了，只能減少脂肪，而不能增加肌肉。

日本東京大學研究生院曾經對不同年齡層的三千人進行了

肌肉變化情況的調查，發現在二十至四十歲，肌肉的變化不大；但一到了五十歲，肌肉量就開始快速走下坡路，男性大約減少三分之一，女性減少約一半，同時肌肉力量也開始衰退，而此時，也恰恰是糖尿病開始發作的時間。

肌肉的另一個作用是保護關節。人的骨骼，就像是一塊一塊的積木，積木和積木相接的地方就是關節，能把這些積木搭起來、固定住、不散掉，靠的主要是肌肉和關節周圍的韌帶。所以要想關節穩固，就要練好關節周圍的肌肉，肌肉強壯了，就能對關節起到保護作用，防止各種骨關節傷痛。

拿膝關節來講，它的周圍有很多的肌肉，這些肌肉幫助膝關節發揮支撐的作用。如果這些肌肉衰退，支撐身體重量的力量就會不夠，膝關節就會變得不穩定，人們就會感到膝關節疼痛。所以總是說，人老腿先老，其實老的不是關節，而是肌肉，肌肉減少了，萎縮了，就把關節累病了，累老了。

長期坐着不活動的人，經常會出現腰背痛，這種現象的一個重要原因是長期坐着，肌肉缺乏鍛煉，腰背部肌肉萎縮了，力量下降了，無法很好地固定腰背部的關節，腰背部的疼痛就是小關節錯位、椎間盤脫出造成的。

測測你的肌肉耐力

人到四五十歲，肌肉量減少，肌肉力量衰退，特別是肌肉的耐力將衰減。但是減少的幅度如何，衰退的程度怎樣，你自己不妨測試一下，美國研究人員設計的幾種測試方法可以借鑒一下：

爬樓測試法

利用高度約二十厘米的台階，連續上四十級台階來進行測試。其速度要比平時走路快些，所用時間一般在四十至五十秒。然後根據自身的感覺來判斷，是「輕鬆」，還是「吃力」？若感覺「輕鬆」表明肌肉耐力不錯，若是「吃力」則表明較差。

腹肌耐力測試法

仰臥於床上，請人按住自己的腳，然後將膝蓋彎曲成九十度。把手放在頭後，兩隻手肘靠至膝蓋處，並使上身坐起。數一數自己能在三十秒鐘內做幾次。次數愈多說明你的肌肉耐力愈強，反之則愈弱。

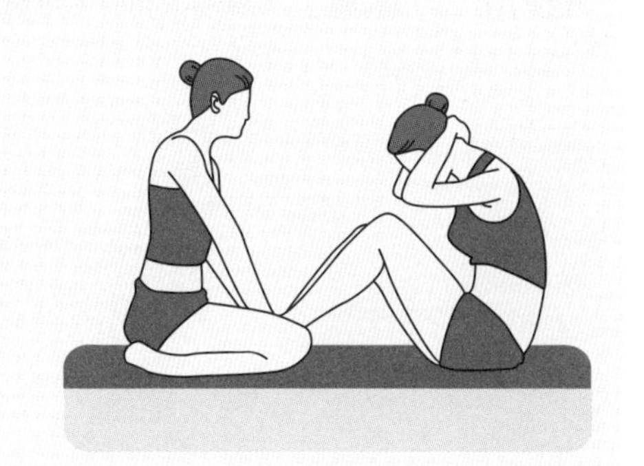

腹肌耐力測試圖解

體肌耐力測試法

將雙腳朝前伸直坐在床上，腳尖上鉤，要求腳尖與床形成直角。在保持不向後仰的狀態下，將身體前傾，雙臂向前伸。測試手指尖究竟能比腳尖向前伸長多少，伸長愈多，顯示你的肌肉耐力愈強。

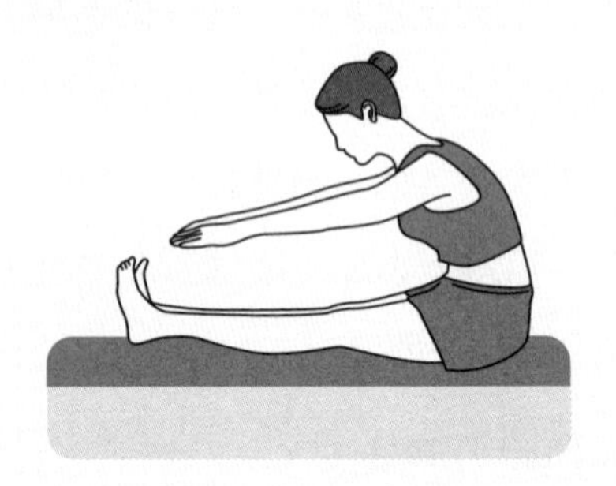

體肌耐力測試圖解

起坐肌力測試法

將胳膊放在胸前，在保持背部肌肉伸直的狀態下站起來，然後再坐下。測試在三十秒鐘內能夠重複做幾次這樣的動作。次數愈少，則你的肌肉力量愈差。

中國女人更需要「長肉」

前面我提到了中國女性更容易罹患漏尿問題，這與她們的肌肉類型有直接關係，不僅會因為肌肉彈性下降而漏尿，在中國女性中，臀部翹的也很少，大多是運動員，除此以外，臀部下垂的中國女性佔一大部分，這也和肌肉的張力有關係。肌肉在中醫裏，歸脾所主，中醫古典醫籍中，有《脾胃論》一書，將脾視為後天之本，之所以如此重視脾氣，和脾虛佔中國人體質的大多數有很大關係。因此，肌肉儲存和肌肉耐力方面都不是中國人的強項，中國女性更需要「長肉」！特別是年過四十之後，而這，也是中醫講的人的脾氣走下坡的開始，「五七，陽明脈衰」，指的就是脾經之氣。

法國專家研究發現，人體肌肉的逐漸衰老是肌肉蛋白質的合成與降解失衡造成的。他們在對實驗鼠的研究中觀察到，血液中氨基酸含量增多，能夠刺激體內蛋白質的合成，而食用高蛋白食物則可提高血液中氨基酸的含量。但是，如果攝取蛋白質沒有規律，反而會適得其反。

怎樣才算有規律地攝取蛋白質呢？法國專家認為：對於中年以後的人來說，最合理的方法是每天中午一次性攝入日需蛋白質總量的 80%。換言之，在一日三餐之中，午餐是攝入蛋白質的「黃金時間」，80% 的蛋白質食物應安排在這一餐。這一點也符合中國「早吃飽，午吃好，晚吃少」的規矩。

按照中國居民膳食指南的建議，一個人一天需要吃進去的含有優質蛋白的食物的種類和數量應該是：

- 魚、蝦類 50 - 100 克
- 畜、禽肉 50 - 75 克
- 蛋類 25 - 50 克
- 相當於鮮奶 300 克的奶類及乳製品
- 相當於乾豆 30 - 50 克的大豆及製品
- 豆腐乾 80 克

再通俗一點兒講，就是每天需要吃進：

- 牛奶 1 盒
- 雞蛋 1 隻
- 魚蝦類（生）100 克（2 兩）
- 肉類（生）75 克（1.5 兩）
- 豆腐乾 75 克（1.5 兩）

在這樣飲食的基礎上，鍛煉顯然是增加肌肉的最好辦法，既要減肥，又要長肉，所以最好將有氧運動與力量練習結合起來，散步、慢跑、健身舞、游泳等都可以，其中又以游泳為最佳，是保證肌肉年輕化的最好方式。據運動醫學專家研究，一個人只想維持肌肉現狀，每周游泳兩次即可達到目標，若要提高肌肉功能，必須增至每周三次，如果能天天游泳，則可常保肌肉青春。

力量練習包括舉重、仰臥起坐、俯臥撐、引體向上等。這些項目可減少脂肪量、增加肌肉量，使肌肉發達柔軟，防止其耐力衰退。一般不妨這樣安排：每周做力量練習三次，每次三十分鐘，其餘時間做有氧運動。

很多面色萎黃、氣色不好的人發現，也沒吃甚麼藥物、保健品，只是增加了運動，一段時間之後，氣色變好了。之所以如此，因為運動是在強健肌肉，肌肉由脾所主，肌肉鍛煉的同時反過來就是在健脾，而脾的病色是黃色，脾虛的人膚色都偏暗黃，所謂「黃臉婆」就是脾虛的典型面相。**肌肉強健的人，脾氣不會虛，萎黃的病色自然消退了。所以，運動，更恰當地說是肌肉鍛煉，是最好的健脾辦法。**

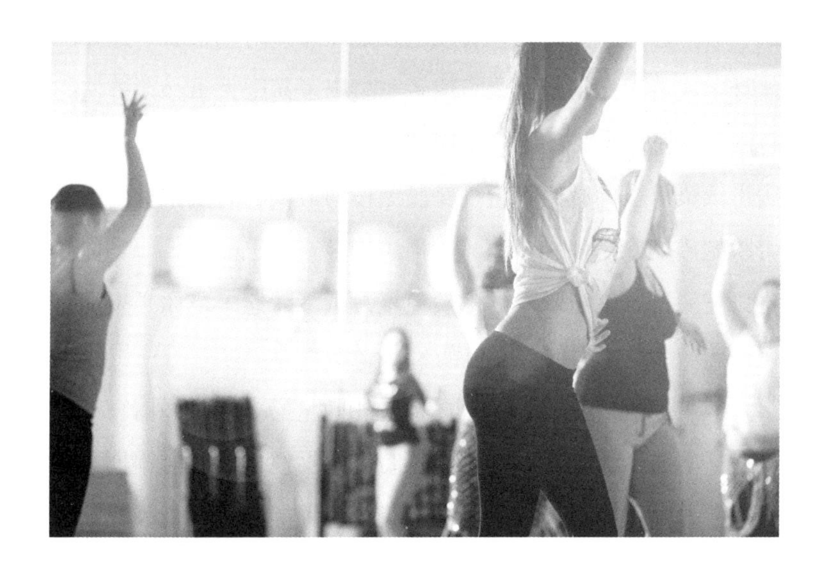

7. 復發口腔潰瘍：免疫力低下的預警

我有個朋友出去講課，剛到目的地就病了，右側的肚子疼痛難忍，醫生先是懷疑闌尾炎，後是懷疑膽囊炎，各種檢查都做了一遍也沒發現問題，只能給止痛藥緩解症狀，讓她推掉講課馬上返回北京，進了一家大醫院進一步深入檢查，直到一個星期後結果才出來，而且不是檢查出來的，而是病發出來才確診的。她得了帶狀皰疹，之前肚子痛的地方開始有水皰出來了，醫生這才恍然大悟，不是甚麼闌尾炎、膽囊炎，而是帶狀皰疹引起的疼痛。

帶狀皰疹是因為病毒侵襲了神經引起的，所以皰疹會沿着神經分佈來長，因為經常發生在肋間神經，而肋間神經分佈在腰腹部，所以皰疹經常像條帶子一樣纏在腰間，因此俗稱「生蛇」。得過這種病的人會發現，多是在關鍵時刻來襲，比如出差呀，或者工作緊張加班，或者家裏出了甚麼大事必須撐住的時候，這個病就來搗亂了。為甚麼？因為它是病毒感染引起的，病毒感染、細菌感染都會挑身體免疫力最低的時候乘虛而入，帶狀皰疹如此，口腔潰瘍（俗稱「飛滋」）也如此，**一旦你發生口腔潰瘍，就意味着你處於免疫力低下狀態，是你必須調整自己、增加免疫力的警報信號。**

人的口腔，是身體中細菌種類和數量最多的一個器官。我們拔牙的時候，醫生會讓你挑選時間，女性要躲開月經期，其他人要避開感冒期，牙齒本身發炎時也不能拔，就是因為口腔裏面細菌太多了。而拔牙雖然是個小手術，但會有很大創口，如果拔牙的時候正好是免疫力下降的時候，口腔裏的細菌就會犯上作亂，小創口就會引來敗血症。同理，當你免疫力下降時，口腔中的細菌也會找一些微小的破口之類的薄弱環節來進攻，口腔潰瘍就是這樣發生的，這也是為甚麼很多人在吃辣之後長口瘡，就是因為辛辣的食物會破壞口腔黏膜的完整性，留下你感覺不到的傷口，細菌乘虛而入。

我們每天吃飯，口腔黏膜不可能沒有破損，對於那些免疫力很低的人，口腔就成了潰瘍的復發之地，而復發性口腔潰瘍就是身體免疫力下降的信號，而那些罹患復發性口腔潰瘍的人，疲勞是他們潰瘍之外共有的感覺，和潰瘍一樣，都是體質走下坡的標誌。

西醫治療這種復發的口腔潰瘍，要通過提高免疫力的藥物來治療，中醫則視之為虛，而不是上火，用的藥物也是我們抗疲勞、抗衰老時常用的，比如補中益氣丸、六味地黃丸。很多復發性口腔潰瘍的人，是通過服用補藥，而不是去火藥而痊癒的，在潰瘍癒合的同時，體力也會明顯好轉。

8. 渾身痛：體弱的人更容易「無病呻吟」

與急性、難忍的疼痛相比，那種貌似「無病呻吟」的痛，是綿綿的，說不清楚哪裏，但始終不好的疼痛，多發生在上了年紀的人或者是未老先衰者。如果真去檢查，未必能查出帶來這些疼痛的毛病，就算有點兒問題，也不至於總是痛，這是因為他們有止痛效果的神經，隨着年齡變老，體質變虛而退化了。

我有個朋友，性格不好，很少見她特別愉快過，就算看到相同的事情，她總能從負面的角度去理解、去體會，整個人顯得很灰。其實我知道她的性格成因，是因為身體不好，她從小體質就弱，雖然沒有甚麼大病，但經常小毛病不斷，過了四十歲，這個問題更明顯了，她總是抱怨渾身不舒服，渾身痛，因為身體不舒服連累到了她的性格。別人常笑她是「無病呻吟」，其實，她挺冤枉的，她的難受是那些身體好、年輕人無從理解的，但從醫學上卻可以說得通：愈是上了年紀，愈是身體不好的人，愈對疼痛感覺敏感，同樣的疼痛程度，年輕時、身體好時能忍受的，這個時候就變得不能忍受了。

我們的疼痛感覺需要經過神經傳遞給大腦，傳導疼痛的有兩個系統：一個從種系發生上是比較古老的、相對原始一點的；另一個是種系發生中，比較新的，進化程度高一點兒的。前者可以傳遞慢性的疼痛、瀰漫性的疼痛，前者的作用就是抑制這種攜帶疼痛信號的傳遞，甚至可以說，有點兒止痛的效果。

但是很遺憾，愈是進化程度高的器官和組織，退化也愈早，它會隨着衰老率先退化，由此，這種身體自帶的「止痛系統」就失去了功能，而原本能傳遞疼痛的低級神經，就會肆無忌憚地成了主導，開始錯誤地傳導疼痛的資訊，慢性的、瀰漫性的疼痛就此發生。這一切，都是虛損惹的禍！它的罹患者，非老即虛，一旦你發覺自己也有了無病呻吟的現象，很可能是未老先衰的標誌。

對於這種疼痛，中醫經典《黃帝內經》稱之為「不榮則痛」，是因為氣血不足以榮養局部導致的虛性疼痛。《傷寒論》中治療疼痛的處方中，治療虛性疼痛的佔 49%，其中典型的比如桂枝加人參湯，在桂枝、白芍養血的基礎上，又加了補氣的人參，增加補養之力，這個方子對於很多找不到原因的渾身長期、慢性疼痛都有作用，是通過補益氣血，使經脈充盛，身體就不會因為失養而疼痛了。

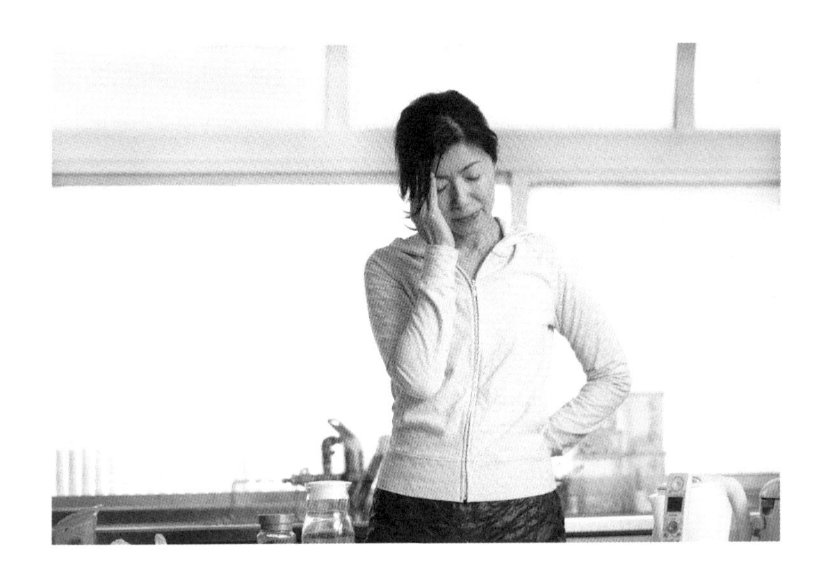

健康小知識

說到止痛，有一味中藥叫飴糖，有時候藥店沒有的時候，病人自己會換成白糖，他們覺得反正都是糖。事實上，中醫用飴糖不是來調味的，飴糖和白糖的區別是：飴糖來源於糧食，是高粱、玉米、大麥發酵而成，所以秉承了五穀的精華和溫性，具有白糖所沒有的補益效果；而白糖、紅糖、冰糖，都是是從甘蔗或者紅菜頭中提取的，性質偏涼，也沒有飴糖的補脾效果。所以，醫生用飴糖是為了補益氣血、緩急止痛，特別是脾胃虛寒，總是胃、肚子隱隱作痛，有慢性胃炎、胃潰瘍、慢性腸炎的人，這種綿綿作痛的，就屬於「不榮則痛」，必須通過補益的辦法來止痛。飴糖就是針對這個的，無論是白糖還是冰糖或者是蜂蜜都代替不了。

發達城市的孕婦為甚麼會貧血

有個調查很讓人驚奇，研究者發現，那些生活在海邊、經濟發達城市的孕婦，懷孕後的貧血發病率，居然和邊遠山區，生活貧困的地方的孕婦相等，甚至更高，生活過得好怎麼會得出貧血？原因很簡單，這些孕婦知道深海魚能健腦，含有DHA，還知道魚肉的熱量比紅肉低，她們想生個聰明的孩子，而且又不願意讓自己因為懷孕胖起來，所以用魚、蝦等海產品，代替了豬、牛、羊肉等紅肉，貧血就是這樣造成的。

豬、牛、羊之類的肉統稱為紅肉，也是人們覺得最解饞的肉，它們富含最容易被人體吸收的鐵，每天吃一定分量的紅肉，可以避免貧血的發生；而海產中鐵是很少的，不足以供應母子二人的需求。如果只吃海產，自然會因為缺鐵而貧血。

很多女性有怕冷的問題，特別是上了年紀之後更加明顯，有的甚至在夏天手腳都是冰涼的，究其原因，一個是因為缺少運動，心臟沒力氣，血液無法充分供應到手腳這樣的遠端；另一個原因很可能是吃素，食物中缺少鐵。

人之所以活着，是因為身體能不斷地將吃進去的食物轉化為能量，人就算是睡覺，只要有呼吸、心跳，都離不開能量的供應。食物轉化為能量的過程，是要在細胞的線粒體中進行的，這個過程中，鐵元素是由重要的生物酶組成，如果沒有鐵，或者缺鐵，這個轉化反應就無法進行，能量合成就受影響，人就會因為能量不足而總覺得冷，貧血的人總是很怕冷的原因就在這裏。

人們可能會問，蔬菜中不是也有鐵嗎？比如菠菜、大棗不是都號稱能補血嗎？的確，蔬菜等植物中確實含鐵。但動物肝臟、動物血、紅肉裏的鐵為血紅素鐵，這種形態的鐵與人體所需要的鐵比較接近，吸收率較高，而紅棗、菠菜、黑木耳等中的鐵為三價鐵，人體不能吸收這樣狀態的鐵，只有當三價鐵還原為二價鐵的時候才能被吸收，這樣的還原需要胃酸、維他命C、有機酸等成分的幫助，如果這些物質缺乏，鐵的轉化率隨之降低，吸收率也相應降低。故而，總體上植物性鐵的吸收率不如動物性鐵。**如果你指望大棗補血，就是吃成糖尿病也未必有預期的效果，更重要的是，大棗的補血其實是中醫概念，不是單純地補充血紅蛋白，而是增加人們使用血的能力，這才是中醫意義上的補血**。所以大棗的補血，其實還包括了中醫所說的補氣，就是提高功能，所以從效果上講，顯然沒有動物類食物補血來得直接。

但是，就算紅肉能通過補鐵而補血，也並非吃得愈多愈好，除了人們熟知的紅肉的脂肪含量高，即使是瘦肉也比白肉，比如雞肉的脂肪多，所以紅肉才會比白肉香，更重要的是紅肉能催人變老。

人從生到死，其實就是一個不斷氧化的過程，好像一支蠟

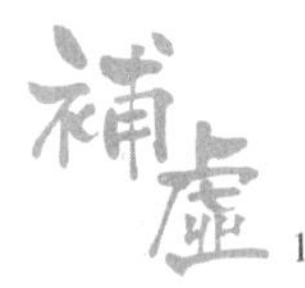

燭，必須亮着，否則人就死了；但是，如果燃燒得太快，氧化得太快，蠟燭很快就燒完了，人的生命也就結束了。所以，要想長壽，不生病，就要控制氧化的進度。但是，如果食物中鐵元素過多，能量合成的反應就會突飛猛進地進行，氧化就要「超速」。現在的研究已經清楚，氧化是衰老乃至癌症的基礎，抗衰老、預防癌症其實就是想方設法地抗氧化，既然如此，就不要使細胞的氧化過快，因此，限制鐵元素的攝取就尤為重要。

所以，紅肉每天的攝入量就要限制在每天五十至七十克，這是指生肉，具體說，也就一個巴掌大的量，餘下的蛋白質就要靠白肉，比如雞肉、魚肉，以及豆製品等來提供了。

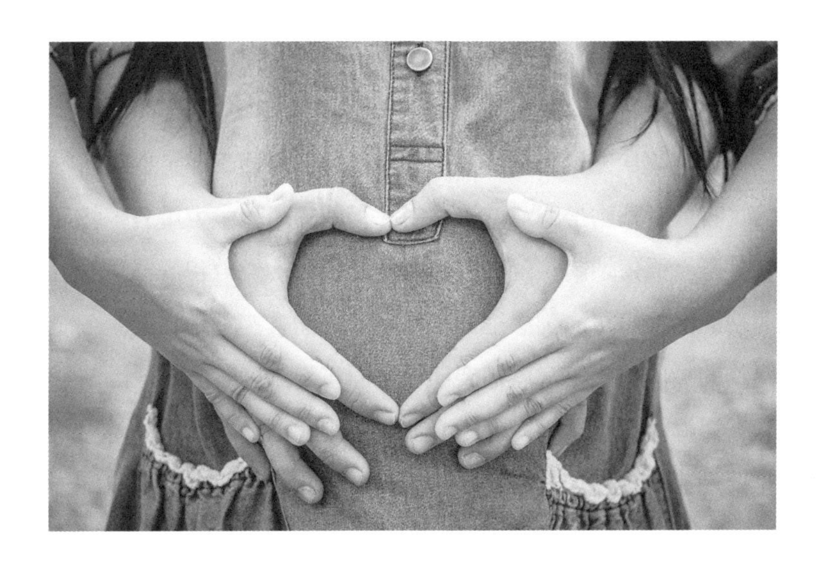

不被重視的寒涼最傷身

去看中醫的話，很多時候都會被醫生囑咐「忌寒涼」，因為太常見了，所以少有人重視。事實上，很多疾病，都是起於寒涼，只是往往是既成事實之後人們才意識到，再想去化解，就應了那句老話，冰凍三尺非一日之寒了。

很多人有黑眼圈，如果看中醫，一般要麼診斷為血瘀，要麼診斷為寒凝，而後者常常是前者的起因，都到了出現黑眼圈的程度。這個寒絕對不是短期形成的，而黑眼圈本身也不表示，只是眼圈周圍出了問題，它是周身血液迴圈的一個窗口，只不過因為眼睛周圍的皮膚最薄，血管最豐富，所以最容易把內裏的情況透露出來。一個人如果沒有失眠缺覺的問題，長年有黑眼圈，至少提示着，他的微循環不好，很有可能，除了黑眼圈，手腳也是冰涼的，這些起因是同一個。

中醫講，寒涼會傷脾氣，其中既包括身體受寒，更包括吃的食物或者藥物是寒涼的，後者在傷脾的過程中更重要。脾氣是甚麼？通俗地講，就是人體各個器官的功能總和。器官的這些功能的最終目的，都是為了將吃進去的食物轉化為能量，而食物的吸收轉化本身就需要能量，而且對溫度有要求，因為只有在體溫這個溫度範圍內，身體裏的消化酶才可以啟動，對轉化反應起催化作用。也就是說，如果你吃進去的食物是涼的，低於體溫，身體先要動員自身的能量將它預熱到與體溫等溫，然後才開始消化。如果每次吃進去的食物都如此，這個預熱過程就不能倖免，無形中就等於要求身體多生成一份能量，這種額外的消耗，耗掉的就是脾氣，或者說消耗的就是器官的功能，自然就有早衰的風險。中醫將這個消耗，稱為「折傷陽氣」。陽氣就是活人區別於死人的能量，是生命之火，折傷陽氣就是導致衰老的提前到來。

包括生活經驗也同樣，甚麼樣的食物難消化？油膩的肯定是，如果這個油膩的食物還是涼的，消化就更難了。過去很講究吃羊肉之類的油膩食物後，忌諱吸冷風、喝冷水，其實就是為了防止增加消化的負擔，折傷陽氣，現在這個規矩早被人們忘了，涮羊肉、水煮魚之類油膩厚重的食物，是一定要配凍可樂、凍啤酒的，這也就不要怪現在的人脾氣虛的愈來愈多了。

粗茶淡飯最養人

說到吃甚麼養人，如果問那些保養得很好的中醫，一般都會告訴你粗茶淡飯最養人，這確實是事實。

雖然現在愈來愈多人知道蛋白質在身體中的重要性，在皮膚不好的時候要補充膠原蛋白（其實補也是白補，在第七章會有詳細介紹），為此會捨棄主食，將胃的更多空間留給魚、肉、蛋、奶。但是，你的這個補養自己的美好願望是不是能達成？我們要結合中國人自己的體質特點，衡量各種食物的消化成本，因為在你眼中有營養的東西，未必就能被身體吸收。

中國人吃飯用筷子，因為中國是農耕民族，筷子更便於夾起食物中佔多數的穀物和蔬菜；歐洲的刀叉顯然是對付肉食的。這種區別與其說是生活環境逼就的飲食習慣，不如說是中國人的生命智慧，因為和肉食這種高蛋白、高脂肪含量的食物相比，米糧能最直接迅速地提供身體所必需的能量。

活人和死人的區別，不是結構上的改變，而是能量的有無。人一旦生病住院需要輸液時，葡萄糖是最先輸進去的，因為葡萄糖能快速給身體提供能量，特別是大腦。因為葡萄糖是小分子物質，在血液迴圈中容易通過腦血屏障進入到腦組織，而且在氧氣充足的條件下，也就是人可以正常呼吸的情況下，葡萄糖轉化為能量時的代謝產物，只是水和二氧化碳，對大腦來說這是一種「清潔能源」，而葡萄糖就來自於我們平時吃的糧食。

除了葡萄糖，人類的另外兩種營養物質是蛋白質和脂肪，它們來自魚、肉、蛋、奶和各種油脂。但是，它們不僅分子大，不易進入腦組織，而且它們吸收之後，要先轉化成葡萄糖才給身體提供能量，這就多出了一個環節，因此就比葡萄糖產生的垃圾要多。對於大腦這種精密器官來說，保持各部位的潔淨是至關重要的。因此，在長期的生物進化過程中，葡萄糖就成了大腦能量的惟一來源，中國人將米糧設定為主食的習慣正符合這個規律。

儘管營養專家一直強調早餐要吃主食，因為經過一夜的睡眠，人體內的能量已經消耗殆盡。很多晨起空腹鍛煉的人，會因為低血糖而昏倒，甚至帶來不測，就是這個原因。因此，**早餐是及時補充身體匱乏的能量，其中就絕對不可以缺少主食**。相比來說，一碗小米粥加一隻雞蛋，比一杯牛奶加雞蛋更利於大腦的能量供應，因為身體為消化前者所耗的能量比後者要低。

不僅是早餐，其他任何時間裏，脂肪、蛋白質的消化時間都比主食要長。食物因性質不同，在胃中停留時間也長短各異，糖類、澱粉類食物約兩小時，蛋白質四至五小時，脂肪要七至八小時，甚至脂肪混合食品需十幾小時才能從胃全部推移到十二指腸。如果這一餐脂肪類食物多了，消化吸收時間就要延長，消化食物所需的能量就要增加。因為吃進食物之後，人體一方面要分泌大量消化液；另一方面還要蠕動，消化食物。這兩個功能被中醫認為是脾氣的一部分，這個過程須增加血液、氧氣、水分幫助工作。

如果這個工作過分繁重，這就造成了對脾氣的消耗。而中醫說的脾氣，除了消化功能之外，還包括運化功能，其中就包括把血推送到各個器官。因為在消化環節中耗能過多，血運自然不如平常。所以，很多人吃飽了會覺得睏，嚴重的甚至沒離開飯桌就睡着了，這在醫學上稱為「醉飯」，和醉酒很像。

但凡有這個毛病的人可以觀察一下，往往是吃得愈好、愈葷，睏得愈厲害，早餐之後睏的人少，和早餐相對簡單，而且以澱粉為主有很大關係。由此可以看出，主食的消化過程是最節能的，對於身體來說，節能就是最好的保養了，這也是為甚麼說粗茶淡飯養人的原因。

這種「醉飯」的人在女性中很常見。我見過一個很斯文的女性，吃完飯就趴在桌上睡着了，她是明顯的脾虛，這種失態的睏讓她苦不堪言。如果真有這個問題，可以借助古方調養，沈金鰲就在他的《沈氏尊生書・雜病源流犀燭》中記載說：「食方已，即睏倦欲臥，脾氣弱，不勝食氣也，俗名飯醉，宜六君子東加山楂、神曲、麥芽。」這就是專門治療「醉飯」的，這個方子類似中成藥中的補中益氣丸加香砂養胃丸的效果。

忍不住嘴的貪吃是因為「心火」重

很多人有個問題，吃東西根本停不下來，要麼是一定要每頓飯吃到撐，要麼是零食不離手。雖然事後後悔，但每次都忍不住。如果是這種情況引起的肥胖，那就需要清清心火了，因為他們的異常食慾是心火在作怪。

誰都知道過食會長胖，會催人老，但是，對於胖子來說，忍住嘴是件很難的事。其實他們不是因為餓，而是因為饞，不是因為身體需要，而是因為慾望需要。這一點是現代人的通病，因為我們面對的美食愈來愈豐富了，而飯的真正作用就是充饑，就是在你真餓的時候才應該吃。

怎麼判斷你是餓了還是饞了？

很簡單，當你連平時最不喜歡的食物都覺得好吃的時候，這個時候才是真餓了，比如你吃厭了即食麵，現在卻連即食麵都覺得香了，那是真的該吃飯了；如果你剛吃完飯，我相信面對一盤刺身或者雪糕，你仍舊不會有反胃的感覺，仍舊想吃，這個時候就是饞。而肥胖，多是後者造成的。

很多人有個問題，吃東西根本停不下來，要麼是一定要每頓飯吃到撐，要麼是零食不離手。雖然事後後悔，但每次都忍不住。如果是這種情況引起的肥胖，那就需要清清心火了，因為他們的異常食慾是心火在作怪。這種情況多見於壓力太大時，可以是工作壓力，比如很多人愈忙愈胖，被稱為「過勞肥」，就是因為壓力大時借吃飯減壓。還有是因為情感壓力，很多失戀之後的女孩子暴肥，也是因為心情鬱悶，無處宣洩，食物成了惟一出口。凡此種種，都能導致心火過盛，心火才是引人饕餮的關鍵。

所願未遂之事，憋悶久了，就要鬱熱化火，他們亢奮的食慾不是因為胃餓，而是因為心煩。所以，這類人雖然暴飲暴食，其實她感受不到食物的美味，甚至是出於強迫，吃到撐才罷手。不僅如此，還可能同時有失眠、夢多、睡眠品質下降的問題，如果睡不着，很可能又多了吃的機會，由此進入惡性循環……這都是心火所致，惟一的辦法就是去心火，從身體上幫助平息心理之亂，這個時候可以試試牛黃清心丸。

牛黃清心丸裏面沒有大黃，不是瀉藥，所以不要理解為它是通過通便減肥的。但是它含有的黃連等入心經的藥物，不僅可以使煩亂的心緒平息下來，還可以平息掉暴飲暴食的慾望，是從忍住嘴的角度幫失意者減肥。

牛黃清心丸在韓國很受歡迎，甚至是他們的日常保養藥，這也合理，因為現在的人在環境的迫使下，慾望過高者眾多。中醫講的「火」，就是多餘出的功能，所謂「氣有餘，便是火」「氣」指的是正常的功能。為了應對或者改變生活，現在的人會經常調遣出過多的功能，所以也便經常處於「上火」狀態，而「心火」更是勞心者、所願未遂者，乃至失意者、心煩者最

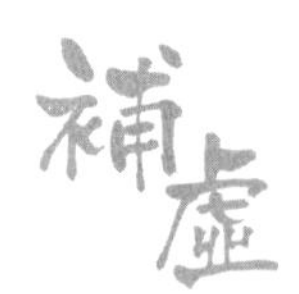

常出現的問題，經常清清心火，就等於減少了對身體的傷害和消耗，效果也自然同於保養了。

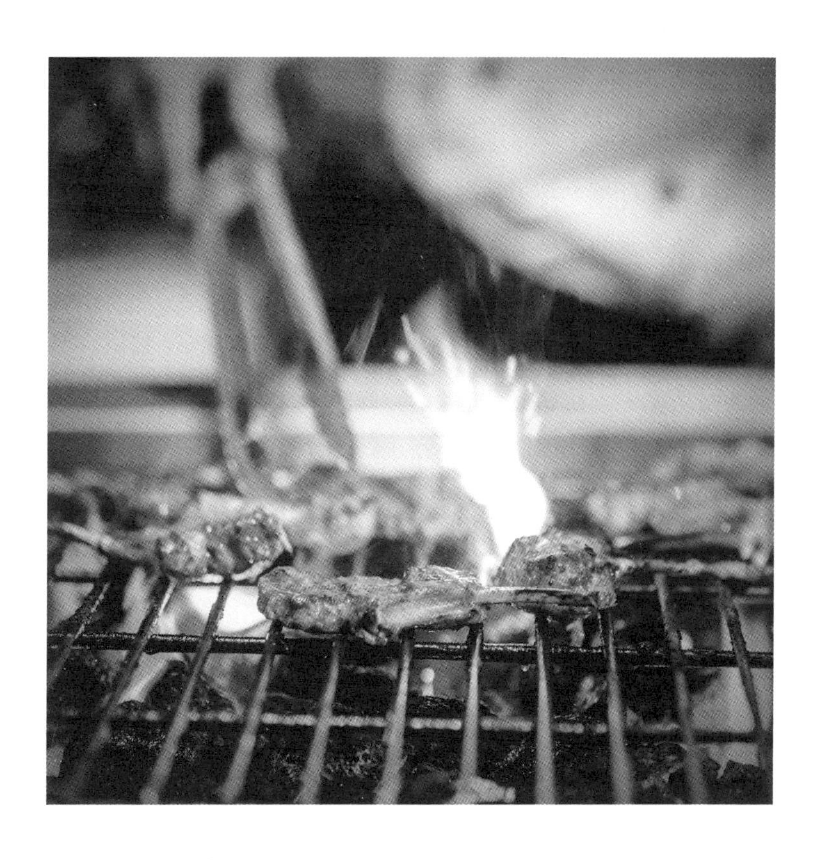

有潔癖的女人易患癌

很多人覺得，癌症或者很多重病，是因為壓力大。的確，壓力確實是其中一個原因，但是，這個壓力不完全取決於環境，更多的是自己面對事物的態度，壓力可以是自己給的。

有潔癖的女人容易得癌症，這個結論是上海中醫藥大學何裕民教授從他多年的腫瘤臨床實踐中得出的。我也認識一個乳腺癌患者，她回憶說，她婆婆很邋遢，一輩子不講究，恨不得挖個洞就能睡覺，就這麼邋邋遢遢的居然活了快九十歲。而自己的母親，一輩子勤勞整潔，屋子雖然小，但從來都是一塵不染，生活緊張的時候，也總是把自己和孩子都打扮得很整潔乾淨，惟恐別人笑話，結果五十多歲就得了乳腺癌，不到六十歲就去世了。而這個患者，也承襲了母親的好強個性，對自己要求非常嚴格，上班是個優秀員工，雖然她和丈夫教育水平都不高，但卻把自己的兒子管教得很優秀，最後考上了清華大學，不幸的是她自己也罹患了乳腺癌……這個例子再次佐證了何教授的結論。

有潔癖的人，本身是對自己過高的要求和約束，她們工作的時候會這樣，即使退休在家也一樣，包括家裏的東西擺放，都要嚴守規矩。為此，她們的神經總是繃得緊緊的，雖然這種緊繃已經多年，用他們的話說已經養成了習慣，自己不覺得是負擔，事實上，神經是在高度緊張中，而潔癖也只是他們個性缺陷的表現之一。有潔癖的人，肯定還有追求完美的問題，在追求完美的過程中，肯定要勉強自己，在這個勉強中，神經系統長期處於緊張狀態，直接導致免疫力的下降。

大家可能有這個經驗：突發事件一旦發生，為了應對突然改變的生活節奏，心情也隨之波動，這個時候很多人會「上火」，具體表現就是口腔潰瘍。這就是精神緊張直接削弱了免疫系統，原本和口腔相安無事的細菌就要犯上作亂，口腔潰瘍就此產生，也可以說，口腔潰瘍是免疫力下降的指徵。如果一個人的神經長期緊繃着，免疫力長期處於低下狀態，免疫力監控清除癌細胞的能力就要下降，癌症就是在這個基礎上發生的。

養生小見聞

以前有一則報道，一個女孩子得了肺癌，她覺得自己很吃虧，年紀輕輕甚麼都沒享受過，出院回家之後就開始喝酒、抽煙，反正是豁出去了。結果覆診時，肺癌不僅沒加重，反而控制了，原因就是她解開了自我約束的枷鎖。如果她不僅解除了這個枷鎖，而且不喝酒、抽煙，她康復的情況可能更好。之所以能有如此奇蹟，是因為這個女孩子放鬆了對自己的壓力，原來可能緊繃的神經輕鬆下來了，免疫力因此得以恢復。

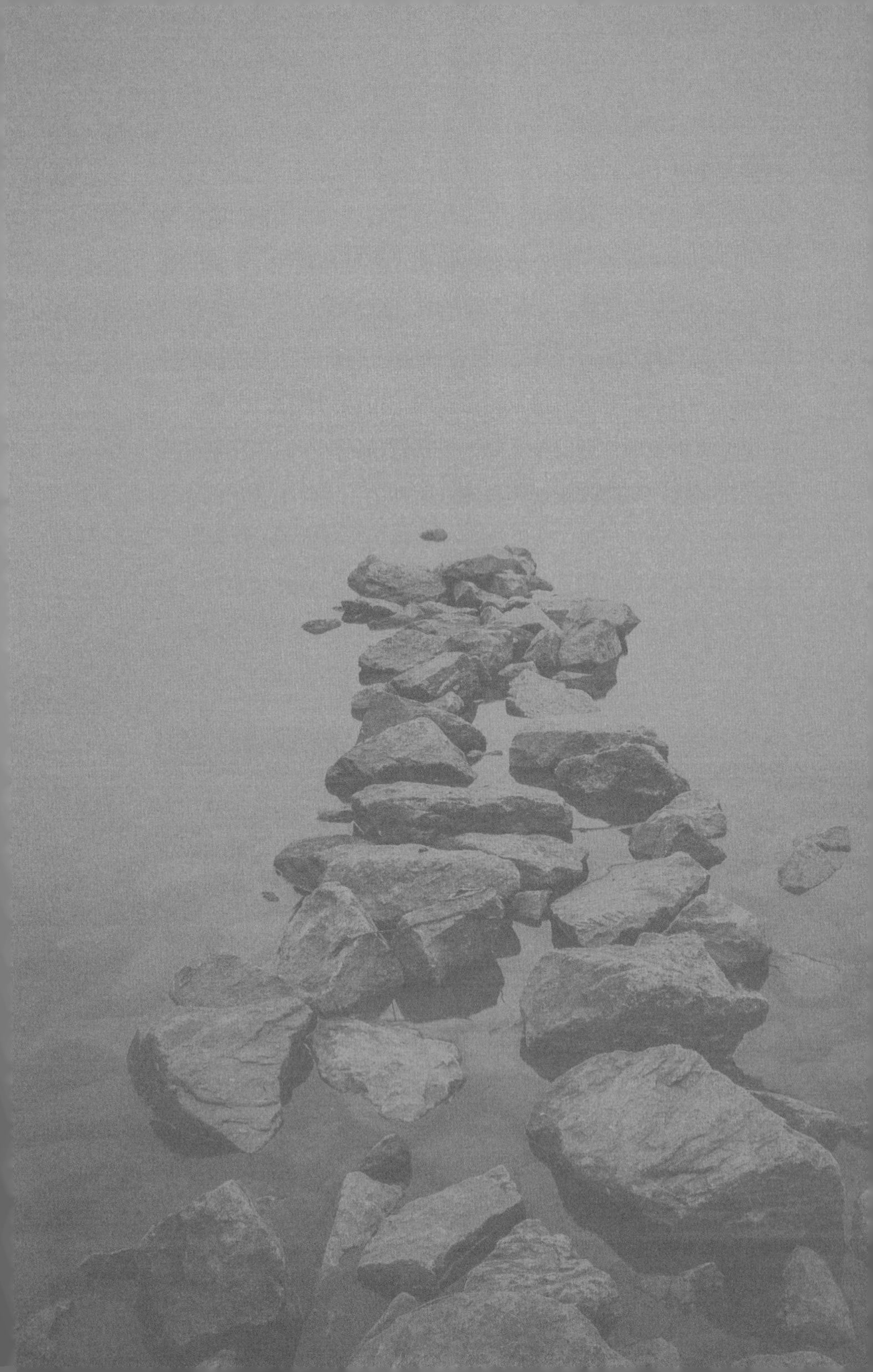

小疲勞，大隱患

一些我們習以為常的小毛病，諸如容易感冒、易出汗、失眠、腰痠背痛等都會使我們感覺到疲勞，它們同時還可能是某些疾病的先兆，因此當你有疲勞的感覺時，一定要「追根溯源」，弄清楚究竟是身體的哪個部位不舒服了，以便對症下藥，消除疲勞，維護健康。

小到感冒，大到癌變，都是疲勞惹的禍

有很多吃減肥藥之後先暴瘦、後暴病乃至暴斃的例子，其實未必是因為藥物本身的毒性，很可能是惡性減肥的結果。因為中醫講「脾主肌肉」，暴瘦、肉消就是對「脾氣」的巨大打擊。脾氣虛了之後，肌肉就會無力，這個肌肉可以是四肢的肌肉，也可以是內臟的肌肉，前者會導致疲勞，後者會導致胃炎、胃癌……

脾虛之後的第二個問題就是免疫系統「失守」，於是全身百病叢生。小的可以是頻繁的感冒乃至甲型流感，大的可以是在文明年代幾乎絕跡的敗血病，連生活條件優越的明星（裴勇俊）也沒能躲過去……

補足脾氣就能預防各種流感

中醫講：只要把人的抵抗力提高了，外邪就沒有侵襲的地方了，所謂「正氣存內，邪不可干」就是這個意思。所以，對於流感這類屬於外邪入侵的感染性疾病，特別是目前沒有特效藥的病毒感染性疾病，最好的，也是惟一的辦法，就是提高身體的正氣。

容易疲勞的人往往也容易感冒，一次感冒還沒好，下一次感冒又來了，結果感冒反過來又加重了疲勞，他們抱怨說怎麼也走不出這個惡性循環。其實疲勞和易感冒是一回事，用中醫的話都是因為「脾氣虛」。大家可能會奇怪，感冒不是肺的事嗎？要虛也該是肺氣虛呀？要知道，雖然容易感冒是因為肺氣虛，但脾氣是肺氣的基礎，脾氣虛不僅會引起疲勞，還會引起肺氣虛。

現在脾虛的人實在太多了，特別是白領，坐辦公室的。原因之一就是生活條件太好了。首先是過於溫飽，其次是沒有勞動的機會。很多人覺得自己愈來愈抵受不住疲累，其實就是因為溫飽加安逸，造就了脾氣虛所致。

先說溫飽。北京兒童醫院每到秋冬，得感冒的孩子就能逼爆大門，很多是三次回頭的「複感兒」，能被定義為「複感兒」是有條件的，必須是一年內上呼吸道感染五六次，下呼吸道感染兩三次，能病到這個頻率，可見其免疫力有多差了。為甚麼會反復感染呢？原因你可能都想不到，就是捂的，穿得太多！中醫講「肺開竅於皮毛」，你把肺「開竅」的地方都捂死了，肺生熱在先，肺的衛外能力減弱在後。再者，長時間悶在家裏，「避風保存」，等於是用安逸的環境，剝奪了孩子的免疫力，他們怎麼可能不脾虛？已經虛了的脾怎麼可能不殃及肺？

引起人疲勞、感冒的另一個原因是缺乏鍛煉，這是人所共知的事實。中醫講「久臥傷氣」，這個臥不是真的躺在床上，而是不勞動、不運動的意思。氣是功能，是功能就要遵從「多活動，強機能」的規律。缺乏運動，身體的各個部件的功能肯定會減退，人可是愈待愈虛的。而現在的生活條件恰恰提供了

「溫飽」和「久臥」的可能，免疫力也因此降低。

中醫講：只要把人的抵抗力提高了，外邪就沒有侵襲的地方了，所謂「正氣存內，邪不可干」就是這個意思。所以，對於流感這類屬於外邪入侵的感染性疾病，特別是目前沒有特效藥的病毒感染性疾病，最好的，也是惟一的辦法，就是提高身體的正氣。

如果你是個每次感冒都「積極參加」的「易感分子」，對最近肆虐全球的甲型流感也很擔心，那麼，我建議你可經常吃吃玉屏風散。因為它是通過補益脾氣而固護肺氣的，中醫治療遵循五行相生相剋的原則，對肺，就要培土生金。土是脾，金是肺，通過壯實脾氣，也能強健肺氣。玉屏風散能使肺氣堅固得像一個擋風的「屏風」，對任何體質的人都可以至少起到錦上添花的作用。而打流感疫苗固然可以避免感染，但也剝奪了你的免疫系統鍛煉的機會，其意義遠不如在入秋前早一點兒吃玉屏風散口服液，每天吃兩瓶，吃上半個月。如果能接受黃芪的味道，每次家裏燉雞的時候加二十至三十克黃芪，也能逐漸補足脾氣。

為甚麼要在入秋時開始吃呢？因為中醫講究「春捂秋凍」。之所以秋天要凍，是因為秋天之後天氣更冷了，毛孔要儘快關閉，以避免寒邪的侵襲，凍一凍其實就是為了促進毛孔的關閉，在這個時候吃玉屏風散，等於是「雙管齊下」，在馬上關閉的毛孔之外，再立起一扇保護身體的「屏風」，然後逐漸扔掉各種疫苗、免疫球蛋白之類的「拐杖」，創造自己可以依靠的抵抗力。

中醫說的「脾」，是人體裏的「監測小組」

為甚麼脾氣虛的人就會容易生病，生病之後就不容易好呢？**我們可以看看脾在中醫裏的「職稱」：中醫根據五臟的特點分別用官稱來形容它們，脾被稱為「諫議之官」。**

「諫」是甚麼意思呢？說文解字中說：「諫者，多將善惡以陳於君。」它有個將善惡直接稟報給君臣的特權，類似現在的「監測小組」，起的就是監督作用，在身體裏自然就是監督健康了，即監視我們的免疫系統。如果一個人的免疫監視功能差了，豈止是感冒，甚麼嚴重的疾病都可能發生。

我認識一個朋友，原來有肝硬化，但一直治療維持得還好，後來他又得了「霍奇金淋巴瘤」。按理說，這種淋巴瘤是惡性程度最低的一種，如果之前沒有肝的問題，做做化療就能很好地控制住，但他因為顧忌到肝沒有做，一直靠吃中藥維持。他的藥每次都不離黃芪，而且用量很大，最大的時候用到一百克，這樣的調養讓他和腫瘤和平共處了四五年。後來他要舉辦一個攝影展，十分忙碌、勞累，藥也停了。

攝影展之後他就開始咳嗽，其實之前他也經常咳嗽，而且他的咳嗽有個特點，就是話說多了、說長了就咳嗽，而且是沒有甚麼底氣的小聲咳嗽，你能明顯感覺他說到最後沒力氣的時候就開始咳嗽了，這是很典型的氣虛症狀，所謂「煩勞則張」就是這個意思。「張」是加重，就是勞累後加重。**任何症狀只要在勞累之後加重，就說明是虛性的。**比如有的人在工作了一天後，下午發熱，一般是氣虛發熱；頭痛會因為勞累加重就是虛性頭痛。中醫大師王綿之教授有個經驗，看病時要聽病人說話，從說話的狀態上能判斷出這個人是否氣虛。有的人說話很快也是氣虛的表現，因為他們力氣不夠，所以總是下意識地要儘快把話說完。有的人說到最後一個字的時候就咬字不清了，這種情況也可能是虛，因為他們的脾肺之氣支撐不到最後。我說的這個動輒咳嗽的朋友，他就是典型的脾肺氣虛。

他的脾虛還表現在臉色上，非常黃，是那種一看就不正常的黃色，西醫一般說是因為黃疸造成的，但他即使經過保肝治療，黃疸減輕了，也仍舊是黃。

中醫裏，黃是脾的顏色，即使黃疸減輕了，但只要脾虛不改善，還是要暴露脾的本色的，他的這個脾虛最終要了他的命。

不僅臉色黃、咳嗽，他還開始發熱。住院一檢查，各項指標，特別是免疫指標突然降到最低，然後就緊急輸血，輸提高免疫力的免疫球蛋白。總之，一切可以增加免疫力的辦法都用上了，但是效果都不明顯。更要命的是，他幾乎不能吃東西，全靠輸液維持生命。最後，終於在住院的第七天，病情突然惡化，喉嚨說不出話來，之後很快就出現昏迷的情況，做的 CT 讓醫生都很驚訝，從之前的一次 CT 到那時，才僅僅七天時間，一直和他的身體還算相安無事的淋巴瘤突然大舉反攻，整個肺部全部被腫瘤佔據，喉嚨失聲也是腫瘤壓迫神經的結果！

怎麼會僅僅七天就惡化至此？無他，他的脾氣虛到了極致，那個能向君主稟報善惡的「諫議之官」不再工作了。君主因此不能明察，辨別不清敵我，於是就錯誤地任用了壞人，導致大局無法挽回。用西醫的話解釋就是，免疫系統失去了保護機體、抵抗外敵的功能，他就像一個沒有戴任何防護措施的人，卻站在了槍林彈雨之中，怎麼可能不傷痕纍纍、體無完膚？

你是人造的「結核體型」嗎？

我們前面說過的補中益氣丸這個方子，過去常用來治療內臟下垂，如胃下垂、腎下垂。這種人一般都很瘦，大家都認為他們是因為腹腔脂肪少，不能托住內臟，其實，歸根結底還是他們氣虛，肌肉力量弱，沒有彈性。中醫講肌肉是被脾主管的，「補中益氣」補的就是脾氣。

這種瘦人同時也是結核的易患人群，其體型在醫學上被稱為「結核體型」。用中醫的脾氣虛理論也完全可以解釋：脾是「諫議之官」，專門負責向「皇帝」檢舉報告「宮廷」內外的壞事、壞人，結核菌就是需要檢舉的壞人之一。「諫議之官」失職了，對來侵犯的結核菌視而不見，結核病就成了事實。

這種瘦長的「結核體型」在過去結核病流行時很常見，因為那時候生活條件差，胖的少，瘦的多。後來，結核病通過注射卡介苗幾乎已經從我們身邊消失了，「結核體型」的概念也很少被人念叨。但這幾年，結核又有了復燃的趨勢，其中原因，一個是結核菌的耐藥性增強了，另一個就是過度減肥，人為地製造了很多「結核體型」。

我這麼說不是要大家為了避免結核而變成胖子，只是想說，過度節食，過度減肥，使肌肉速消，傷害的其實是脾！很多人突然得了不治之症，相熟的家人朋友回想時常會說，他（她）之前減肥呀，一兩個月就瘦那麼多，肯定是吃的藥有副作用！

其實，即使他的減肥藥是假藥，有副作用，但一般也不會在一兩個月內引發癌症，癌症的發生是個「蓄謀已久」的事情。我們每個人身上其實都有癌症細胞，它們全都在伺機作亂，只是當我們身體健壯、免疫力較高的時候，它們無孔可入罷了。而那種突擊性減肥，突然在一兩個月內瘦五至十公斤，其實是直接挫傷了脾氣。脾是「諫議之官」呀！等於我們自己把「諫議之官」罷免了！原來被身體壓迫住的癌細胞自然開始反攻。

負責治療肥胖的內分泌醫生推薦的減肥程度是一周減半公斤，這樣除了能保證皮膚不出皺紋，也不傷身外，更重要的是這種緩慢的減肥能幫你形成良好的飲食習慣，慢慢地習慣少吃，體質也會變好了。

很多人減肥是不吃米糧的，只吃蔬菜或者水果，他們覺得這裏面的蛋白質、維他命已經夠了，米糧提供的不就是熱量嗎？可以不吃。其實不吃米糧本身就是在傷脾氣。

中醫對米糧是十分重視的。《黃帝內經》講養生的時候說：「五穀為養，五果為助，五畜為益，五菜為充。」五穀是排在第一位的。「五穀」指的是：小米、小麥、大米、黏黃米和豆類。都是「種子」，是種子就有生發之力，可以補益各個器官的氣。其中小米排在第一位，因為小米是黃色的，入脾經，可以直接補脾，這正體現了古代醫家對脾氣這個後天之本的重視。

糧食的營養絕對不是僅僅提供熱量，如果僅僅是熱量的話，一個不能吃東西的人，可以憑藉輸液，保證熱量、營養而

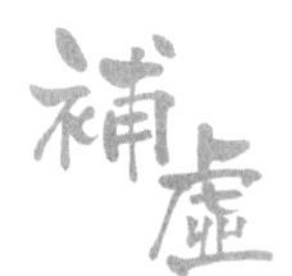

照常活着嗎？事實卻是，有同樣病情的兩個人，一個能吃，一個不能吃靠輸液，雖然後者可能攝取的營養比前者還充分，但包括西醫在內，都對後者的預後不看好，因為只有能吃才能保持胃氣，有了胃氣才能生存下去。對此，中醫就更有先見了。

《素問》說：「平人之常氣稟於胃，人無胃氣曰逆，逆者死。」過去中醫一摸脈就知道還能不能治，一般就是看還有沒有胃氣，沒胃氣的話，為了保全自己的聲譽，醫生一般是不會接診的。

所以，過度節食，特別是減主食的人（當然，糖尿病人除外），尤其是年輕人，其實是在耗傷自己的脾氣、胃氣，在傷自己的後天之本。長此下去，即使你接種過卡介苗，避免了結核的感染，也必然導致免疫監督的「失守」，等於在隨時給其他感染性疾病開綠燈。

二○○九年的時候，韓國影星裴勇俊因為要拍攝一本介紹韓國風光的書，忙碌了整整一年沒在公眾場合露面，等到書即將出版了，大家才在新聞發佈會上見到他，結果熟悉他的粉絲和記者都嚇了一跳：他居然瘦了十公斤！據說他的身高是一米八十，但消瘦後的體重只有六十五公斤！

就在大家為他的敬業精神感慨的時候，沒幾天就傳來更加驚人的消息：「裴勇俊因為低血壓、低血糖昏倒住院，被發現是敗血症早期！」

這個消息一出，大家都很奇怪，敗血症只在幾十年前聽說過。後來醫療條件好了，很少有控制不了的感染，更少有城市人會發展到敗血症階段呀？! 身為韓國明星的裴勇俊怎會至此？

其實問題就出在過分消瘦上。即使之前他的身體沒有問題，但到如此消瘦時，如果進行中醫辨證，體質一定是脾虛。還是那句話，「諫議之官」失職了，過去身體壯實時遇到的細菌因為沒人「監管」，就開始胡作非為了，敗血症便是細菌「亂來」的結果。

大家可能奇怪，難道不能用抗生素消炎嗎？現在抗生素日新月異，新品輩出，但是，如果脾氣虛到極致，抗生素會殺死細菌在先，殺傷人體在後。更重要的是，如果是脾虛、陽虛的人，比如老年人、慢性感染的人、體質很弱的人，就算用上了抗生素，也未必能控制住細菌！

用中醫理論來觀察，西藥也和中藥一樣，也有寒熱之分。比如能止胃痙攣，搶救休克時用的「阿托品」，對寒性的病人，作用明顯，也很安全；而對熱性病人，則易中毒，所以中醫認為「阿托品」是熱性的。抗生素中的盤尼西林則是苦寒的，它能消的「炎」可得有兩個「火」字呢。老年人多為氣血雙虧、陰陽俱虛之體，如果他們得了大葉性肺炎，用了盤尼西林經常就無效，因為病入膏肓的老者，哪兒還有「火」可去？用了自然要傷病人自己。

在感染性疾病裏，比如氣管炎、肺炎、腸炎，初期的，年輕人得的，屬於熱性的，「上火」的可能性大。到了老年人，

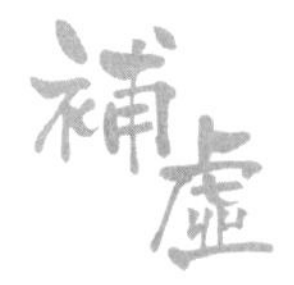

又由急性轉為慢性時，或者那種因為過分消瘦、虛弱，免疫力極度降低的，一般都已經虛得沒「火」了。所以，有經驗的臨床醫生此時不使用苦寒的盤尼西林，起碼不單獨使用。也就是說，如果你自身失去免疫力，失去了後天之本的脾氣，靠藥物是不可能起死回生的。

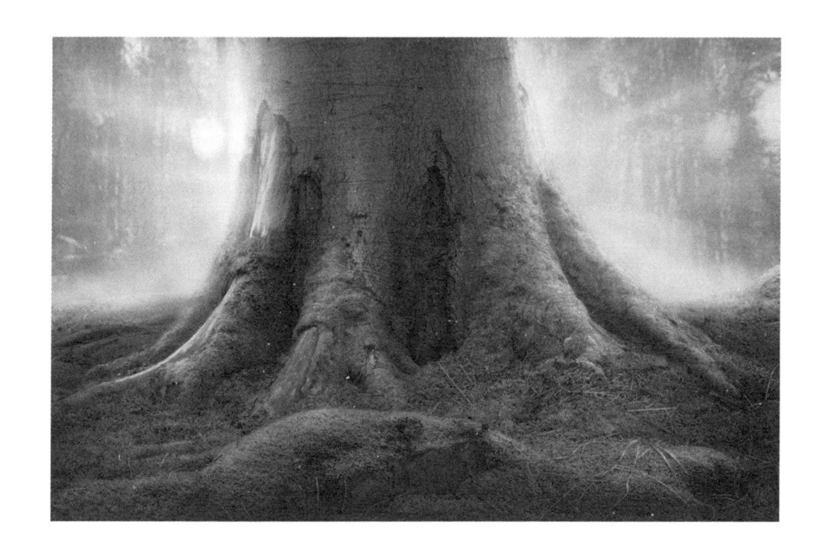

要想帶癌生存，先讓脾氣不虛

現在的研究發現，人之所以得癌，是因為細胞在分化時出錯了，而且沒被辨別出來，沒被清除出去，出了錯還留在體內的細胞就可能變成癌細胞。

細胞在分化過程中出錯，是一個很難避免的生物現象，數不清的細胞每時每刻都在進行着分化，錯誤肯定是有的，而且從年輕時就有，只是隨着年齡的增長，錯誤會愈犯愈多。比方說，如果三十歲時錯三十個的話，到了五十歲可能就錯五十個了。

敏感的免疫系統，也就是我們說的承擔「諫議」職能的脾，能很早就發現身體裏「出錯了」的癌症細胞，而且清除異己。而一旦人脾氣虛了，免疫系統對「出了錯」的細胞沒能及時發現，對已經成了敵人的癌症細胞沒有清除的能力，癌細胞就逐漸積累下來，直到成了癌腫。

在腫瘤形成包塊之前，血液裏其實已經先出現變化了。比如肺癌就有一組很奇怪的、看似和肺毫無關係的症狀——皮膚搔癢、關節疼痛等，醫學上稱為「肺外症狀」。我就認識一個女公關，才三十多歲，突然莫名其妙地皮膚搔癢，轉了皮膚科、過敏反應科、外科都沒查出問題，最後醫生說，做個胸透（胸部透視檢查）吧。結果發現，居然是肺癌末期！其實，這用中醫理論是可以解釋的，因為「肺開竅於皮毛」，皮膚的不適可能是肺出了問題。用西醫學的解釋就是，在癌症腫塊形成之前，癌細胞和它的代謝產物已經分佈到血液中，並隨着血液全身迴圈，皮膚瘙癢就是癌症代謝產物在皮膚停留引起的。**而尚未查出原因的嚴重疲勞，也可能是癌細胞的代謝產物對全身的影響，用中醫理論說，疲勞是脾虛的症狀，而脾虛就是在給癌症「放行」！**

美國有醫學專家對八十歲以上老人死亡後做的解剖發現，四分之一的人體內有腫瘤，只是他們未必因為癌症而死。還有一位在歐洲的中國訪問學者，做了二百多個屍體解剖，發現八十歲的老人，無一例外的體內都有隱匿性的腫瘤。他推測，如果人的壽命能到一百歲，每個人體內的腫瘤將達到三至四個，但是他們中的很多人卻始終和腫瘤和平共處，為甚麼？就是因為脾氣尚存！「諫議之官」還在發揮職能。

如果觀察一下就知道，人被發現癌症的時候，要麼之前受過很大的精神創傷，要不就是很疲勞，最後得病，大家都說「是被累倒的」。這兩種情況傷害的首先都是中醫說的脾，使之失去監督能力。所以，你去看很多治療癌症的中藥方，第一味往往是黃芪，而且用的量很大，就是要重建身體裏的「監測小組」。

在這裏也順便提示一下，如果你找了個治癌症的中醫，他總喜歡用白花蛇舌草、斑蝥、蟾酥之類的藥物作為抗癌方劑的主藥，那就說明他沒掌握中醫乃至中醫治療癌症的真諦。中醫無論是治療癌症還是其他疾病，最強調的都是提高身體自己的免疫力，來達到「正氣存內，邪不可干」的目的。只要你自己壯實了，即使身體裏有腫瘤細胞甚至腫瘤包塊，也能和平共處。而白花蛇舌草類似於西藥的化療藥，本身沒有任何扶正的能力，所以即使用也是在方劑的最後出現，在扶正的基礎上才能驅邪。否則，即使你沒做電療化療，不用補氣藥，只用中藥的化療藥，正氣也會被傷害的，只是程度不同而已。

很多人得了癌症之後不願意化療、電療，這是不對的，要看情況而定。比如淋巴瘤，如果患病的人身體還比較壯實，那就完全可以用點兒化療藥限制一下，因為少用的話可以不傷正氣。但是，如果用得過多，正氣一傷，根本不等化療藥物去殺腫瘤，身體自己已經繳械投降了。也是因為總有這樣的事例出現，所以人們才對化療心有餘悸。其實，化療、電療是不是好

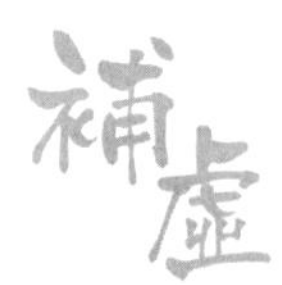

用，關鍵要看病人的正氣，也就是脾氣是不是經得起。經得起就可以用一點兒，但如果經不起了還要用，就和飲鴆止渴差不多了。因為你可能借着化療藥的毒性，先把「諫議之官」殺了，後面自然會發生「政變」的。

例如我上面說到的那個病人，之前為了治療肝病，他每副藥的黃芪劑量用到了八十至一百克，所以在服用中藥的那段時間裏，他的腫瘤一直處於靜止狀態中；而後來因為忙於攝影展之類的事，藥也停了，身體又很勞累，這兩個因素都使本身就不強健的脾氣更加虛弱，所以疾病才會突然加重。

健康小知識

要保持脾氣的強健，可以多用補脾的食物調養。中醫講究食藥同源，很多藥物是可以食用的，其中以補脾藥最為典型，比如可以加在雞湯裏燉的黃芪、紅棗，這種食療方沒有特殊的製作方式，關鍵是形成規律，每次煮雞湯的時候都加二十克黃芪、十枚紅棗，每次煮粥時都加淮山、蓮子之類的各十克，形成生活習慣，才能起效果。還可以用中醫所說的「糜粥調養」。最好的是小米或者黃米粥，補脾作用最佳。也可以在大米中加入三四段淮山，鮮的可以在市場上買，乾的藥店裏可以抓到，大米和淮山一起煮粥，很適合補脾。

胃炎癌變的先兆也是疲勞

很多癌症病人的初始症狀也是疲勞，但因為沒重視，等發現了疲勞之外的明顯症狀才去查，往往已經晚了。比如胃癌，可能會按照這樣的一條路徑發展：疲勞→貧血→萎縮性胃炎→胃癌。

人們有個經驗，癌症在早期往往是沒症狀，不痛。這個結論說對了一部分，因為痛往往是由急性的、炎性的反應引起的，比如胃潰瘍，會在飢餓時疼痛難忍，吃點兒梳打餅乾之類的就能緩解。有這種典型症狀的疼痛，倒也放心了。但是萎縮性胃炎不是，它還真的不痛，更多的是脹，很像吃多了不消化，其實吃得未必多，卻總在飯後覺得脹滿不適、憋悶，有堵塞感，甚至腹部、脅肋部、胸部也感到脹滿，總喜歡噯氣、打嗝。即使有疼痛，也和這些症狀同時出現，很少只是單獨的疼痛。有的人其實還是有胃口的，但因為進食後胃脘脹滿不適或消化不良，也就不敢多吃，慢慢地人就變得很消瘦，貧血更是避免不了。而無論是消瘦，還是貧血，都是最容易引起疲勞的。

萎縮性胃炎就是指胃黏膜和黏膜下分泌腺的萎縮，所以這種人能消化食物的胃液有效成分少了，很多人就會本能地喜歡喝醋，吃酸的，非此不能消化食物。

因為萎縮性胃炎造成的貧血，不光是因為吃得少，還有它本身就胃酸低，這就影響了營養的吸收，影響了血紅蛋白的合成，所以，它是通過「雙管齊下」的辦法導致貧血，引起疲勞的。但是，因為胃的症狀不明顯，很多人是因為疲勞來醫院看的。一驗血發現貧血，如果遇到對消化科比較專長的醫生，可能會繼續「偵查」，慢慢地查到根源，到那時候，往往已經發展成反復發作的慢性胃炎了。

據世界衛生組織調查，二十至五十歲的人患萎縮性胃炎的僅 10% 左右，五十一至六十五歲的則高達 50% 以上。在中國，年齡每增長十歲，萎縮性胃炎的發生率平均上升 14% 以上，所以，萎縮性胃炎其實也是人的一種衰老現象。慢性萎縮性胃炎患者如果做胃鏡，醫生常會說到一個名詞，叫「腸上皮化生」或者「不典型增生」，這就是有「癌前病變」了，這是萎縮性胃炎向胃癌轉化的一個中間過程，有 5% - 10% 的患者最終可能轉變為胃癌。

這種病人大多是中年以上的人，因為萎縮性胃炎變成胃癌是需要時間的，他們通常共有的特點是消瘦、面色黃、無光澤，同時，幾乎無一例外地抱怨疲勞，而且這種病西醫沒有太多特效藥，所以大多數人主要是靠中藥。

我在中國中醫科學院工作的時候，參加過萎縮性胃炎的國家級項目研究。我們曾經對很多萎縮性胃炎病人做過流行病調查，結果發現，很多萎縮性胃炎病人都屬於中醫的「脾氣虛」。大家知道，在中醫裏，脾是主肌肉的，所以他們總會感到無力、疲勞，因為主管肌肉的脾虛了。

中醫用補藥治療萎縮性胃炎

萎縮性胃炎患者一定要少食多餐，可以每日六餐，上午和下午各加一餐，每次不要多吃，因為你分泌的胃液不可能一次消化很多食物。與此同時，要選擇易消化的食物，也可以多吃醋，一個是開胃，另一個是幫助胃液消化食物。《內經》裏有個理論，「形不足者溫之以氣」，萎縮性胃炎就是一種「形不足」，所以要把人參、黃芪作為治療萎縮性胃炎的主藥，取補氣之效。具體的基礎方是香砂六君子湯，它們也是中醫裏改變疲勞最常用的藥物。這「六君子」取了「四君子湯」中的人參、白朮、甘草三味，加了陳皮、半夏、砂仁、木香。因為萎縮性胃炎病人的消化能力弱，即使吃得少，病人也會有積滯，後幾位「君子」起的是助推作用，幫助胃蠕動，類似西藥裏治療噁心嘔吐的胃腸推動藥多潘立酮，很多人在萎縮性胃炎被控制的同時，也感到體力明顯好轉。

如果你有慢性胃炎的歷史，而且發現自己最近的消瘦速度加快，疲勞感加大，就要注意了，應該適時做胃鏡觀察胃黏膜的變化。所以，如果你有萎縮性胃炎，或者罹患慢性胃炎多年，要儘早檢查，然後，堅持用補氣藥治療，一般都能抑制它的發展。

健康小知識

如果已經是萎縮性胃炎，除了藥物之外，飲食上也有需要注意的地方：

1. 要少食多餐，可以每日六餐，上午和下午各加一餐，每次不要多吃，因為你分泌的胃液不可能一次消化很多食物。
2. 要選擇易消化的食物，也可以多吃醋，一個是開胃，另一個是幫助胃液消化食物。
3. 可以喝濃一點兒的肉湯，因為它有助於胃液的分泌，而且由於湯濃，蛋白質含量高，即使你吃得少，但每口吃進去的東西「含金量」都高，可以有效地補充營養，儘可能地減少貧血的發生程度。
4. 可以適量多吃新鮮的綠葉菜、番茄、紅蘿蔔等，有助於血紅蛋白的合成。
5. 最後，因為分泌腺發生了萎縮，分泌液會減少，所以飲食中要限制含鹼多的食物，比如外邊買的麵條，為了使麵條有彈性，一般都要加鹼，就不宜多吃。饅頭最好吃用酵母做的，不要吃用蘇打、泡打粉做的，因為後兩者都是鹼，是鹼就有中和胃酸的可能，而胃酸恰恰是萎縮性胃炎病人所缺乏的。

筋骨痠痛：身體不能承受之「累」

中醫講「腎主骨生髓」，這就意味着，不堪重負的「軟骨頭」往往和中醫說的「腎」有關。比如穿甚麼鞋都覺得鞋底薄的時候，往往是腎虛、髓海空虛，骨頭不能持重了，所以才會一踩地就覺得硌得痛。這時需要吃補骨生髓的藥以增加骨骼的強度、力度。

中醫講「肝主筋」，這就意味着，和疲勞同時出現的筋痠往往和肝有關。在疲勞中，腰腿痠軟是常見的，但如果筋脈異常痠楚就要注意了，因為只有肝陰、肝血枯竭到一定程度時才會出現這種情況。

腿痠居然是肝癌前兆

總感到疲勞的人，很少沒有不腰腿痠軟的。去檢查，未必能發現哪個器官有問題，甚至你都不知道應該去看哪個專科。我就聽過一個病例，病人是上海一間銀行的高層，之前身體一直很健康，只是乙型肝炎的「健康帶菌者」。像這樣的情況，現在有很多辦法可以控制着不讓病毒傷害到肝，即使是傷害到了，得了乙型肝炎，從肝炎發展為肝硬化，乃至肝癌，也需要很長的時間，大多數人是可以躲過後邊的災難的。

可是這位高層接到了一個新項目，由他牽頭，自然很勞心。他忙了一段時間就覺得很疲勞，而且還帶着腰腿的痠，特別是

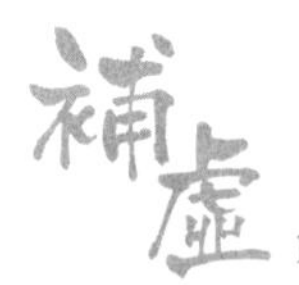

腳上的筋痠。這個症狀無法用哪個器官出了問題來直接解釋，他也就沒去醫院，只覺得這個年代哪兒有不疲勞的人呀？等他帶着愈來愈嚴重的疲勞好不容易堅持到最後，項目完成了，結果去醫院一檢查，居然是肝癌！而且是末期了！

其實，疲勞→腿痠→肝癌，這三個看似無關的概念，用中醫的理論可以很好地解釋其內在的聯繫。

中醫的「肝」是藏血的，主管筋脈，筋的問題一般都和中醫的「肝」有關係。中醫的「肝」雖然內涵大於西醫的「肝」，但也包括我們得肝炎的那個肝臟。所以肝炎、肝硬化的時候，肯定是相對血虛的，血虛就不能養筋了，筋就要痠，肢體就覺得沒力氣，人就會疲勞，肝炎病人比其他病人更容易疲勞就是這個道理。而且肝的問題愈嚴重，疲勞感愈明顯，到了癌症階段，肯定是身體消耗到極限了，所以病人會異乎尋常地覺得疲勞，覺得筋骨痠。

西醫治療肝炎、肝硬化病人時，也不像其他慢性病似的提倡散步、慢走，而是要求病人儘量平臥，而且最好把腳墊高三十厘米，為的是讓下肢的血液多流一些回到肝裏，對肝臟本身完成一次營養的自我灌注，相當於每天自己輸血一次，自己養一次肝。每次平臥時，回流到肝臟裏的血甚至能增加 30% ！

可見，無論是西醫還是中醫，四肢筋骨和肝的關係都是非常密切的。

所以，如果過去就是乙型肝炎帶菌者，或者肝功能已經不好的人要特別小心，因為肝硬化乃至肝癌的轉變，是一個無聲的過程，很難從症狀上感覺得到。而且如果工作很累，精神壓力很大，很可能肝炎會跳過肝纖維化、肝硬化的階段，直接變成肝癌，這個銀行高層就是個典型。總之，不容易和肝病聯繫起來的腿痠是個不能忽視的症狀，腿筋痠軟可不是一般的疲勞。

我還認識一個公司經理，女的，她倒是沒有肝炎問題，但就是瘦弱，找了不少中醫看，診斷結果幾乎眾口一詞：血虛。她除了容易疲勞之外，還有個典型特點，就是月經來了之後腿痠得厲害，特別是膝蓋，好像走了很遠的路似的。這也同樣是肝血虛，不能濡養筋脈的結果，月經後加重，顯然是失血之後引起了極度的肝血虛。所以，中醫給她開的藥都是以「四物湯」為基礎的，其中包括當歸、熟地、川芎、芍藥四種補血藥。因為沒有類似的中成藥，後來她就把這個方子在藥店加工成了丸藥後每天吃，慢慢的，腿痠的問題才逐漸消失。

經常筋骨痠痛的人，如果胃口較好，消化能力尚可，可以用阿膠來補血養陰。阿膠中可以加點兒紅棗、枸杞子，也可以僅僅是阿膠，也足夠了，只是最好加點兒黃酒，因為阿膠性質滋膩，需要用黃酒的溫熱發散來幫助吸收，這樣也能減輕它對胃口、食慾的影響。

不衰老不疲勞的養生方
黃酒阿膠膏

材料	·阿膠 20 克 ·黃酒 4-5 勺
做法	將阿膠放在碗中，加入黃酒，放在鍋裏像蒸雞蛋那樣蒸到阿膠變軟、溶化，就可以吃了。
提示	秋冬季節，天氣變冷之後，每天吃 15-20 克，血虛的狀態就能改善了。

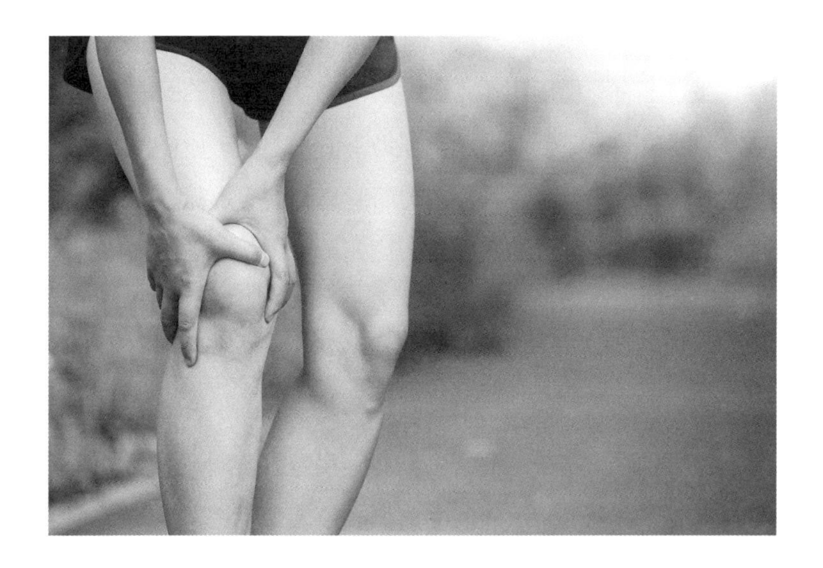

總覺得「鞋底薄」提示你腎虛

脾氣虛，肝血虛，甚至腎陰虛，都會導致疲勞，但除了疲勞外，其他的夾雜症不同，可以幫助你分辨。症狀不同，用藥也會大相徑庭。

肝主筋，脾主肌肉，腎主骨。

肝血虛會導致腿痠，脾氣虛會導致肌肉無力，都是疲勞，但感覺不同。**如果是肝血虛，感覺是筋骨痠；脾虛，感覺就是沒勁，所謂「手無縛雞之力」**。有人用實驗做過證明，他們發現：脾虛的人，肌力雖然可以是正常的，但耐力不行，特別是當負重或者持久用力的時候。

醫學上有一種病叫作「重症肌無力」，患者的肌肉會逐漸無力、萎縮。這種至今發病機理仍不清楚的病，最終會因為肌力全部喪失，乃至呼吸肌都無力而窒息死亡。這種病如果看中醫，肯定要用大劑量的健脾藥，比如黃芪、四君子湯之類的，再根據病情需要做加減。內經說「治萎獨取陽明」，陽明就是脾胃經，說的就是治療肌肉無力萎縮，容易疲勞之類的病，重在補脾。

如果是腎虛帶來的疲勞，則肯定和骨頭有關。很多人過了四五十歲，就多了足跟痛的毛病，一般人會說是長骨刺了。但骨刺的足跟痛不會只局限在足跟，可以偏一點兒。**而如果是腎陰虛引起的足跟痛，則會有一種腳直接踩在地上的感覺，硌得生痛，總覺得自己穿的鞋底薄。老年人喜歡穿厚底鞋來減輕足**

跟痛，其實就是因為隨着年紀的增長，陰虛程度增加了。

我們說過，氣虛用「補中益氣」，血虛用「四物湯」，腎陰虛則至少要用到「地黃丸」級別的了，而對於那種腎陰虛嚴重到腳跟踩地都痛的人，肯定還有其他更加嚴重的陰虛症狀，我們熟悉的六味地黃丸的作用就不及了，需要有直接補骨生髓的藥物。

元代著明醫學家朱丹溪有個治療陰虛嚴重，虛火燒爍腎精，使髓海空虛的方子，叫大補陰丸，現在藥店裏有這個成藥，裏面用了黃柏、知母清虛熱，熟地、龜板兩個滋陰作用很強的藥物補腎陰，還特意加了豬骨髓。這個藥比六味地黃丸多了清虛熱的力量，比知柏地黃丸多了滋補的力量。因為足跟痛是髓海空虛到一定程度的標誌，這個時候，人不僅會覺得疲勞（因為陰精都耗乾了），肯定虛熱也很明顯，像五心煩熱、腰膝痠軟、舌紅等陰虛嚴重時出現的問題都一應俱全。一定要具備了這些症狀後，才能用大補陰丸，否則，如果你的疲勞是因為脾氣虛，這個藥裏的黃柏、知母，可是脾氣虛人「不能承受之寒」呢！

健康小知識

如今的人喜歡吃水魚湯補養，水魚最適合的也是陰虛的人，指望它補氣是達不到效果的，但可以借助水魚補助陰精，比如肝炎之類慢性病的恢復期，人相對消瘦、疲勞，而且舌頭有點兒紅，這時候用水魚就很合適，燉水魚的時候加點枸杞子、紅棗，可以增加補陰的力量。

補鈣要趁早，等到五十歲就遲了

還有一種疲勞，隱藏在我們熟悉的一種疾病後面，就是現在剛被重視的「骨質疏鬆症」。很多年過五十的人站久了都會腰痛，特別是女性，嚴重的時候站在廚房切完菜就要躺一會兒。出現這種情況，骨質疏鬆的可能性很大，因為這個病的典型症狀就是腰背痛，疼痛沿脊柱向兩側擴散，躺下或者坐下就會減輕，彎腰、肌肉運動，甚至咳嗽、大便用力時都會加重，因為骨質不能承受重量了，就加重了肌肉的疲勞感。

這個疲勞感會和身體的不再挺拔一起發生，人變矮了，變得彎腰駝背了，這都是年老的標誌。之所以如此，也是因為骨質疏鬆了，不能承重了。

人的脊柱有點兒像積木，方方正正的，一節一節可以摞得很高、很直。老年人脊柱的骨質是疏鬆的，很容易被壓迫變形，一旦一個椎體變形，脊柱就會傾斜，傾斜的椎體就要通過把持韌帶、肌肉來恢復形態。長期的超負荷把持，會使背部的肌肉出現疼痛，覺得累。不僅如此，一個椎體壓縮導致的斜坡，會使前面那些骨頭受到更大的壓力，導致一節一節悄無聲息地骨折，最後很多節骨折的時候，這個人就「縮水」了，我們常見的「面朝黃土背朝天」的老人就是因為這個。

非常遺憾的是，骨質疏鬆是個「寂靜的殺手」，也就是說，在骨質疏鬆初期，丟失少量鈣的時候，比如四五十歲時是沒有甚麼症狀的，也感覺不到疼痛；到了五六十歲，才會出現腰膝

痠軟、背痛、無力等症狀，人們往往要到那時候才想起要補鈣，其實已經遲了。

因為鈣在人體裏的儲存大部分在十幾歲、二十幾歲之前就完成了，那個時候的骨頭，就像一個開着門的「銀行」，只要把鈣放進來就能收。但是到了二十歲以後，「銀行」就要關門了，再想往裏面放東西就不再接納。這個時候再補鈣，只能把消耗掉的鈣補上，想要儲存更多的鈣就不可能了。所以現在四十歲以後喝牛奶呀、吃鈣片呀，都只能把每天丟失的鈣、消耗掉的鈣補上來，想把骨頭建設得像年輕人一樣好，已經沒有機會了。

好在骨質疏鬆發展到一定程度，會有一個陡降期。雖然到這個時候再治療就沒有甚麼好辦法了，但是如果能及早補鈣的話，即使是在四十歲之後，不能再次打開鈣「銀行」的大門，也至少可以讓陡降期變得長一些，把疾病儘量地往後推，將生活品質提高一點兒。

大家都知道補鈣最好喝牛奶，因為牛奶裏面鈣和蛋白質結合的比例是最容易讓人吸收的。但其實，喝牛奶真的好過喝豆漿嗎？

誠然，豆漿裏面的鈣和蛋白質結合的比例不如牛奶好，**但豆漿裏面含有一種植物雌激素，這種植物雌激素進入人體以後，可以彌補雌激素的缺乏，而且有很好的強骨能力，對女性特別有益。**所以如果是單純補鈣，喝豆漿和喝牛奶都是很好的

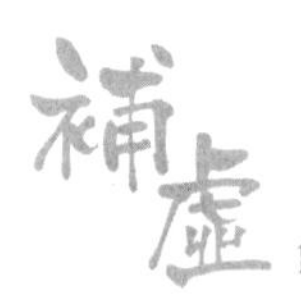

方法，但如果是四五十歲的女性，多喝豆漿顯然更合適。

對於不喜歡喝奶的人來說，吃芝麻醬也是很好的補鈣方式。每一百克芝麻醬中含鈣八百七十毫克，僅次於蝦苗，比豆類要高。同時，芝麻醬含鐵也高，比豬肝還高一倍，比雞蛋黃高六倍。吃十克芝麻醬相當於吃三十克豆腐所含的鈣；吃一湯匙芝麻醬，相當於二十三克豬肝或八十克雞蛋黃所含的鐵。現代女性也講究補鐵，因為缺鐵會貧血，會疲勞，吃吃芝麻醬正好兼顧了。

骨頭是一個鈣庫，血裏需要鈣的時候從骨裏調出來，不需要就放回去。白天吃東西會產生鈣，所以從骨頭調到血裏的鈣相對比較少；而到了晚上睡覺的時候，白天吃的東西維持兩三個小時就沒有了，後半夜就要調動骨頭裏的鈣進入血裏了。所以，有人建議晚上臨睡前喝杯牛奶，減少骨鈣的動員，保持骨質的堅硬。

多運動，少減肥，骨頭更堅固

過去中國過苦日子的時候，人們經常把和男人一樣比拚體力的女孩子叫「鐵姑娘」，其實從骨質上講還真有一定道理，因為骨質的疏鬆與否，與運動有直接關係，經常運動或做體力勞動的人，骨頭確實是硬的。不要以為天天躺在床上，拚命喝牛奶、吃鈣片就能補鈣，「鐵姑娘」們的勞動才是不缺鈣、「硬骨頭」的關鍵。

因為人的骨骼細胞能感受到骨頭的受力情況，每當你運動時、負重時、勞動時，骨頭都在受力，骨頭在受力時就有一種微微的變形，只有感受到這種變形時，身體才會增加骨的建設，建設得多了，骨質自然就不會疏鬆。從醫學角度上說，「鐵姑娘」就是這樣鍛煉出來的，她們絕對不會因為骨質疏鬆而感覺疲勞。

所以，鍛煉對改變身體的疲勞感是非常重要的，特別是在肢體上，比如和骨質疏鬆同樣年輕化了的腰椎間盤突出。得後面這個病的人，要麼特別胖，要麼特別瘦。特別胖的人得病是因為體重過高，硬是把椎間盤擠出來了；特瘦的人得病就是因為肌肉無力，一點兒也不能承重，只能把身體承受的重量全部放在脊柱上，椎間盤自然也要冒被擠出去的危險了。所以椎間盤突出的人，只要是過了急性期，不痛也不麻了，醫生都建議要鍛煉，最好是做「燕子式」，就是趴在床上，讓腳和頭儘量反向靠近，通過這個動作練習背部肌肉的力量，好去分擔壓迫

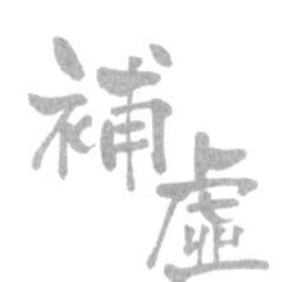

在脊柱上的壓力。

有個很有意思的現象：現在得椎間盤突出的人往往不是勞力者，而是長年坐辦公室的人。為甚麼他們不需要負重，還會出現損傷呢？那是因為坐的時候脊柱承受的壓力比站立時要大！

大家都覺得坐着比站着更能消除疲勞，所謂消除疲勞，其實就是肌肉放鬆，肌肉放鬆了脊柱就成為主要的受力者。長久這麼「放鬆」，自然就等於缺少鍛煉，這也符合中醫的「久坐傷氣」的理論：久坐，肌肉就失去了支撐、負重的機會，在一定程度上是廢退，是功能下降，「氣」就要被傷了。

所以中國古人講究「站如松，坐如鐘」，因為取這兩個姿勢的時候肌肉是緊張的，是繃着的，不僅肌肉在鍛煉，而且脊柱的重量也被分擔了，自然不會讓你覺得疲勞。

再說回骨質疏鬆。現在的人之所以會變得這麼嬌脆，骨質疏鬆的人愈來愈多，除了和骨頭的受力機會減少直接相關外，已經成為時尚的減肥也在「助紂為虐」，特別是上了年紀之後才減肥，後果很嚴重！

因為更年期前，或者更年輕一點兒的女性，雌激素比較充足，而且即使節食減肥，身體也能充分利用吃的那點兒東西去補充雌激素，所以她們有足夠的雌激素去留住鈣質。但如果歲數大了，即使你不減肥，到了更年期後，骨質疏鬆也會高發，因為雌激素減少乃至消失了，再也沒有能保持住鈣質的東西了。如果在這個時候還減肥，等於又人為地降低了雌激素的含量，那更是雪上加霜了。

還有一個問題，就是現代人接受日光照射的時間愈來愈短，人們在室內工作、活動的機會多，在戶外活動的時間少，勢必會缺乏維他命 D，不能使鈣得到有效利用。或許有人會說，我坐在辦公室的窗戶邊，還曬黑了呢，難道那麼強的紫外線對補鈣無效嗎？確實無效！因為你雖然曬了太陽，但那種被玻璃隔着的照射，不能刺激皮膚中的膽固醇轉化為維他命 D，不能幫助人體補鈣。但這縷射進房間的陽光，只被玻璃隔離掉了紫外線 B，紫外線 A 照常可以穿過，所以照常會把你曬黑。因此皮膚科醫生說，即使坐在屋子裏也要用防曬霜，否則皮膚還是會被透過玻璃的紫外線曬黑、曬傷。

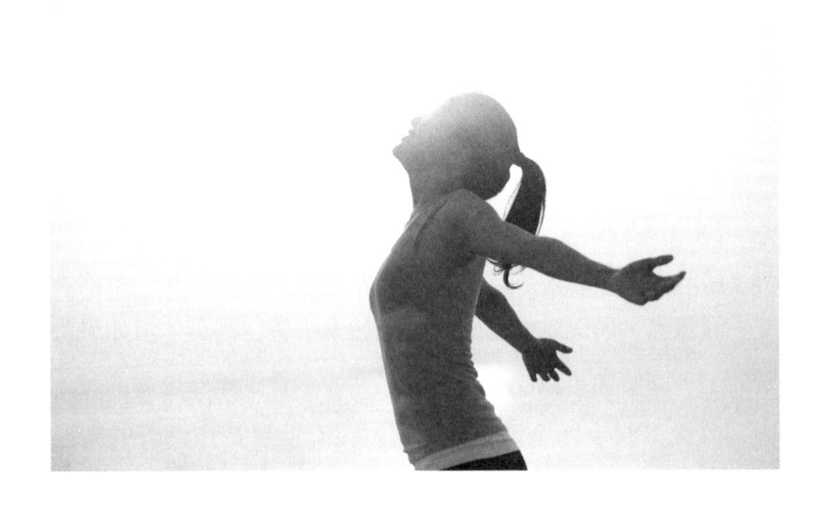

累死人的時尚——「滑鼠手」與「高爾夫球肘」

肢體使用過度導致的疲勞，往往有個很時尚的名字，比如「滑鼠手」、「網球肘」、「高爾夫球肘」，等等。為了寫年終總結報告，突然用了一個星期的電腦，結果右手覺得很累、很痠，甚至不聽使喚了，這很可能就是典型的「滑鼠手」。

當你在鍵盤上打字或移動滑鼠時，手腕會和桌面有一定角度，使腕管處壓力增大，長期反復地擠壓摩擦，那個位置的神經和血管就要受到損傷，手會逐漸地出現麻木、灼痛，這種感覺在夜間會加劇。你甚至常會在夢中痛醒，發現自己雖然沒扭傷過手腕，但手腕的關節卻腫了，動作也不靈活，甚至還擴展到肩部，整個肩和手臂都不舒服。

如果這種感覺發生在左手，警惕性高的人會想：會不會是心臟有問題導致的呀？因為很多冠心病人在症狀不典型時，就是左胳膊疼痛，但那種疼痛是放射性的。如果是在右手，有人可能就會想到最近是不是讓它超負荷工作了。

有的人可能並沒用過電腦，但只要他在最近一段時間，持續做這種類似電腦打字或者移動滑鼠的動作，同樣會得「滑鼠手」，其實就是一種肌肉、神經的勞損。類似的還有「網球肘」，也會發生在根本不知道網球為何物的人身上。

「網球肘」其實就「肱骨外上髁炎」，肱骨就是我們上臂的那塊大骨頭，古人說「三折肱，而成良醫」，指的就是這個骨頭。「網球肘」就是這個骨頭外側的肌腱因為過度使用、過度疲勞而發炎了。「網球肘」的疼痛往往是在我們想握住物件的時候出現的，比如說拿杯子、提暖壺、用力抓握或提舉物體時，就會感到肘部外側疼痛、無力。

為了驗證自己是不是「網球肘」，你可以用另一隻手按着你疼的那隻手腕，然後使勁抬那隻手腕，如果是「網球肘」，做這個動作就會出現疼痛。「網球肘」疼痛的範圍比較局限，主要是在手肘的外側。只要你頻繁地做手腕的伸展動作，而且向橈側，也就是向外側用力，即使是做家務也會得「網球肘」。所以，很多得「網球肘」的人是中年婦女，她們甚至沒有接觸過網球這種運動。

還有一種與之相仿的病，名字更好聽，叫「高爾夫球肘」或者「標槍肘」，它的學名是「肱骨內上髁炎」，和「網球肘」正好相反。如果你經常用力做屈腕、屈指或前臂旋前，也就是胳膊肘往裏拐的動作，這一部位的肌肉、肌腱會反復緊張收縮，就會發生疲勞性損傷。

養生小見聞

我認識一對退休教師夫婦，去美國給女兒帶孩子，回來後老太太的右手就不能動了，痛，而且不聽使喚，他們很害怕，都想到「肌無力」了。

結果去醫院檢查，醫生一看，連檢查都沒細做就診斷了——「高爾夫球肘」！聽得兩個老人一頭霧水，說在美國光忙着照顧孩子，高爾夫球場連去都沒去過呀！醫生解釋說，「高爾夫球肘」其實只是頻繁做了和打高爾夫球、投標槍類似的動作，就傍上這個「文明病」。具體來說這個症狀就是他們抱孫子抱出來的，因為抱孩子時，一般都是右手彎過來，把孩子的頭枕在臂彎處，然後摟緊，這個過程和打高爾夫、投標槍時做的動作類似，而且因為抱孩子的時間長，在不知不覺中，那部位的肌肉神經就勞損了。

解決這三種局部勞損的最好辦法，也是惟一的辦法，就是停止做那個令你勞損的動作，讓那一部分的肌肉神經徹底休息。為了減少疼痛，還可以貼貼止痛膏。可以找滲透性好點兒的止痛膏，但如果想根治，還是要靠休息。

很多人痛得厲害的時候會想到要不要打「封閉針」。其實「封閉針」的成分就是局部麻藥加糖皮質激素，使用它有幾個條件：

1. 當所有的保守治療基本無效，比如吃藥、按摩、物理治療基本都不起作用了；
2. 當痛點比較局限，面積集中，但疼痛難忍，如果很大面積疼痛的話，使用「封閉針」就不行了，因為激素不能大量地用；
3. 「封閉針」不能長期打，三個月之內不能超過三針，如果量太大會出現激素的副作用，比如說長鬍鬚、肥胖，等等。

有的孩子扭了腳，第二天要參加體育考試。如果扭傷很輕，還可以打「封閉針」，急性期的傷主要還是通過休息來治療。其實運動員一般都是在上場之前才打「封閉針」，像一些好點兒的麻藥持續的時間也就三個小時，一般的麻藥也就是一個多小時。

易累易出汗，問題一籮筐

「汗為心之液」。中醫有「出血者勿汗」的警句，就是提示失血的人要儘量少出汗，可見汗和血幾乎有同等價值。因為汗中含有決定生命的微量元素，鉀就是其中之一，劇烈地出汗或者腹瀉是可以使身體缺鉀的，嚴重的缺鉀會使身體突然處於嚴重的疲勞乃至癱瘓狀態，肌肉不聽使喚了，甚至可以影響到心肌，產生心肌麻痹……

還有一種出汗是在夜裏，像小偷一樣偷偷出，所以才叫「盜汗」，人一醒汗即止，這種人不是氣虛，而是陰虛。氣虛引起的出汗要用溫熱的藥物補氣，陰虛引起的出汗要用寒涼的藥物滋陰，兩者絕對不能顛倒，否則就是誤治！

出汗居然把人出「癱瘓」了

我見過一個因為出汗出虛了的病人。她是個退休教師，原來就是個易出汗的人，那年夏天出得特別多，結果一過夏天就感覺累得不行，一走就喘，一走就出汗。她也知道自己是出汗出虛了，但怎麼都抑制不住汗，一開始是因為熱，到後來，都立秋了，汗還是止不住。於是她就去看中醫，得到的結論很能給大家警示，醫生說她是「汗把心氣耗虛了」。

中醫認為「汗為心之液」，可以看出中醫對汗的珍惜，也暗示着出大汗是會傷心氣的，前面這個退休教師之所以喘，並

不是肺的問題，而是心功能受傷了，是心肺氣虛。心和肺同時負責氧氣的運輸，但心是肺的能量來源，是動力，所以心氣虛了，肺的能量自然也不足。

出汗是一種脫水，之所以脫水的後果嚴重，是因為失去的水會帶走血液裏的電解質，影響電解質的平衡，從而直接影響血液的質量。我們身體的神經、肌肉之所以能夠運動，就是因為血液裏的電解質，一旦大量出汗，電解質紊亂，首當其衝的是神經、肌肉不聽使喚了，疲勞，沒力氣，就是它們不聽使喚的一種表現。

我遇到過一個病人，天熱，受不了了，就去沖冷水澡，倒是很痛快，結果晚上就發高燒，吃了退燒藥沒效，又加量，終於出了一身大汗，燒倒是退了，但從床上站起來人就癱在地上了，四肢軟得像棉花似的。家裏人嚇壞了，怎麼治發燒治出了癱瘓？趕緊送往醫院，又遇到一個年輕的值班醫生，一看病人癱軟的樣子也懷疑是脊髓出了問題，正開了 CT 檢查申請的時候，當值主任來了，一問情況，當下就取消了 CT 檢查，馬上去查了個血鉀。一看結果，比正常人低多了，正常人的血鉀是 3.5 - 5.5 毫摩爾 / 升，他才 1.5 毫摩爾 / 升。這才知道，問題出在他的大汗淋漓上，是出汗造成的「低血鉀症」，馬上靜脈補鉀，人立刻有精神了，癱瘓的症狀全部消失，家人這才鬆了一口氣。

鉀是人體必需的微量元素，雖然微量但能決定生死。我還遇到過一個病人，之前他是因為腹瀉，有點兒脫水，往醫院走的路上，過馬路的時候突然不能邁步了，腦子很清醒，但就是身體是軟的，像癱了一樣，看到開到眼前的車一點準備都沒有，差點撞上，還好旁邊的人把他抬過了馬路，送到醫院，發現也是低血鉀造成的。

鉀能增強人體神經和肌肉的興奮度，維持神經和肌肉的正常功能。鉀充足的時候，人就不至於無力；它降低了，馬上就會出現肌肉痠軟、鬆弛，甚至癱軟的現象，尤以下肢最為明顯，稱為「缺鉀性軟癱」，那個過馬路時症狀突發的人就是一個典型。嚴重時，還會影響呼吸肌、心肌，引起呼吸肌麻痹、呼吸困難和嚴重心律失常，不過只要發現及時、診斷清楚，治療起來很簡單，靜脈補鉀就可以了。

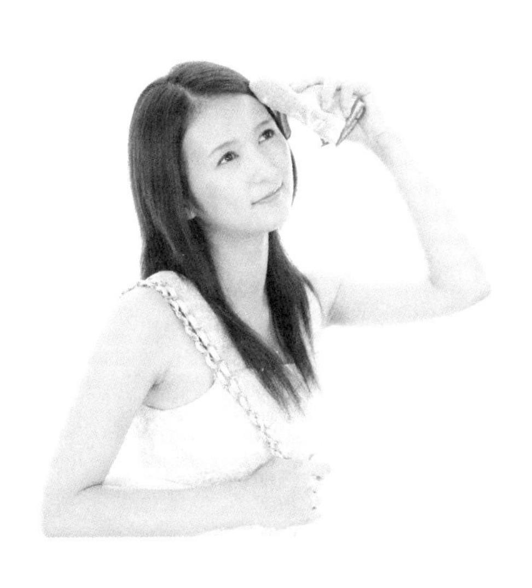

俗話說「血汗同源」。中醫經典《靈樞》一書中也說：「奪血者勿汗，奪汗者勿血。」強調已經出血的人，治療時要忌汗；而出汗很多的人，也不要用放血療法。因為無論是汗還是血，都會帶走身體的能量，也會帶走血鉀，使人處於虛弱狀態，如果二者相加，後果將更為嚴重。

出大汗或者拉肚子到脫水的地步時，就算沒到癱軟的地步，人也會覺得很累，如果是孩子則會更危險，可能會因為脫水而危及生命。這時候應該直接沖服一種口服補液鹽，藥店也有賣的，裏面含有很關鍵的電解質，如鉀、鈉和葡萄糖，喝了可以直接入血，很快就能改變疲憊無力的狀態，然後再根據體質進一步用中藥補養。**同時，大量出汗後不要馬上喝過量白開水或糖水，而要喝些果汁或糖鹽水，特別是橙汁、橘汁，含鉀很多，補鉀最快。**茶中也含鉀，所以夏天喝茶解暑，也就是防止血鉀過度降低。

夏天勤養陽，秋天不疲倦

很多人可能不理解，覺得夏天都是很少吃補藥的，因為補藥會讓人上火，其實要看是甚麼補藥了。

夏天的時候，人體的氣血主要都集中到體表上了，身體裏面是空的，所以夏天的時候很少感冒，但胃口一般都不太好，而且容易發生腹瀉、腸炎之類的胃腸疾病，因為內裏氣血不足，沒能力消化食物。這時候，氣血也是最容易耗散的，因為它們就浮在表面，很容易被炎熱消耗，因此夏天的補養也非常重要，而且一定要選對藥。

中醫講究「春夏養陽，秋冬養陰」。夏天天熱，大熱是耗氣的，陽和氣都是身體的功能，功能被損傷了就要減退，減退直接的後果就是疲勞，比如中暑就是嚴重耗氣的結果，此時人會疲憊不堪，甚至休克。所以中醫提倡在夏天開始時吃「生脈飲」，就是為了養陽，增強功能。

健康小知識

前文說的那個容易出汗的退休教師，其實應該在夏天剛開始的時候就吃「生脈飲」，那樣就不至於大汗淋漓，乃至血鉀丟失了。生脈飲的三味組成藥是：人參、麥冬、五味子。人參是補氣的，麥冬和五味子是酸味的，中藥裏酸味的藥都有收斂的作用，這兩味藥收斂的是汗和被汗耗散的心氣。別小看這個方子，現在由它提取出的靜脈注射液，是可以用來治療休克的。

中醫是絕對不會建議人在夏天吃阿膠的，因為阿膠是補陰血的，性質比較滋膩，只適合秋冬以後吃，到那時候，人體的氣血才回到裏面去，才有可能消化性質滋膩的阿膠。有經驗的醫生開阿膠，即使是秋天，也一定要配陳皮、砂仁之類的，因為阿膠特別容易妨礙胃口，中醫的術語叫「礙胃」，即影響消化的意思。

配陳皮之類有點燥性的藥，就是為了改變阿膠的靜態，避免吃進去之後把脾胃吃呆滯了。用阿膠做秋冬吃的補膏，也一定要加點兒黃酒，一個是為了暖胃，另一個就是為了讓阿膠的性質活躍起來，便於胃腸吸收。所以，即使是需要補血的人，在夏天，對阿膠這樣的滋補品也是要特別慎重，因為春夏只是適合養陽而已。

《備急千金方》對生脈飲中的五味子特別推薦：五月宜用五味子養心氣，因為五月屬於火，屬於心，心氣容易耗散。你看看，古人開始養心氣，都要趕在夏天到來之前，可見夏天是個多麼消耗心氣的季節！而且夏天過不好，人在接下來的秋冬都會感到疲倦，那種疲倦不是懶，而是心臟這個身體發動機的動力不足。

體質虛的人發汗，一定要見好就收

中醫重視汗，把汗視為虛的原因或結果，主要是氣虛，其次是陰虛。陰虛出汗的特點就是夜裏出，叫「盜汗」，好像盜賊似的，偷偷出，醒的時候會發現，被子都被汗浸濕了。這種情況的人除了疲勞之外，還有手腳心熱、心煩口渴的感覺，身體也偏瘦，好像內裏總是有火、有熱，出汗的時候更是有燥熱的感覺，總以為是自己夜裏蓋多了。這是因為他們的陰氣不足，本來也不盛的陽氣顯得亢盛起來，其實這是一種虛性的亢盛，他們出汗也是一種被疾病「誤導」的散熱方式。

而如果是氣虛引起的疲勞出汗，出汗的人則往往不會覺得熱，而且一邊出汗，一邊還怕風吹，怕冷。他們疲勞的感覺更加嚴重，有時候好像氣都喘不到鼻子上，要彎下腰才行，他們也會比陰虛的人更容易感冒。一般人總覺得他們感冒是因為總出汗着了風，其實不是，出汗是氣虛，氣虛就是他們免疫功能下降的標誌，這類人不僅容易感冒，也容易罹患其他疾病。這個時候，中醫會建議他們去吃玉屏風散或者玉屏風口服液。

我前面講的那個患霍奇金淋巴瘤的朋友，雖然前後病情有變，但始終是典型的玉屏風散症：面色很黃，而且一點兒光澤都沒有，這是典型的脾虛顏色；吃得很少，這是典型的脾胃虛弱；化驗發現血漿白蛋白、白細胞都遠低於正常值，這是脾氣虛、免疫功能不足的表現；非常怕風，夏天的時候都要穿羊毛衫，這是脾氣虛導致了肺氣虛，衛外功能不足了……為了提高抵抗力，他打過一段時間的免疫球蛋白，打了之後效果確實好，感冒的間隔拉長了不少，後來因為免疫球蛋白難買到，就用玉屏風散代替，維持得也不錯，疲勞感緩解了不少。

打免疫球蛋白是直接把免疫力借過來，；吃玉屏風散等於培養自己的免疫力。顯然後者的價值更大。

繼續說我的這個朋友，他是南方人，有一次來北京受了風寒，感冒的時候有明顯的表徵，就是渾身痛、發熱，不過他那種體質，發汗的話肯定要特別謹慎。但當時他的表徵明顯，不出汗熱就退不下去，於是我用了感冒清熱沖劑，就是同仁堂研製的，很苦的那種感冒藥。

如果是個身體很棒的人，有這種不宣透就不解的表徵，我可能還要再加點兒發汗藥，只要汗出透了，感冒就能徹底好了，否則，有外邪留在體內就會留後患，比如我們感冒後遺留的很長時間不好的咳嗽，往往是表邪沒宣透的結果。但是對他我就不敢了，而且等他出汗到一定程度，還要趕緊加上玉屏風散。

因為中醫講，汗是「陽加於陰」的結果。就是說，只有氣作用於身體裏的營養精微物質之後才能產生汗，所以必須有陽氣存在。如果一個人的陽氣很虛，可能連汗都出不來，比如虛弱的人感冒時，都要用人參，就是增加陽氣把該出的汗托出來。陽氣虛還可能使汗出不止，因為沒有足夠的陽氣固攝陰液了，我的這個朋友就是。因為擔心他的陽氣被汗損耗，我只能見好就收，及時地把通過補氣來止汗的玉屏風散用上了，有點兒一邊打一邊揉的意思。

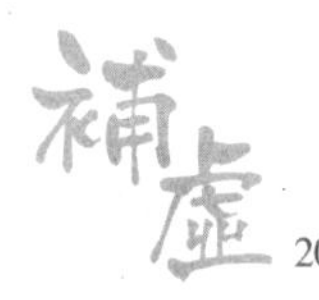

健康小知識

很多體質本身就虛弱的人，很容易感冒，而且他們可能有個誤解，覺得只要是感冒了，就要忌補品，少吃東西，甚至需要空腹療法。其實這種認識是不全面的。忌口針對的是本身因為飲食積滯而誘發的感冒，空腹則是為了減輕胃腸的負擔。如果你本身是個很虛弱的人，採取這種不補也不吃的辦法，是不可能把外邪推出去，把感冒治好的。虛人、老人的感冒，如果同時氣虛又很厲害，可以在吃感冒沖劑之類辛溫解表藥的同時，加點兒補氣藥，比如性質比較平和的西洋參，可以用十幾片西洋參泡水代茶飲，不上火，同時可以稍微助推一下不足的陽氣。

夜裏出汗，用「當歸六黃湯」

我們說了，氣虛的人容易疲勞，因為氣虛是功能不足、體力不支；陰虛的人也容易疲勞，但他們的疲勞卻是陰精被消耗的結果。所以同樣是疲勞，治法卻大相徑庭。那麼，怎麼辨認他們的差異呢？看出汗的性質就可以了。

如我們上面所說，陰虛的出汗一般是盜汗，這種汗是在夜裏睡覺時出，醒來發現自己出汗了。有的一入睡即出盜汗，有的入睡至半夜後盜汗方出，有的剛閉上眼睛一會兒盜汗即出。出的汗量，懸殊也很大。根據盜汗病人的臨床表現，可分為輕型、中型和重型三種。

1. **輕型的病人**：多數在入睡已深，或在清晨五時許，或在醒覺後一至兩小時內汗液易出，汗量較少，僅在醒後覺得全身或身體某些部位稍有汗濕，且醒後就不再出汗了，一般也不會有不舒適的感覺，疲勞的感覺也不明顯。
2. **中型的病人**：多數入睡後不久汗液即可泄出，甚至睡衣都濕透了，醒後汗止，揩拭身上的汗液後，再入睡即不再出汗。這種類型的盜汗，病人常有烘熱感，因為熱而汗出，醒來後有時會出現口乾咽燥的感覺。
3. **重型的病人**，：汗液極易泄出。入睡後不久或剛閉上眼即將入睡時，就有汗液大量湧出，隨着入睡，汗出可使其驚醒，醒後汗液可霎時收斂。再入睡可再次出汗。出汗量大，汗液常帶有淡鹹味，或同時混有汗臭。嚴重的時候可將被褥浸濕。這些病人常抱怨自己疲勞不堪，同時有明顯的烘熱感，心情也比較煩躁，口乾舌燥，喜歡涼水。平時甚至還有低熱或潮熱、手腳心熱、頭暈、消瘦、尿色深、尿量少、大便乾燥。

需要注意的是，陰虛人的瘦，和氣虛疲勞的那種瘦不一樣，前者的瘦發乾，身體好像是缺水的，而且臉色也偏紅，舌質也偏紅。氣虛人的瘦是瘦而且發虛，肌肉不僅少，而且很鬆軟，臉色一般是發白的，舌質的顏色也淡，更沒有陰虛人的熱象，相反的倒時常是一種「有勁使不上」的懈怠感。

一般來說，輕型的盜汗對身體損傷不會太大，但中型的乃至重型的盜汗，已經是明顯的陰虛表現了，而且陰虛程度在遞增，如果不加遏制，會對人體造成極大的消耗，就不再僅僅是疲勞的問題了。

這種陰虛之汗的治療，也不能再用藥物收斂了，而是要從根本上清除出汗的病因：陰虛導致的虛火。**疲勞而且出盜汗的人，應該用當歸六黃湯，也是李東垣的方子。他在一組養陰、清虛熱的藥物之前，用了黃芪，為的是補養被耗竭的氣力，改**

變疲勞的狀態。不過，用這個方子的人，熱象一定要比較明顯，因為裏面用到了清熱作用不小的黃連、黃芩、黃柏，分別是能清心火、肺火、腎火的清熱藥。如果是氣虛的人，特別是脾氣虛，平時動不動就腹瀉的，這藥是禁忌。

目前當歸六黃湯還沒有對應的中成藥，和它作用近似的是知柏地黃丸。但是知柏地黃丸只是清虛熱、養腎陰的，沒有補氣的藥物在其中。對於盜汗已經把人出虛了，虛到已經有明顯疲勞感的人，是要加用補氣藥的，可以在「知柏地黃」的基礎上，加用補中益氣丸。當然，最好的辦法還是找中醫，根據你的情況「度身定做」處方。

「地黃丸」系列中還有一個是麥味地黃丸，它是在六味地黃丸的基礎上加了麥冬、五味子，適宜治療盜汗的虛熱程度，沒有知柏地黃丸或者當歸六黃湯的嚴重，主要起滋陰和收斂的作用。

健康小知識

食物中的銀耳、蓮子、枸杞子都有滋補陰精的作用，家常煮粥的時候要常加上三四朵銀耳、十克蓮子和十幾粒枸杞子。還是那句話，關鍵是養成習慣，要經常吃才能起作用。

睡不好不如不睡，愈睡愈累

失眠之後自然會覺得累，即使不失眠，有的人睡後精力充沛，有的人卻愈睡愈累，覺得累的人是因為睡得淺。

怎麼才能不做夢，睡得深？其實很簡單，白天體力活動多了之後，人往往更容易進入「慢波睡眠」，「累得連夢都不做了」不是一句玩笑話，應該是睡眠的最高境界。

所以，失眠之後的疲勞和累，不是吃補藥能解決的事，因為心經有熱，胃中不和導致失眠的很常見，吃補藥無異於助紂為虐。和吃藥相比，適度的勞動、體力消耗可能是治療失眠最好的辦法。

打呼嚕的睡眠是最沒效率的

肥大的扁桃體壓矮了孩子的身高

我的一個朋友長得矮，他媽媽每次提起都很後悔，說因為他小時候扁桃腺肥大，沒及時割掉，結果把孩子的個子「壓矮了」。

我當時還笑她，說她就是不願意承認是自己的遺傳問題。後來學了醫我才知道，扁桃腺大還真是可以壓得孩子長不高的。在重慶就有個典型例子：一對孿生姐妹中的一個，居然比另一個矮了十厘米。醫生很奇怪，她們的基因那麼接近，又生長在同一個環境下，為甚麼會出現這麼大的差異？後來才發現，那個長不高的妹妹，從小就打呼嚕，到醫院一檢查，原來妹妹有個扁桃腺異常肥大，堵塞了呼吸道。雖然看似睡得比姐姐要香，實際上，在打呼嚕的睡眠過程中，她的大腦是缺氧的，由此影響了生長激素的分泌，導致最終比姐姐矮了那麼多。

這種肥大的扁桃腺在醫學上稱為腺樣體，又稱咽扁桃體，和我們常說的扁桃腺同一個性質，只是位置不同，它長在鼻咽的後壁。在孩子很小的時候，那個部位很容易感染，如果感染持續不消，腺樣體就會腫大，時間長了就可能造成永久性的肥大，直接堵塞呼吸道。**根據統計，在從小就打鼾的孩子中，有80% 是因為扁桃腺和腺樣體肥大。當孩子在睡夢中發出響亮的鼾聲時，他們的大腦正處於缺氧的狀態中。**而睡眠正是兒童生長激素分泌和大腦發育的關鍵時候，因為決定身高的生長激素，只有在睡眠時才會出現分泌高峰。我們經常發現一個假期下來，孩子長高了，就是因為假期更能保證孩子的睡眠。孩子的睡眠品質差，自然就影響生長激素的分泌，所以即使具有很接近基因的雙胞胎也可以一高一矮。

孩子的精力旺盛，對缺氧有代償能力，所以不到一定程度他們不會主動抱怨疲勞，但是缺氧造成的疲勞會以別的形式表現出來，嚴重的時候，智力發育也會受到影響。遇到孩子有上課精神不集中、記不住東西之類的情況，有經驗的兒科醫生，通常會建議你帶孩子去查查耳鼻喉科，看看是不是有肥大的扁桃腺。

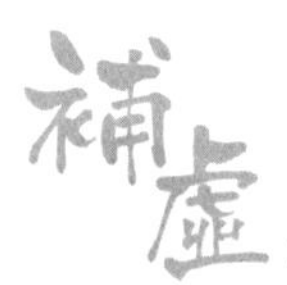

很多人去西藏之類的高原地區回來後，會覺得自己變遲鈍了，就是因為那些地方氧氣比較稀薄，而一直生活在內地、平原的人，沒有高原人那麼豐富的血細胞，不能通過超量血細胞的工作抵抗缺氧，所以直接影響了大腦的工作效率。那種從小打鼾的孩子，就相當於以平原人的身體，始終生活在高原缺氧的狀態中，結果可想而知。

打鼾的睡眠使人愈睡愈累

更多的打鼾問題還是發生在成年人身上。我們說一個人身體好時，總是說他「能吃能睡」，而睡得好的標誌是一沾枕頭就鼾聲如雷。事實上，**打鼾只能說明你能很快進入夢鄉，但身體的其他器官並沒得到應有的休息和恢復，因為在如雷的鼾聲中，人是處於低血氧之中的**，不信你問那些呼嚕聲很大的人，肯定很多人說，睡了跟沒睡一樣，疲勞沒有消除，白天仍舊很睏，坐在那兒就打瞌睡。但很少有人把解不了的疲勞，與如雷的鼾聲聯繫起來。

更要命的是，這種鼾聲會時斷時續，有的停頓可以達到一兩分鐘，突然就不喘氣了。在這個暫停期間，人的胸腹部還在用力呼吸，但氣就是衝不出氣道，憋到最後會聽到一陣比以前更大的鼾聲，暴發性地響，然後會呼出一口長氣，這個時候，他們會被憋醒，突然大叫一聲之後翻身坐起，同時感覺心慌、胸悶或心前區不適，而且一身大汗。人們總說這是在做夢，俗話也說「被鬼壓」了，其實這根本不是大腦皮質的問題，不是夢，很多時候就是呼吸暫停，是缺氧到了極點時身體的一種自救本能。每次從這種鼾聲的停頓中衝出來都是一次僥倖，因為這種停頓如果超過一百二十秒，很容易就會發生猝死，而且一般都在凌晨。很多人是在睡眠中去世的，最後解剖發現大多是心血管病，心肌梗塞。追溯其生前，大半都有打鼾的毛病，而突然的死亡很可能就發生在打鼾之間的呼吸停頓中，因為那口氣就再沒喘上來。

這種打鼾的人一般都偏胖，而且打呼嚕會遺傳，兄弟姐妹到了四十歲之後可能都打，因為他們有同樣的生理結構，而且肥胖是主要問題。因為肥胖者咽喉周圍和胸腹部脂肪堆積，導致氣道狹窄。

前面說了，孩子腦缺氧時，生長激素分泌少，孩子就長不高了。如果是成年人，雖然生長激素不再影響身高問題，但打鼾導致的缺氧仍舊可以使生長激素分泌減少，這種激素分泌量一下降，可以直接引起身體脂肪和肌肉的比例失衡，具體說就是只長肥肉不長瘦肉，人會更胖。

加之睡眠品質差，這種人日間肯定嗜睡，他們一有空檔就睡，這樣活動量勢必會減少，能量消耗下降，又進一步使體重增加。體重的增加又加重鼾症，從而使肥胖與鼾症進入周而復始的惡性循環。所以，目前國際上已將治療睡眠窒息症納入肥胖的治療方案，且效果顯著，往往是肥胖減輕後，鼾聲也會減

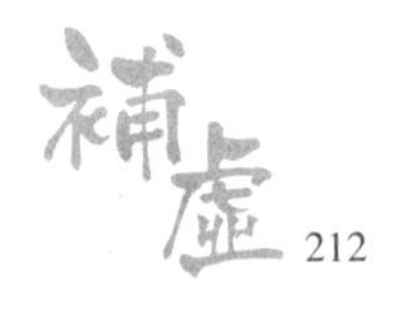

小，反之亦然。

醫院裏搶救危重病人，都要對心臟、血液等各個方面做監測，其中一個指標就是血氧飽和度，也即血液中的含氧量。如果一個人的心肺功能好，他的血氧飽和度就高，也就意味着他的大腦等身體器官都不缺氧。一旦這個指標下降了，馬上就會出現意識問題，人變得糊塗了，甚至昏迷，因為大腦對缺氧是最敏感的，氧氣供應不夠時大腦總是「首當其衝」。即使你沒有這麼嚴重的呼吸暫停，但如雷的鼾聲中，人始終處於一種低血氧狀態中，打了一夜的呼嚕，等於缺了一夜的氧，第二天白天實際是處於血氧飽和度低下的狀態，所以會疲勞、會睏，而且這種疲勞不是你補充點兒營養就能解決的，就像一個缺乏睡眠的人，只能通過補眠來改善疲勞。

如果這種情況持續多年不改變，慢慢的，你就會發現，你的性情都會發生變化，變得暴躁、易怒，而且還可能最終躲不開老人腦退化的問題，因為腦退化就是大腦缺氧造成的。很多人是得了腦出血、腦血栓之後，因為血管不能供應一部分的腦組織，造成繼發性腦退化，而長期的打鼾造成的缺氧和前者是殊途同歸的，只是會發生得更隱秘，因為很少有人把老糊塗和打呼嚕聯繫起來，大多是發現智力下降、人格變化之後回想以前，在醫生的追問下才想起沒病的時候能吃能睡，鼾聲如雷……

哪種安神的中藥更適合你？

天王補心丹

陰虛血少明顯的失眠更適用。因為心血被火消耗掉了，所以這種人不僅失眠、健忘，心裏還一陣陣發慌，而且手腳心發熱、舌頭紅、舌尖生瘡，陰血虛的症狀要明顯一點。

柏子養心丸

既然是養心，補的成分就多一些，適合虛得比較明顯，失眠健忘而且有氣虛表現的人。這種人稍微運動就會感到心慌，而且有點兒響聲就被嚇一跳，即常說的「一驚一乍」，俗話是「膽小」，實際是「心虛」，所以藥裏用了黃芪補氣。

人參歸脾丸

這個成藥一看不像是治失眠的，因為和心無關，但對於脾虛導致的失眠非它不可。這種失眠是因為脾虛使氣血生成不足，影響到心血也不足，最終使心神無處寄居，心神不寧。所以，除了失眠，還會記憶力下降，而且總是一副有氣無力、營養不良的樣子。有氣無力是氣虛，營養不良是血虛。

安神補心丸（膠囊）

凡是入睡困難或多夢、易醒的失眠人，如果還伴有心悸、心煩、咽乾口燥、盜汗、耳鳴、頭暈的，就適合吃這個藥了。

牛黃清心丸

如果失眠是「心火」燒出來的，除了失眠還有頭昏沉、心煩、大便乾的症狀，就適合用這個藥。事情一着急就容易出現這樣的失眠，而且失眠者的舌質很紅，特別是舌尖，紅得好像都有小裂痕了。總之是熱象比較突出的人才可以選擇。

加味逍遙丸

適用於不僅失眠，還伴有情緒低落、胸悶、兩脅脹、喜歡長呼氣現象的病人，治療因為緊張、生氣導致的失眠更合適，可以起到舒肝解鬱、改善睡眠的作用。

越鞠保和丸

對於失眠而夢多，早上醒來總感覺特別累，胃口不好、舌苔厚膩的人適用，通過打掃乾淨腸胃，人就能輕鬆入睡。

這些具有安神作用的藥，只有兩種裏面有補藥，一個是柏子養心丸，裏面用了黃芪，這藥適合心氣虛很明顯，虛到連驚嚇都受不了，好像要捧着心才行的人。還有就是人參歸脾丸，針對那些疲勞之後失眠的人，疲勞是他們更大的問題，有氣無力、面色萎黃是他們不同於其他失眠者的最典型特點，其中的人參就是針對這個問題的，也是通過氣血雙補，使心神有所寄居，不再四處溜達，人才能得以安眠。

「心累」比「身累」更可怕

能被「自我」累倒的人，肯定是甚麼事情都把「自我」放在第一位的人，「我的投資」、「我的車子」、「我的工資」……

他們承載各種慾望的容器總是「嗷嗷待哺」。所以，一個人只有在忘我的時候，才不會覺得累，把裝那些慾望的容器扔了，累也就沒有了「寄居地」。

不堪重負的心理之累

佛教裏有一句話叫「煩惱來自於我」。其實不管是煩惱，還是身體的病痛，都以每個人的「自我」為「寄居地」。強調這個「自我」，就是提供而且擴大了這個「寄居地」，煩惱乃至累就有了「立足之地」。

能被「自我」累倒的人，肯定是甚麼事情都把「自我」放在第一位的人，「我的投資」、「我的車子」、「我的高工資」……他們承載各種慾望的容器總是「嗷嗷待哺」。

所以，一個人只有在忘我的時候，才不會覺得累，把裝那些慾望的容器扔了，累也就沒有了「寄居地」。

過多的慾望和選擇使人累

如果你的慾望很多，選擇很多，多到了超過你的實力，你就會着急「上火」，就會覺得累，就要體會所願不遂的痛苦，甚至因此生病，其實，折磨你的，累到你的，就是慾望和選擇。

現在人的生活比過去的人複雜多了，這種複雜的生活必然使人產生複雜的心態。我們過去的經濟不發達，生活也不豐富，你只能別無選擇地過很純樸、很簡單的生活。現在不是了，機會很多，生活、發展的空間都很大，你每天都在忙着做選擇，即使是去超市買東西，過去你的錢有限，你可以選擇的品種也有限，現在有錢了，可選的東西也多了。在這種挑選的過程中，

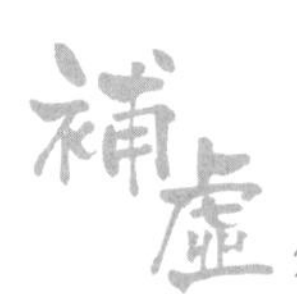

你就可能被累倒了。所以心理學上說：選擇愈多愈痛苦。

比如，你想轉工，最初是找不到合適的，一夜之間突然有三家公司出現了，都想要你，你就開始頭痛了，痛苦了。一家薪金高，一家離家近，一家同事都是熟人。到底選哪家？左思右想後你沒準會說：「還不如就給我一個機會吧！也沒現在這麼累。」

很多有錢人閒極無聊的時候去登「珠峰」，去「無人區」探險，其實就是把自己逼到一個別無選擇的境地，在那裏，沒有「到底投資還是撤資」、「要不要接下一個項目」的問題，選擇只有一個，就是要從危險地帶走出去，活下去。在那種困境中的人，即使身體很累，但心是安靜的，這時他絕對不會抱怨疲勞，甚至會享受那種疲勞，因為那是心的放鬆，是最徹底的放鬆。

當然，還有一種人，即使面對很多的選擇也能淡定從容，那他肯定就不會累。我認識一個編輯，很有才華，收入不少，還是個徹底的、堅定的環保主義者。身邊的人都買車了，而且還在想着甚麼時候換個更新的座駕，只有他，永遠是一身純棉的衣服，出去辦事永遠是騎單車，太遠的話就坐巴士。他的這個習慣從來沒有因為身邊其他人的變化而改變過，也因此，他的需求也就相對較低，因為他沒必要為換車儲錢，也就沒必要讓自己忙着去掙錢，所以他活得很自在逍遙，有一種閒雲野鶴的感覺。

看來，選擇多是造成心累的原因，但不是絕對理由，如果一個人能把握自己的慾望，不使慾望超過自己的能力，就不會為慾望所累。

我曾在另一本書中提到一個概念，「慾望－實力＝上火」，這是中國中醫科學院陳小野教授提出來的。就是說，如果你的慾望很多，選擇很多，多到超過了你的實力，你就會着急「上火」，就會覺得累，就要體會所願不遂的痛苦，甚至因此生病。其實，折磨你的，累到你的，就是慾望和選擇。

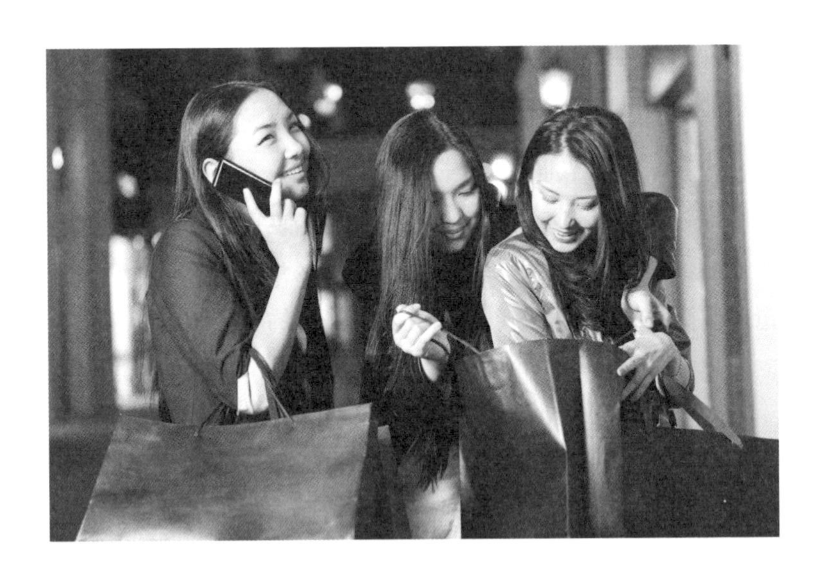

強調「自我」使人累

慾望、選擇之所以累人，是因為過多的慾望和選擇讓你對自己的得失看得特別重，你的累和煩惱都來自於你的「自我」。

佛教裏有一句話叫「煩惱來自於我」。「我的投資」、「我的車子」、「我要掙高工資」……現代人的每個選擇都離不開「我」字，它們都因為「我」的存在而存在。

「我」就像一個容器，有了這個容器才能裝下包括車、工資、投資、榮譽、面子等這些東西。所以，一個人如果忘我了，他就不會覺得累，因為用來裝那些慾望的容器沒了。

有兩種人是不會覺得累的：一種是修行得道的高僧，他們可以進入忘我、無我境地，無慾無求，雖然風餐露宿，粗茶淡飯，但他們不會覺得累，甚至也很少生病；**另一種是思覺失調病人或者癡呆者**，他們的人格已經不存在了，他們的「我」被疾病打碎了，他們肯定不會像平常人那樣表現出「自私」，因為他們承載自私的容器——「我」，不存在了，所以他們不會覺得累。

能被「自我」累到的人，肯定是不管甚麼事情、甚麼時候都把「自我」放在第一位的人，他的那個能承載各種慾望的容器總是「嗷嗷待哺」。比方說，有的人從外地到北京打工，想在北京留下，出於「我」的這種需要跟誰合作或者結婚了，那麼，一旦這個需要滿足了，目的達到了，很快就會分道揚鑣。然後他還會產生新的需要，他還要使勁往「自我」裏裝東西，他就會再去尋找新的目標。所以他的生活總是一段一段的，每段都過得不輕鬆，因為他的目標太功利，全部是為了「我」，就算一個目標實現了，他也消停不了，還要繼續累下去。

這樣的人處事，他對你好的時候一定是有事要求你。時間久了之後，人們就會發現這是一個勢利小人、功利者。所以，對他來說沒有真正的朋友，只有「有用的人」和「沒用的人」，他遲早會感到孤獨、絕望、心力交瘁。

我們說，最高境界的愛其實是「奉獻之愛」。奉獻的時候是忘我的，所謂「予人玫瑰，手留餘香」，就是這個意思。在你幫助人的時候，你其實是很輕鬆的，因為此時你忘掉了自己的不舒服、不愉快，所以這種愛既是利他的，更是利己的。

最低境界的愛是「索取之愛」，「索取之愛」之所以低級，是因為它不利人，也不利己，因為它是基於「自我」的需要：我需要一個伴，所以找了你；我需要多少錢，所以我跟你要；我需要一個家，所以你得給我買個單位……很多這樣的夫妻，即使一時滿足了，最後也得不到幸福。當他的「自我」滿足以後，不再有新的需要的時候，他就開始折騰，更重要的是，很多寄存在「自我」中的煩惱、傷痛也因為對「自我」的過度關注而被放大了，所以他不可能不累。

追求完美、要面子使人累

追求完美的人，很少有人願意和他合作，因為他的要求太苛刻了，會讓別人覺得很為難。事實上，這種人也在為難自己，他比其他人覺得更累。

一個追求完美的人買東西，可能會不辭辛勞地「貨比八家」，非要挑一個物美價廉的，怎麼可能不累？但是他不知道，其實時間也是金錢，走了那麼遠把時間都浪費掉了，真不如利用那段時間去創造價值，有錢了可以買個稍微貴點兒，但品質更好的。

還有一點是他們永不知足。永不知足這件事只適合用在事業上，永不滿足就會永遠攀登。但是不能事事永不知足，不能找物件也這樣，人際關係也這樣，生活習慣也這樣，那樣就沒法活了。說嚴重點就屬於「慾壑難填」了，實現一個目標之後最多高興三天，之後又不滿足了，這種人很難快樂，肯定先是累，然後是抑鬱。

心理學家研究發現，完美主義者潛意識裏其實是心裏沒自信，自卑。自卑了才用過分的完美彌補和掩蓋，好讓自己顯得沒有毛病，心裏舒服一點兒。

其實，真正自信的人是灑脫的，甚麼都行，大大咧咧。很多真能做到「難得糊塗」、「吃虧是福」的人，其實內心是十分強大的，是真正有內涵、有胸懷和自信的。

比如，一個人特別在意外表，我老開玩笑說，這樣的人是屬於「外貌委員會」的。過分在乎外表，他的內心肯定不夠豐富，自己的情緒、注意力無所寄託，所以才和容貌、體型較勁。沒辦法，他們的內心太貧乏了。

還有一種人是特別要面子的人，從心理學上說，就是把情緒寄託在面子這一件事情上，他們是「情緒的奴隸」，也是「面子的奴隸」，這樣也會非常累。

經濟學上有個投資經驗是：別把所有的雞蛋都放在一個籃子裏。就是說別把你的所有本錢孤注一擲地投到一樁買賣上，要分散開來，規避風險，情緒也一樣。

韓國前總統盧武鉉之所以自殺，和他把名譽看得太重有關，他在某種程度上是「面子的奴隸」，這是韓國人的特點。韓國人非常要面子，所以韓國的化妝術乃至整容術非常發達，就是為了讓人們維護面子。你走在韓國街道上，會看到即使是出來買菜的家庭婦女，也是穿着講究，化妝精緻，絕對不能被外人看低。

盧武鉉的親信家眷貪污的事情使他蒙羞，他一直以來在公眾心中的形象受到了破壞，他寄託自己全部情緒的面子被破壞了，這個心中惟一的支撐沒有了，他也就再沒有活下去的勇氣了。

過分投入感情使人累

很多人很難走出失戀的陰影，因為對感情過於投入了，很難抽身自拔。這不是說我們不應該對感情專注，而是說一個人在愛的時候、寄託感情的時候，要保持獨立清醒，不要成為一個「感情的奴隸」，這一點很多女孩子做不到，所以在愛情上一受傷害就很深。平時她們在工作、生活中可以很獨立，但一遇到感情就投降了。

法國哲學家薩特說過一句話，我覺得很有借鑒意義：「我愛你與你無關。」意思是：我愛你，與你愛不愛我無關。為甚麼這麼說？是因為愛一個人的時候要有愛的能力，能欣賞對方，但不依附於對方。跟你在一起的時候很高興，如果你不愛我了，我也不會尋死覓活，我會尊重你，以愛的眼光注視你。

我有一個朋友，一直對過去的一個同學單相思，暗戀那個同學，但是她始終也沒向對方表達過甚麼，只在有一年那個男人過生日的時候，匿名寄去過一本茨威格的《一個陌生女人的來信》。那本書就是寫一個十三歲的少女，不可救藥地愛上了住在隔壁的一個風流倜儻的小說家，這位少女懷着宗教般的虔誠委身於這位小說家，並且有了孩子，但她卻沒有告訴他自己的愛。他們的孩子夭折了，她在自己臨終前才寫了一封信，把自己的感情告訴他……女主人公知道自己不過是那個小說家一夜風流的女伴，但是這都不妨礙她愛他，因為那是她自己的事，與對方會不會愛自己無關。

我有個同事，把自己全部的感情寄託在兒子身上，她真是很愛兒子，她自己是大學畢業，但因為兒子幾乎變成了家庭婦女。兒子被寵得厲害，後來上了大學，反倒最看不起愛他最深的媽媽，覺得媽媽沒出息，就會張羅家裏的事，和社會脫軌了，沒法溝通……**有一句名言：「如果你不去掌握命運，命運就會被別人掌握。」放在這裏也很準確：如果你不掌握感情，感情就會被別人掌握。**

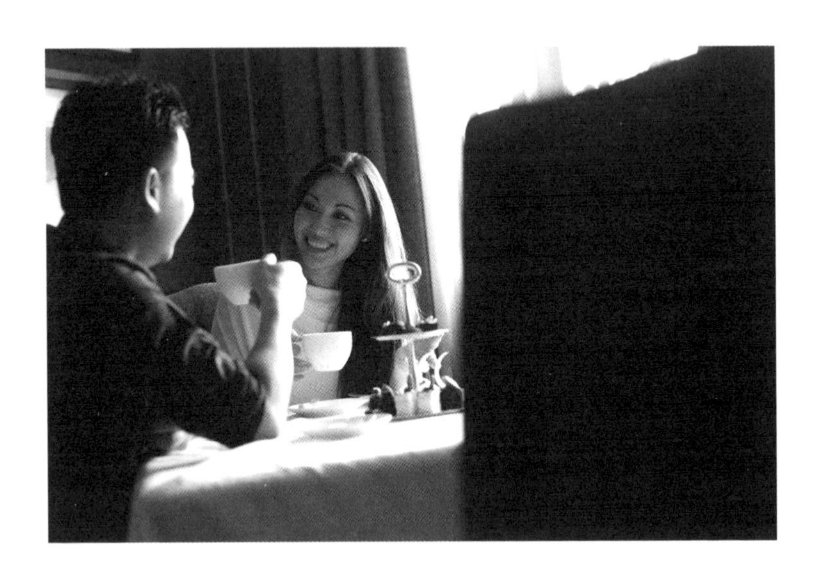

拿得起、放不下使人累

中國著名心理學者楊霞在解釋「心累的心理依據」時，講了一個故事。

上帝對三個年輕人說：「你們每個人到樹林裏採一朵花，但必須是最美麗的花朵。」於是三個年輕人各自選了自認為是最美麗的花朵，但是拿到上帝面前時，花都枯萎了。上帝說：「生活就是這樣，要隨走隨欣賞，你不要佔有它，你曾經欣賞過它就可以了，而不是要把它死攥着。」

我有一個朋友就是這樣的，他在電視台工作，很辛苦地製作了一個節目，為這個節目傾注了大量的心血，做得很出色。但是，做到第五年的時候，這個節目無端地被上司拿走，交給了另一個人負責。他非常難受，感覺像是自己的孩子被抱走了，情緒很低沉。

其實，這樣的事情在現實中比比皆是，在任何一個機構都沒有絕對的公平可言，上司也不都是因為德才兼備才成為上司的，他們的決定不一定代表真理，更不可能全部正確。所以遇到工作上的挫折，只能儘量去適應。首先要有「拿得起，放得下」的心理，其後要有自救的本事。

我的這個朋友把那個節目當作自己的孩子了，雖然以他的能力能拿得起，但感情太專注了，所以放下就難了。**事實上，沒有甚麼東西能等同於你自己的孩子，即使真是自己的孩子，你對他的愛也是為了讓他離開自己，培養孩子不是為了養兒防**

老，拴在家裏幫你做家務、陪你。真正有出息的孩子反而可能是離你最遠的，他出國留學或者在哪個機構擔當重任，根本沒時間陪在你身邊。這個節目也一樣，做出來是為了給觀眾看的，而不是為了證明你幹過這件事而且幹得很好，要等待喝彩，那不對。

如果你非要說節目被上司拿走了，認為自己是被否定了，那你當然會痛苦。你不妨這樣想：第一，你是用別人的錯誤在懲罰自己；第二，是你滿足現狀，不想再辛苦了，所以才那麼在意這個節目，如果你自己一直在成長，一直有新東西，即使上司不拿走你這個節目，你可能自己都主動去找新事情做了，那個你曾經視為孩子的欄目已經拴不住你了。

一個成熟的人就像一棵大樹，應該有非常茂盛的樹葉，砍掉一些樹枝也能活。所以，在金融危機的時候，依然屹立不搖的人是複合型人才。比如醫生，今天可能寫書做研究，沒機會做研究了；人家可以看病、做手術；不做手術了，還可以講學；這些都不讓他幹的話，他還可以搞診所，因為他是一個複合型人才。

如果你幹了這麼多年，別人一把你做的事情拿走，你就不能活了，說明你這個人還不夠成熟，枝葉還不夠繁茂，之前你的成功只是偶然、僥倖。

我就對這個朋友說：「你不過是改變了一下習慣多年的工作節奏和方式，完全可以憑藉你自己的能力，再設計創立一個

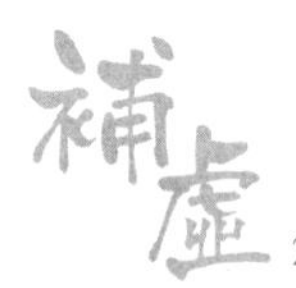

新節目，同樣可以體現你的價值和能力。」

我的這個朋友，一直習慣於被上司誇獎，這也使他身不由己地走進了一個信念的圈套：只能成功不能失敗。這看似很能激勵人，其實是個惡性循環，他會在這個慣性中愈來愈累，把自己鎖死。他在那種情況下養成了爭強好勝的心理，總認為自己永遠都應該獨佔鰲頭，很多努力的人的目標就是獨佔鰲頭。但是要想獨佔鰲頭就需要「樣樣當第一」，這首先使他們比那些甘於平凡的人累，而且當他不能當第一，不能控制他喜歡的東西的時候，比如，他的節目做得很漂亮，但是被別人拿走了，他不能再掌握了，他就很痛苦，比那些甘於平凡的人肯定要痛苦得多。

又說回之前的那些道理，這個時候你就要想想：「我是不是一個只能佔有的人？」如果你特別看重佔有，包括對榮譽、讚美的佔有，你的「自我」也會被強化，你就很難不痛苦、不累。這個時候，不如試着將「佔有」改成「奉獻」，比如這樣想，你的節目做出來是和觀眾、朋友分享的，很多人看了你的節目受益匪淺……這樣想過之後，你就可以再接着幹別的事情了，而且在做新事情的時候，你會逐漸發現你的其他潛能。若干時間後再回頭看，你會有點兒不好意思地發現，當初居然為那個節目滿足過……

抑鬱症患者是活得最累的人

抑鬱症患者的「累」事出有因，因為他們身體裏的「血清素」減少了，這使他們的身心處於一種消極的、沮喪的狀態中，不是真的沒力氣，而是真的不想動，是萬念俱灰，是哀莫大於心死……他們在這種狀況下活着，自然是活得最累的人。

抑鬱症患者的另一種累，是因為他們要強作歡顏。心情再沮喪，當着同事、家人的面也會面帶微笑。所以很多得了抑鬱症的人最後突然自殺，之前沒甚麼徵兆，不是沒病，是在裝沒病，他們選擇自殺是因為實在累得不想再堅持……

抑鬱症的疲勞是不想「動」

有一種來源於情緒的疲勞，恰當地說，不是疲勞，而是不願意動，人變得很懈怠。更嚴重一點說，這種人對所有的事情都失去了興趣，萬念俱灰，包括對過去非常感興趣的事情，現在也提不起精神了，這樣的疲勞就要想到可能是心理問題，甚至很可能是有抑鬱症了。

抑鬱症的發生原因很複雜，目前也沒有定說，但可以確定的是，之所以產生抑鬱，就是病人的大腦中有一種叫作「血清素」的物質減少了，這是一種神經遞質。現在發現，它的減少和很多精神疾病，甚至偏頭痛，都有關係。

比較麻煩的是，抑鬱症不像其他身體的疾病，哪兒長了東

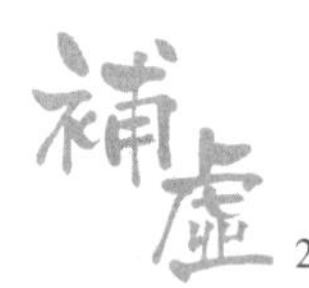

西或者哪兒有炎症，表現得比較直接。抑鬱症一般是很隱匿的。抑鬱症病人常常對之主動地掩飾，他們的心情再沮喪，當着同事、家人的面也會面帶微笑，實際上心裏是非常痛苦的，只是不暴露出來，所以很多得抑鬱症的人最後突然自殺，之前沒人發現他有甚麼徵兆，這都是他自己掩飾的結果，這在修養較高的人身上更容易出現。比如影星張國榮，雖然大家都知道他有抑鬱症，但在他自殺前，也同樣是沒有任何徵兆，他是和朋友約好了打球的，他的朋友還在如約等他，他卻縱身從高樓上跳了下去……

另一個問題是，抑鬱症本身的症狀也是隱匿的，很多人表現出來的不是情緒的變化，而是身體不舒服，其中就包括疲勞。和疲勞一起出現的症狀，主要集中在下面幾個：心悸、胸悶、胃腸不適、便秘、食慾下降和體重減輕。有的人是心臟不舒服、心慌胸悶，可能曾經被懷疑過心絞痛或者竇性心律不齊，但是最終沒能定性。有的人覺得胃不舒服，吃不下東西，怕長腫瘤，於是做了胃鏡，也沒發現任何異常。要麼就是忽冷忽熱，身體也是一會兒這兒痛，一會兒那兒痛，不舒服的地方是游走性的，沒有固定處不舒服，也不是更年期……這些人一般首先會去綜合醫院的內科看，反復檢查都沒甚麼問題後，才發現是抑鬱，應該去看精神科。

這種時候的疲勞和不舒服肯定和情緒的低落、悲觀糾纏在一起。抑鬱症病人總是很沮喪，造成這種沮喪的原因有兩個，一個是真的有事情值得沮喪或者抑鬱，比如家人去世、失業、股票輸了，這在醫學上被稱為「外源性抑鬱」。一個刺激襲來之後，有的人會馬上發生抑鬱情緒，有的人一個月以後才反映出來。如果這個人的同事、朋友比較多，有人可以傾吐，有很多宣洩的管道，就可以及時地把自己內心的體驗發洩出來，這樣的人會很快地度過這個階段，一般不會超過兩個星期，也就不會真正得抑鬱症，只是一次性的抑鬱情緒而已。

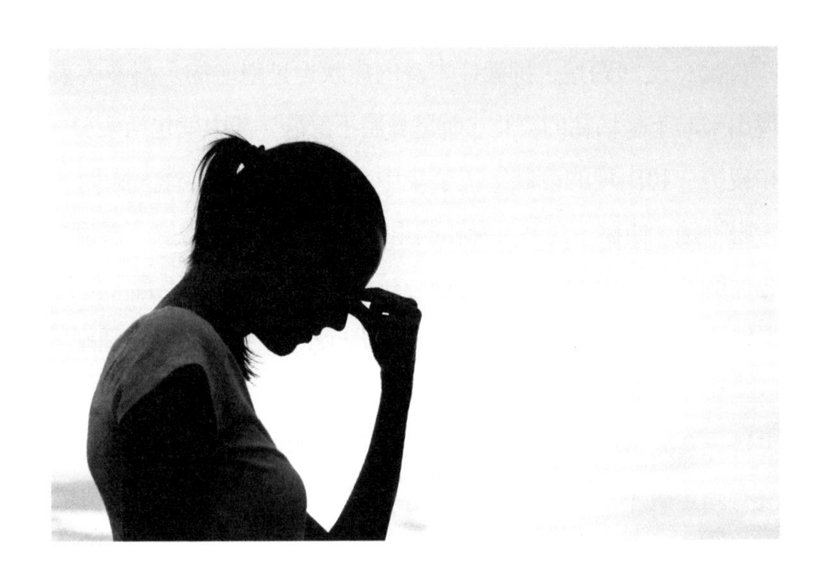

健康小知識

很多人覺得，遇到悲傷的事，儘量把自己的情緒、注意力轉移到別處，趕快找些自己能做的事情去做，岔開它。其實，這個辦法是精神科、心理科醫生很不主張的，因為這只是逃避，事情並沒有真正解決，等你的事情做完了，你可能又陷入抑鬱了。真正的解決辦法是正視這件讓你悲傷的事，讓它迎刃而解，才能徹底消除心裏的結。比如伴侶去世，很多人會暫時搬到別的地方住一陣，或者把家裏的布置換一換，但你總會回到你和他共同有過的家吧。就算家中的格局換了，但他生前的很多痕跡還是隨時會出現，你不可能不去想，也就會不住地抑鬱。這個時候，最好的辦法是去面對。你可以這樣想：他已經把他的DNA、他的基因遺傳給你們的孩子，他的生命會在兒子、孫子身上延續，只要他的後代健康，他就沒有真的離開……如果能這樣想的話，你會逐漸把你的注意力、感情轉移到孩子的身上去……這其實是一種參透生死的辦法。

還有一種人的抑鬱，和外因沒關係。並沒有甚麼不幸的事情發生，人就無端地抑鬱了，這叫作「內源性抑鬱」，這種抑鬱多少是有先天的問題，遺傳成分比較突出，生就如此，這是抑鬱症的一種最常見的類型，更要當作病來治。

這種人可能一天無所事事，但並不比真正操勞的人輕鬆，首先他們的情緒總是極度低落，甚至覺得「生不如死」，很難找到甚麼事情能讓他們高興。有的抑鬱病人，一天到晚都盯着窗外的地面看，很嚮往那種縱身一躍的感覺，因為他已經活到難受得生不如死的程度了，而且覺得再活一天對家人都是拖累，有強烈的自責、內疚、無用感，也會用很消極的態度來看待自己的過去、現在和未來。

在情緒改變的同時，他們的思維也好像改變了，自己都覺得腦子遲鈍，即使過去是個「說話機器」，現在也可能突然變得話聲低微、緩慢，或者很少說話。與此同時，疲勞感會很明顯，但這種疲勞不是被甚麼工作累到了，而是平白無故地就感到精力不足、疲乏無力。雖然也做一些日常活動，比如做飯洗碗，但是非常機械被動，強打精神，能不參與就不參與，能不見人就不見人，只想自己待着。嚴重的時候，這個人可以不說、不動、拒絕進食，進入一種木僵狀態。

這種情況，就要認真地當病去治了，特別是當中藥或者心理疏導無效的時候，一定要求助於專門的抗抑鬱藥，迅速增加大腦中的「血清素」，防止抑鬱症引起的不測。

抑鬱症病人很多都會失眠，所以很多單純失眠的人擔心自己會變成抑鬱症，其實這之間沒有轉化的關係，由於失眠造成的情緒抑鬱，可以隨着失眠的好轉而很快消失。**抑鬱症患者或有抑鬱傾向的人的失眠，有其自身的特點，就是早醒。**好不容易睡着了，但凌晨三四點就醒了。即使沒有早醒，清晨一起來的時候就開始覺得累，其實那會兒還甚麼也沒幹呢！但是真到公司上班了，一忙起來，疲勞感反倒會輕一點兒，這也是抑鬱症的一個特點。

睡眠差，自然影響食慾，吃東西少，隨之而來的就是消瘦、虛弱，這種虛弱又反過來加重了疲勞，進入一個惡性循環，最後自己都說不清哪個是因，哪個是果。要打斷這個惡性循環，首先要解決抑鬱，而不是常規意義上的抗疲勞。嚴重的抑鬱症一定要吃抗抑鬱的藥，稍微輕一點兒的或者只是有抑鬱情緒，可以做心理輔導，同時配合中藥。金元時期的名醫朱丹溪曾經治療過很多因為婚姻不幸而情緒抑鬱、向隅而泣的女性，症狀基本相當於現代的抑鬱症，他還創製了一個方子叫越鞠丸，這個藥現在還在用，但可能變方為越鞠保和丸了，增加了幫助消化的藥物，因為抑鬱肯定要影響到消化的。在越鞠丸的方子下面，朱丹溪記載了他治療的四個病例，全是女性，她們的抑鬱問題全和感情有關係。其中一個是「許婚後夫經商二年不歸」的女子，「因而不食，困臥如癡，無他病，多向床裏坐……」這個描述極具畫面感，塑造了一個自閉、抑鬱的怨婦形象。朱的診斷是「過思則脾氣結而不食」。

怎麼把脾氣的結打開呢？朱想出了辦法，決定「以怒氣沖之」。

中醫將喜、怒、思、憂、恐五種情緒叫作「五志」，它們分別歸屬於心、肝、脾、肺、腎五臟。怒是屬於肝的；思，也就是鬱悶，是屬於脾的。肝能克制脾，發怒的時候，肝的火氣驟然升發，一下子就衝開了鬱結的脾氣。

朱丹溪親自出馬，對那怨婦惡語相加，怨婦果然被氣哭了，朱丹溪硬是讓她哭了兩個時辰，才讓父母去安慰，結果只吃了一副藥就有了胃口。

這種情緒治病的辦法我們現在也用，一個是讓人盡情宣洩，給鬱悶一個出口，而且在惡語之中也不乏怒其不爭的責備，自然會指點出新的希望，鬱悶的心緒因此而解。當然，配上越鞠保和丸或者加味逍遙丸吃的話效果會更好，心理、生理都兼顧到了。

健康小知識

一直有報道說，適當吃一些甜食，比如黑巧克力，可以調節情緒，解除抑鬱。其實，這在醫理上沒有確實根據，更多的意義是心理作用。吃了巧克力之後，人會給自己一個暗示：我吃了可以使我快樂起來的東西啦！肯定情緒要好啦！這種暗示本身比巧克力更起作用，因為任何藥物都有 30% 的暗示效果，只要你相信了這個藥物、食物，30% 的作用就已經拿到了。當然，這種療法只適合有抑鬱情緒的人，真的是抑鬱症的話，靠食物是不可能治癒的。

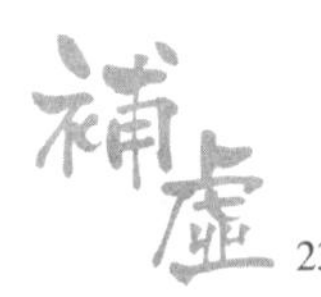

抑鬱情緒不是抑鬱症

調查顯示：美國現有約 10% 的人在服用抗抑鬱的藥，中國對抑鬱症的重視也成為新的健康熱點，每年的「精神健康日」，抑鬱問題都得到社會的高度關注。但專家逐漸發現，很多抑鬱治療是誤把正常的悲傷當成抑鬱症了！至少沒有遵從抑鬱症是「抑鬱情緒持續十四天不能恢復」的鐵律。

紐約大學一位精神病診斷專家寫過一本《失去的悲哀：精神病學如何把正常的憂傷變成抑鬱》的書，他說，現在流行一種「合法毒品文化」，這種文化普遍把情緒低落視為一種病。而這個教授堅定地認為：感覺悲傷的能力是一種進化選擇的特性，對痛苦的反應是人類生物遺傳的一部分，是人類情感愈來愈高級的結果。

他的證據是：靈長類動物與性夥伴或同伴分離時產生的生理反應與悲傷有關，人類嬰兒會表達絕望以贏得別人的同情，愈是高等的動物愈有悲傷的需求和能力。即使是人類本身，也是經濟條件好的地方感受悲傷和抑鬱的機會更多，生活在貧瘠的地方，溫飽還沒解決呢，和基礎生存相比，感情的需求肯定排在其後。

事實表明：悲哀、抑鬱是遺傳的、有用的，它幫助人類從群體中獲得支持，保護人類不受侵犯。這對人類頭腦來說是一種殘酷而有意義的方式，讓人類在遭受精神痛苦的同時，能做出更好的生存選擇。

從這個角度上看，對抑鬱治療的泛化、擴大化，是一種以醫學名義進行的「愚民」，醫學和掌握醫學的醫生正善意而狹隘地，糾正乃至磨滅着人類好不容易才進化出來的、相對複雜的情感形式。

促使人產生抑鬱的因素很多，一點兒也不抑鬱的人也不正常，就是俗話說的「沒心肝」了。但能從有抑鬱情緒發展成抑鬱症的也是少數，通過心理的緩解或者藥物治療，可以在兩周內解決問題的，一般就不能算是抑鬱症。

還有一些人的抑鬱是由於吃藥引起的。我有一個親戚，五十多歲了，有一陣突然覺得抑鬱，家裏平安無事的他卻愈來愈沮喪，兒子就帶他去醫院檢查，醫生一問就給否定了，不是抑鬱症，只是抑鬱情緒，而他的抑鬱情緒是因為吃藥引起的。他有高血壓，一直吃「複降片」，那裏面含有的「利血平」成分是可以耗竭體內的「血清素」的，就是它引起了抑鬱。所以，如果你是個慢性病人，長期吃某種藥物，一定要仔細看一下藥品說明書，抑鬱這樣的副作用，說明書上一般都有明示。

遇到災難後會不會因為產生抑鬱情緒，使抑鬱傾向發展為抑鬱症，和這個人的「心理儲備」有很大關係。所謂「心理儲備」，其實就是你之前經歷過的事情，你的生活經驗和閱歷。見多識廣的人肯定心理儲備要多一些，應對災難的能力也會強一些。而對於一直在順境中的人來說，心理儲備一般比較差，他們也就相對脆弱，會因為打擊而一蹶不振。這類人，在未來

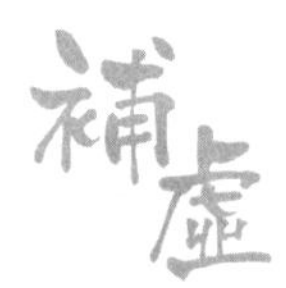

會愈來愈多，不能通過直接經驗增加自己的心理儲備，只能靠間接經驗了，將別人的經驗借鑒過來增加自己的心理耐受力，同樣可以幫助自己在遇到災難時消除抑鬱。

你得了抑鬱症嗎？

想衡量自己是不是真得了抑鬱症，是不是弄假成真了？快來看看自己有沒有下面的徵狀！

1. 對日常活動喪失興趣，無愉快感。
2. 精力明顯減退，持續有疲乏感。
3. 精神性運動遲滯或激越。
4. 自我評價過低，自責，有內疚感。
5. 聯想困難，思考能力下降。
6. 反復想死，有自殺行為。
7. 失眠或早醒或睡眠過多。
8. 食慾不振或體重減輕。

抑鬱症患者至少有上述症狀中的四項，而且持續兩周不見緩解。

此處要鄭重說明，**如果確診為抑鬱症一定要去看醫生，如果只是輕微抑鬱，也是需要一些中醫治療的。**

好習慣，讓女人充滿精氣神

在中國的傳統計時方式中，有十二個時辰：子、丑、寅、卯、辰、巳、午、未、申、酉、戌、亥。一個時辰是兩個小時，每個時辰對應一個臟腑。在對應的時辰中，這個臟腑的機能是最旺盛的時候，是它最有用武之地的時候。如果你違反這個規律，就會在無形中傷害這個主時的臟腑，很多找不到原因的虛弱、疲勞，可能就是由此而來的。

小心值夜班值出了脂肪肝

陽氣是生命的功能和能量，是生命之本，所謂「陽強則壽，陽衰則夭」。如果你在這個時候熬夜，就會將剛剛生發起來的陽氣消耗掉，這本身就是對人體的耗竭。所以中醫強調睡「子午覺」，子時睡的自然是「子覺」，因為子時正是人體最重要的修復時期。

子時：23:00 - 1:00，膽經當令。

中醫認為：夜半為陰衰。這裏的「夜半」就是指子時，也就是指晚上十一點到凌晨一點，即所謂的「深更半夜」，是一天中陰氣最重、陽氣最弱的時刻。那之後，陰氣逐漸衰弱，陽氣逐漸增長。如果拿年來做比喻，子時就相當於一年中的冬至。冬至那天，是一年之中屬於陽的白天最短，屬於陰的黑夜最長的一天。動物從那時候開始冬眠，就是通過減少運動，甚至是徹底的睡眠來養護和節約已經不充盛的陽氣。

陽氣是生命的功能和能量，是生命之本，所謂「陽強則壽，陽衰則夭」。如果你在這個時候熬夜，就會將剛剛生發起來的陽氣消耗掉，這本身就是對人體的耗竭。所以中醫強調睡「子午覺」，子時睡的自然是「子覺」，因為子時正是人體最重要的修復時期。

我們機構有很多人是要返夜班的，一直到第二天凌晨兩點多才結束，而且一返就是幾年，他們本身雖然已經習慣了這種「乾坤倒轉」的生活，自己也沒感到甚麼不舒服，但是後來我們去做身體檢查，發現他們中間大多數人都有脂肪肝，有的人其實看着一點也不胖。

一開始，大家還懷疑檢查的準確性，後來和其他媒體的人一交流才發現，其他報社返夜班的人，很多也有脂肪肝或膽結石。

胖人有脂肪肝的道理很容易想清楚，因為肥胖使他們體內的脂肪超出正常，脂肪沉積在肝臟上，就成了脂肪肝。但是，不胖的人為甚麼也有脂肪肝呢？這就更說明是他們的脂肪代謝出現了障礙，連並不太多的脂肪都處理不好。

這種人可能是身體中段粗，四肢不胖，肉全長在了肚子上，是「梨形」體型，或者乾脆是隱性肥胖。造成這個結果的原因，和他們在膽經循行時沒認真休息有很大關係。他們並不一定都吃夜宵，但血脂還是出了問題，這就再次證實了不完全是攝入過多的問題，而是代謝不好的問題。因為和膽經「值班」時間接近的是肝經，中醫裏的「肝」和「膽」都參與消化系統功能，你把它們的工作時間打亂了，脂肪肝、膽石症就是後果之一。了解這個特點，**加夜班的時候如果一定要吃夜宵，就一定要是低糖低脂，好消化的，比如蒸水蛋、瘦肉粥之類，而且儘量不多吃，儘量減少消化道的負擔**。要知道，你是在膽經該休息的時候把人家叫起來「加班」的。

丑時不睡最傷身

如果你在最容易睡得香的夜裏一至三點，也就是肝「值班」的時候熬夜或者失眠了，無論是中醫講的「血」，還是西醫講的「蛋白質合成」，都要受影響。所以，很多人有經驗，在這個時間段被叫醒，或者熬夜熬到這會兒，是最難受的，第二天的反應也是最大的，因為確實傷身了。

丑時：1:00 - 3:00，氣血流注肝經，這時輪到肝「值班」了。

除了前面說的和膽一起參與代謝之外，肝的更大功能是「主藏血」。中醫認為「臥則血歸於肝」，人體在丑時應進入深度睡眠當中，為的是利於肝的充分休息和肝血的生成和代謝。在一夜之間，丑時這個時間段，人最容易睡得沉。唐山一九七六年的地震就是這個時間，很多人沒跑出來，就是因為睡得太沉了，反應慢。

之所以「肝」會在這個睡得最沉的時間段裏「值班」，是因為肝在五臟中和血的關係最密切，也因此是五臟中最需要護養和休息的臟器。

西醫在治療慢性病，如結核、腎炎時，一定會囑咐你吃易消化、有營養的食物，經常散散步。惟獨肝病，特別是到了肝硬化比較嚴重的程度時，醫生會讓你少走路、多平臥，而且平臥的時候最好把腳抬高，用枕頭把腳墊高三十厘米，為的是使

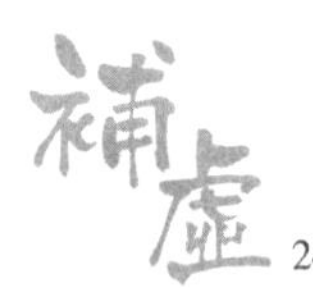

血液回流到肝裏。可見，西醫也是很講究養肝的。

失眠的人早上醒來眼睛會覺得累，即使沒睡着覺但總是閉了一夜眼吧，至少沒用眼吧！那為甚麼閉了一夜之後眼睛仍舊會痛、會痠、會發緊？因為中醫講，「目得血能視」，你在肝經「值班」的時候沒得到最好的休息，肝血失去了一個休養的機會，肯定會影響到血的豐沛和充盈，眼睛沒有血的足夠供養，自然會不舒服。

人體的蛋白合成要在「慢波睡眠」時才能充分進行，而「慢波睡眠」就是我們說的「深睡眠」。在深睡眠時，人是不做夢的，也不容易被吵醒，如果在這個時候醒來，也不會知道自己做了夢，不會有不解疲勞的感覺。只有你睡得深，睡得放鬆的時候，才能促進身體的蛋白質合成。只有蛋白質合成充足了，肌肉、骨頭才有力量，那種覺才能消除疲勞。

如果你在最容易睡得香的夜裏一至三點，也就是肝「值班」的時候，熬夜或者失眠了，無論是中醫講的「血」，還是西醫講的「蛋白質合成」，都要受影響。所以，很多人有經驗，在這個時間段被叫醒，或者熬夜熬到這時間，是最難受的，第二天的反應也是最大的，因為確實傷身了。

早上大便好習慣，清晨即瀉有問題

卯時便輪到大腸經「上班」了。為了配合大腸經的工作，此時最好能「方便」一次，排出「宿便」，減少毒素吸收。為了建立這個良好的習慣，每天起床後最好喝一杯溫開水，睡了一夜，血液相對黏稠了，老年人容易發生血栓，這時候喝水有稀釋血液的作用，同時也沖洗了一次腸胃，能促進排便。

寅時：3:00 - 5:00，肺經最旺。

卯時：5:00 - 7:00，大腸經最旺。

清晨是肺經的「值班」時間，這段時間早就被需要「入靜」的人們充分利用了。他們一般都會選擇在這個時候「打坐」，或者在一個安靜的地方「入靜」，因為入靜是要身、心、息三調的，其中調整呼吸是「入靜」很重要的方式，所以他們會選擇肺經氣血最旺盛的這個時間。

老年人睡得少，在這個時候往往已經醒來了，這時不要忙着起床，更不要出去，因為此時陽氣還不充足，這個時候出去鍛煉，是最容易感冒的。中醫講，「肺為嬌臟」，意思是肺是最嬌氣、最容易受到外邪侵襲的臟腑。

在清晨這個時候，肺氣更虛，如果這個時候出去，有冷風從後背吹來的話，最容易傷陽氣。

即使在炎熱的夏天，講究養生的人，也會在凌晨三點左右

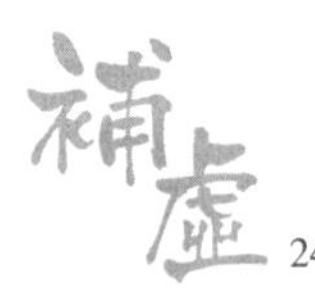

關掉空調，因為再熱的天，這個時候也會相對涼下來的，如果還開着空調，是很容易使肺氣受寒而生病的。一些原來就有咳嗽、哮喘的人，也容易在這個時候發作。

卯時便輪到大腸經「上班」了。為了配合大腸經的工作，此時最好能「方便」一次，排出「宿便」，減少毒素吸收。為了建立這個良好的習慣，每天起床後最好喝一杯溫開水，睡了一夜，血液相對黏稠了，老年人容易發生血栓，這時候喝水有稀釋血液的作用，同時也沖洗了一次腸胃，能促進排便。

排便的快慢很能說明一個人的身體狀態，身體好的人，脾胃氣不虛的人，一般排便很快，比如孩子，因為他們陽氣壯，推動有力。人老了排便都困難，而且會便秘，排便很費力，因為體質虛了。

所以，世界衛生組織在定義甚麼是健康時說了三個條件：「走得快，說得快，拉得快。」具備這個條件的人就是健康的人。能痛快地解大便，至少說明你胃氣不虛，中氣很足。

清晨是大腸職守的時間，應該儘可能地把習慣調整成早上大便。但是，如果一個人總是在清晨一醒了就要去瀉肚，雖然排便的速度很快，但也是有問題的。因為這屬於中醫病的一種：五更瀉，也名「雞鳴瀉」。雞叫的時候就瀉，是腎陽不足、命門火衰的問題。

這個「五更瀉」如果發生在老年人身上就屬於自然衰老了，人老了，肯定會腎陽不足。而黎明之前，又是陰氣盛、陽氣未復的時間，所以這就是陽氣虛、胃關不固的結果。

這種情況下除了瀉肚，還會有腰膝痠冷、脘腹畏寒、四肢不溫、小便清長的毛病，這時候倒是可以用藥酒來溫煦。比如可以用補腎藥補骨脂六十克，浸泡在五百毫升的白酒中，一周以後就可以喝了，每晚飲一小盅即可。

養生小見聞

以前我在醫院實習的時候，遇到一個病人，樣子不像個安分守己的人，年紀不大，看着也挺壯實的，但就是五更瀉。早上就被肚子痛醒了，非瀉不行，總是吃一段中藥之後好一點兒，過一段時間又復發，再來看病。

我記得帶我們的老師總是隱諱地提醒他注意生活起居，現在想來就是節制性慾的意思，因為性生活過度是要影響腎陽的。這個人是典型的腎虛及脾，因為腎陽虛，火力不足了，連累到了脾的運化能力。所以這種一醒就瀉的人，瀉出來的經常是沒消化的、形狀還完整的，中醫用「完穀不化」來形容。我記得那個病人的眼圈很黑，而且有很大的眼袋，老師說，那也是腎虛的表現。

還可以喝一種「醋薑茶」，經常飲用有止瀉效果。因為薑是溫的，而醋是酸的，在中醫裏，酸味的東西都有收斂的作用。

或者每天晚上，將生薑搗碎，敷在肚臍上，再把熱水袋敷在上面，通過熱力將生薑的溫熱性質滲透進去。肚臍是靜脈血液最豐富的部位，而且肚臍部位的皮膚很薄，對於胃腸不好、下焦虛寒、一遇寒就肚子痛腹瀉的人，通過用有辛散穿透作用的藥物，比如生薑、肉桂末敷臍，能取得非常好的效果。

不衰老不疲勞的養生方
薑醋茶

材料	・生薑 1 塊 ・米醋適量
做法	將生薑洗淨切成薄片，用米醋浸醃 24 小時即可。
提示	使用時，每次用 3 片浸過的生薑，加適量紅糖，以沸水沖泡代茶。

不吃早餐，胃火就要搗亂

脾胃經「值班」的時候，人體內的陽氣都已經完全生發起來了，等於有了充足的運作工具。人體就需要抓住這個時機，補充一些陰，因為有陽可以化陰了。食物相對功能來說，就是屬陰的，此時吃早餐，就像春雨滋潤萬物一樣，最能有效利用。

辰時：7:00 - 9:00，胃經值班。

巳時：9:00 - 11:00，脾經值班。

辰時又被古人視為「食時」、「朝食」，就是吃早飯的時候。《管子》裏說：「至於食時，先生將食。」意思是，經過一夜的消耗，食時這個時候就該吃東西補充能量了，也給蓄勢待發的胃氣以用武之地，否則它就要肇事，比如會有口臭，非常影響社交形象。

脾胃經「值班」的時候，人體內的陽氣都已經完全生發起來了，等於有了充足的運作工具。人體就需要抓住這個時機，補充一些陰，因為有陽可以化陰了。食物相對功能來說，就是屬陰的，此時吃早餐，就像春雨滋潤萬物一樣，最能有效利用。

此時陽氣最盛，脾胃的運化功能也最強，就算攝入的熱量再多，我們的身體也能把它們「消滅乾淨」，所以也不用擔心自己會長胖。因此即使是減肥的人，早餐也可以不那麼節制，反而是要通過它，保證一天的營養供給。

不衰老不疲勞的養生方
營養搭配最合理的幾種早餐

1. 兩片全麥麵包＋一杯牛奶＋一小碗水果塊
   ＝營養豐富的西式早餐

2. 一份雞蛋煎餅＋一碗豆漿＋一個番茄
   ＝健康美味的中式早餐

3. 一份肉菜包＋一碗豆腐花（鹹）＋一碟涼拌小菜
   ＝簡單又豐富的方便早餐

如果你不吃早餐，到了胃該「值班」時卻無事可做，就會過多地分泌胃酸，長此以往，胃病就會找上門來了。我們說的「膽石症」也是結果之一，因為膽汁在你睡眠的一夜中，一直沒有食物的進入，它利用一夜的時間在濃煉，把膽汁「熬」得黏稠了，就給膽結石造成了形成的機會。如果你早晨還不吃東西，膽汁仍舊沒有動用，煉液成石的時間就延長了，膽石症的發生率就會再度增加。

我的機構在北京一幢高檔商廈的三樓，裏面有很多外資企業的 OL，早上上班的時候經常在電梯裏遇到她們，她們總是用最新款的香水，化很精緻的妝，還會禮貌地用英文問早安，但問題隨之而來。一張嘴，我馬上聞到了劇烈的口臭！那種味道足以使女人的高貴一掃而光！

每當這個時候，我往往都要下意識地猜測一下：

第一，她可能沒結婚，至少沒有同居男友，所以沒有近距離接觸的人，可以提醒她口中的隱私；第二，她肯定沒吃早餐。

現在有人研究發現，蛋白質吃得多，糖類、澱粉類吃得少的人，體內的脂肪酸分解代謝明顯增強，血液中就會產生一種酸性較強的物質，叫「酮體」。肝硬化晚期的病人，呼吸時會有一種「爛蘋果」的怪氣味，就是這種酮體過多，引起酮中毒了。

這種情況也可伴隨着飢餓產生，因為飢餓時脂肪酸分解代謝是增強的，通常發生在早晨，尤其是不吃早餐的人，這個時候，胃氣充足卻沒有用武之地。所謂「氣有餘便是火」，在消化食物時沒被用到的胃氣就會富餘成火，呼出的很難聞的氣味就是胃火亢盛的標誌。只有按時吃早餐，才可以挫敗可能熾熱的胃火在先，補充必需的營養在後。

所以，早上的妝可以不化，但早餐不能不吃，它的意義已經不只在健康方面了，還會影響你的社交形象。

接下來的巳時該輪到脾經「值班」了。辰時是胃經值班，這個時候應該吃早餐，而食物在經過胃的消化之後，還要運輸到全身各處以供養身體，這時脾就擔負起「運輸大隊長」的工作了。

中醫認為，脾胃不分家，脾與胃，一陰一陽，互為表裏。《黃帝內經》中的《素問．靈蘭秘典論》這樣說：「脾胃者，倉廩之官，五味出焉。」這裏將脾胃的功能比作倉廩，即可以攝入食物，並輸出各種物質以供養全身。脾胃因此又有「後天

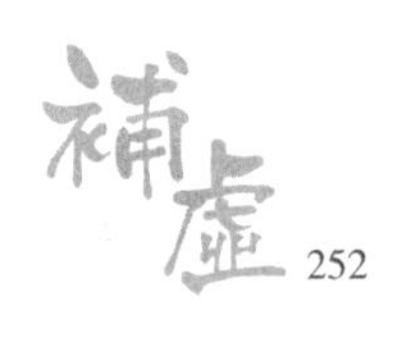

之本」之稱。

所以，**想要健康，首先要做的就是養好脾胃。想要養脾，鍛煉是必不可少的**。因為脾主肌肉，通過鍛煉肌肉，便可達到強壯脾胃的效果。前面說過，鍛煉時間不宜過早，也不宜過晚，在上午九點至十一點脾經當令時進行鍛煉，效果自然是最好的。

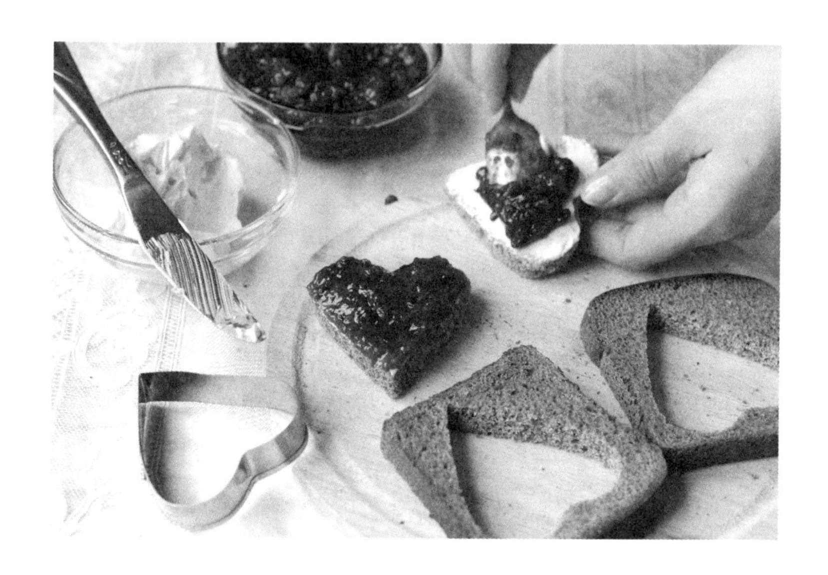

睡午覺能平心中之火

在心經值守的時候要睡一會兒，睡不着的最好也閉目養神半小時，至少不要停了工作就去打牌、逛街，或者上網打電腦遊戲，那樣的話，你的心還在動。中午，心經值守的時候，就應該讓心靜下來，俗話說「心靜自然涼」，涼的時候才是無火的狀態，才不會給疾病有機可乘。

午時：11:00－13:00，心經最旺。

未時：13:00－15:00，小腸經最旺。

午時就是正午太陽走到天空正中的時候，又叫日中、日正、中午。午時可以說是一天當中最重要的一個時辰，因為這一時段我們要進行兩項最重要的生命活動，那就是吃午飯和睡午覺，特別是後者，現在總是被人忽視。其實，中午如果能閉目養神哪怕一刻鐘，對身體都有很好的恢復作用。我們平時上班工作，其實是很容易「上火」的。「上火」這個概念中，有我們吃東西吃出來的食火、胃火，但更多的是我們不注意、沒察覺時就有的「火」，就是心火，和思慮過度有關。因為人比動物多了情感、心情，所以任何精神的壓力、衝擊都可以形成刺激，使人上「心火」。

你看看「病」字的結構就知道，「疒」的下面是個「丙」，在天干中，「丙」和「心」和「火」是對應的。選這個能和「心」

「火」對應的字放在代表疾病的字裏面，說明從古代那個時候起，人們就意識到了勞心是容易生病的事，所以養心一直是中醫養生保健的總原則。具體說，在心經值守的時候要睡一會兒，睡不着的最好也閉目養神半小時，至少不要停了工作就去打牌、逛街，或者上網打電腦遊戲，那樣的話，你的心還在動。中午，心經值守的時候，就應該讓心靜下來，俗話說「心靜自然涼」，涼的時候才是無火的狀態，才不會給疾病有機可乘。

如果你已經忙到極點，多日沒休息，而且感到工作壓力讓你快要承受不住了，有心力交瘁的感覺，不妨看看自己的舌尖，如果非常紅，就要特別小心了。因為舌尖是心主管的部位，舌尖紅而且有舌質要裂細紋的感覺，或者乾脆有個口瘡就長在舌尖上，這時候，加班的工作一定要停了，否則心火就要釀成大禍。

我就見過因為工作壓力大而崩潰的人，突然間神志不清楚了，開始說胡言亂語。西醫診斷的話一般叫作「心因性精神障礙」，就是因為心理壓力過大，導致的一次性的精神障礙。

這種心火熾盛引起的精神崩潰，一般是在強烈的精神刺激影響下突然發病，人毫無前兆地變得目光呆滯、表情茫然，做一些毫無目的的動作，甚至呆若木雞，對周圍發生的事情不能清晰感知，也不知道自己在甚麼地方，對熟悉的人也不認識了，而且表情緊張、恐怖，動作雜亂無目的或躁動不安。

如果看他們的舌頭，舌尖肯定很紅，在中醫裏屬於「心火上擾清空」。清空就是指神志，清空被擾了肯定要神志不清，意識混亂甚至喪失。這種人最適合吃的就是牛黃清心丸，能迅速使異常旺盛的心火平息下來。

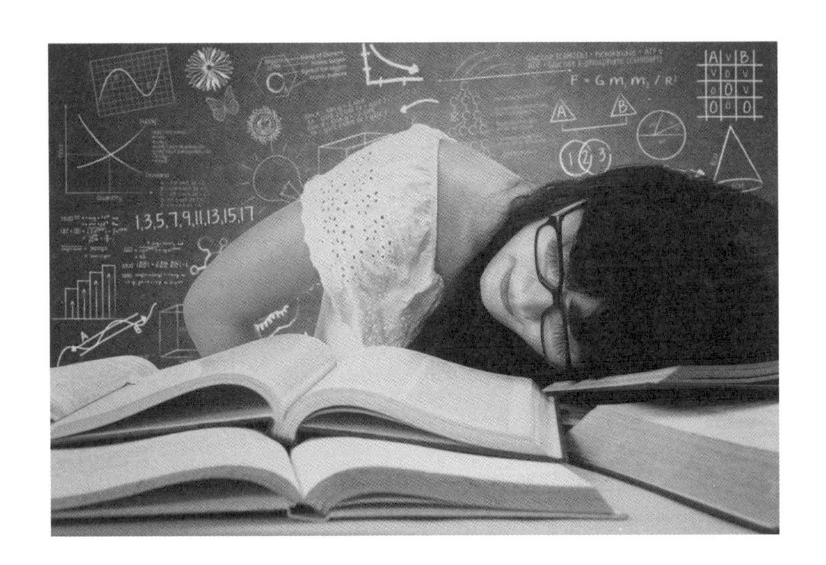

下午是最容易發熱的時候

所謂「潮熱」，就是像海潮一樣的體溫升高，這種潮熱因疾病和病人體質的不同，發作的時間也不同，有的人在午後或者入夜之後開始潮熱，而且還有盜汗、五心（也就是手心、腳心、前胸）煩熱，這種潮熱就是屬於陰虛內熱。

申時：15:00 - 17:00，膀胱經最旺。

酉時：17:00 - 19:00，腎經最旺。

戌時：19:00 - 21:00，心包經最旺。

亥時：21:00 - 23:00，三焦經最旺。

《傷寒論》裏的「大承氣湯」，是瀉下作用非常猛的方劑，用於熱病而又腹氣不通的大便燥結，方子裏面用了瀉下作用很強的藥物，比如大黃、芒硝之類的，治療的症狀之一是「日哺潮熱」，日哺的時間就是酉時，在這個時候體溫會升高。

所謂「潮熱」，就是像海潮一樣的體溫升高，這種潮熱因疾病和病人體質的不同，發作的時間也不同，有的人在午後或者入夜之後開始潮熱，而且還有盜汗、五心（也就是手心、腳心、前胸）煩熱，這種潮熱就屬於陰虛內熱。

還有一種人的潮熱也會在午後加重，但體溫不高，總在37 - 38℃徘徊，而且頭重、胸悶、胃口很差，甚至總覺得噁心，這種情況一般會出現在夏天，特別是七八月，最潮濕的季節，中醫把這個季節叫作「長夏」。這個時候如果不慎感冒了，或者吃得不好，拉肚子了，一般都會伴隨發熱的情況，而且也比其他季節的感冒難癒，因為濕邪本身的特點就是纏綿的，有濕邪的感冒也因此纏綿難癒。

中國古人的養生十分有節奏，大家熟悉的「日出而作，日落而息」就是其一。這個「日落」特稱「日入」，就是指太陽落山、夕陽西下的時候，這一時段為酉時，就是天色漸晚的下午五時至七時。

《元史日曆志》裏對白天和黑夜做了規定：「日出為晝，日入為夜。」當時人們的休養生息就是以「日出」「日入」為基本的時間表的。

至於養生，《莊子· 讓王》中有這樣一段話：「冬日衣皮毛，夏日衣葛；春耕種，形足以勞動；秋收斂，身足以休食。日出而作，日入而息，逍遙於天地之間，而心意自得。」可見，日入之時已經不適合劇烈的運動了，而要逐漸進入一天的「收藏」階段，所以包括現在的健身，也不提倡在晚上進行。晚飯後適合做的運動，最多是悠閒的散步，絕對不是劇烈的長跑。

因為中醫學與西醫學乃至現代科學有着截然不同的觀點，而後者並不能全部地解釋中醫，人們還不能找出像十二時辰這樣的中醫特殊的生命節律的理論根基，但它畢竟呵護了中國人幾千年的健康，在沒有全部理解之前，遵從這個古老的規律，確實是對健康有益的事。

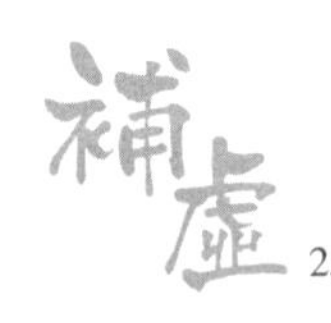

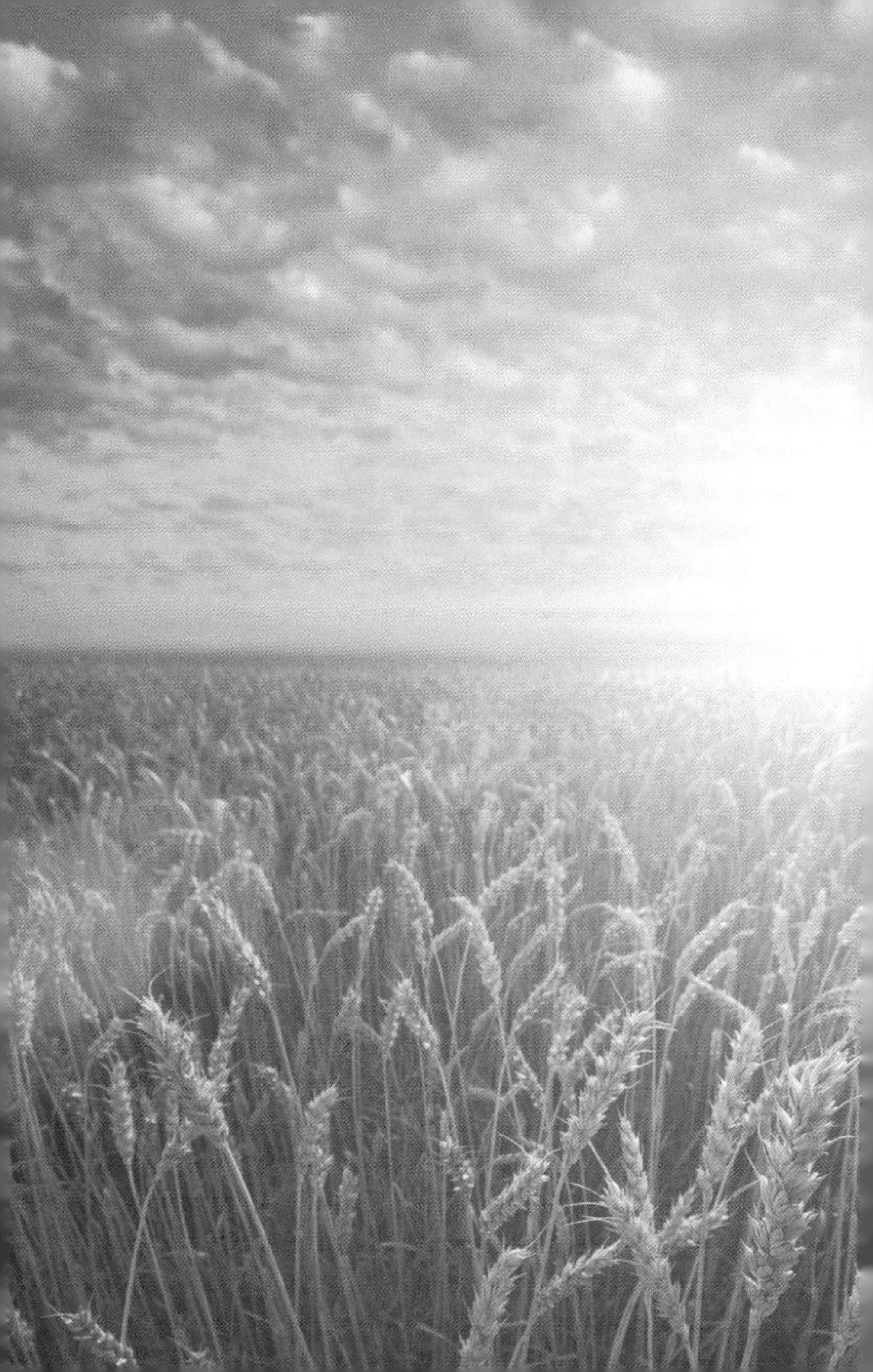

不衰老不疲勞的養生美容法

要想緩解疲勞，保持青春，沒有捷徑可走，只能通過養身心、正元氣，慢慢改變身心狀態，把易疲勞的體質改造得氣滿神足。人參大補元氣；蜂王漿既能抗疲勞又能美容；咖啡可以提神減壓;每天十片維他命C就可以預防流感……還有一些新型的美容方法，一定要根據自己的實際情況來選擇，不能盲目使用，否則會適得其反。

人參——改善疲勞，大補元氣

人參可以把精化成氣。如果一個人雖然疲勞，但陰精尚且充足，只是有氣無力，用人參馬上就能把氣引出來，使體力大大增強。但是，如果這個人已經肝腎精虧，雖然也很疲勞，但消瘦、口渴，腰腿總是發痠發軟，就屬於陰虛有熱了，吃人參就會適得其反。因為陰已經虛了，精也不足，人參拿甚麼化氣？而且即使是化了，也類似於對陰精的耗竭，是在透支陰精。

所以，人參並不能改善所有的疲勞，使用它的前提是陰不虛。

不是所有的疲勞都能用人參改善

說到補虛，人們首先想到的可能就是人參了，感到疲勞的時候泡杯人參茶喝，用人參燉雞，都是最便利的補虛、抗疲勞的方式。但是，並不是所有的虛都是人參能解決的，必須有個前提，就是這個人的陰不虛。

因為人參是一個「從陰引陽」的藥物，主要作用就是把精化成氣。所以，如果一個人雖然虛，雖然疲勞，但陰精尚且充足，只是不能化氣的時候，用點兒人參，馬上就能把氣引出來。但是，如果這個人已經肝腎精虧，陰血都不足了，雖然也很疲勞，但非常消瘦，眼睛異常有神，腰腿總是發痠發軟，而且總覺得口渴，那就屬於典型的陰虛，甚至陰虛有熱了。這種人如

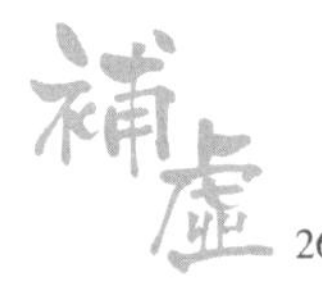

果吃人參就會適得其反，因為陰已經很虛了，人參拿甚麼化氣？而且即使是化了，也類似於在透支陰精、是「揠苗助長」，人參本身的熱性也會加重虛人原來的虛熱。凡此種種，就算暫時改善了疲勞狀況，但是以耗竭陰血為代價的，而這種改善，往往以一種病態的亢奮表現出來，人會覺得心裏煩熱，坐立不安。

《素問》裏說：「壯火之氣衰，少火之氣壯。」根據前後文意，這個「壯火」是指氣味純陽、熱性很高的藥物或食物；「少火」是指氣味溫和的藥物或食物。「壯火」的熱性要大於「少火」，所以要消耗人體正氣，導致氣衰，人參就屬於這種「壯火」之物。

現在很多人喜歡刮痧，覺得自己上火了就用刮痧板刮刮。但有的人怎麼刮也沒痧，有的人一刮痧就出來了，皮膚下有大量出血點。光是這點區別就能看出身體的強弱，出不出痧和刮痧時用的力量沒關係，而要看被刮者的體質。**沒痧的人是因為體質弱、火力不足，氣血不能應着刮痧的力量頂出痧來。**這種人，就是把皮膚刮破了，痧也未必出得順暢。你如果問他，他肯定會經常抱怨疲倦，這疲倦是真的氣血不足，所以他才連痧都頂不出來。這個時候，就不能再用力刮了，而且不應該選擇刮痧，相反地，應該通過灸或者吃中藥的辦法，先把氣血補上去再刮，才能出痧。

這種情況就類似於吃人參，單吃人參不能把虛補起來，因為陰血虧了，人參所補益的氣無用武之地，這時候應該先用生地、當歸、山萸肉等類似六味地黃丸之類的藥物對陰虛有個整體改善，才能再用人參從陰引陽，或者至少要把人參和補陰藥同用，才不至於「竭澤而漁」。如果只是一味用人參去補，就等於對一個體弱的人強行刮痧。所以，很多中醫對感覺疲勞的人並不輕易就給人參。上海中醫藥大學的何裕民教授就是，他覺得人參除了適合那種特別典型氣虛的人之外，其他的人用人參，就類似使用興奮劑，即使改善了疲勞狀態，也是一種虛假繁榮。在人參裏，他用得最多的是西洋參，因為它的力量沒有人參補氣的力量那麼大，對陰精的耗散也就小。

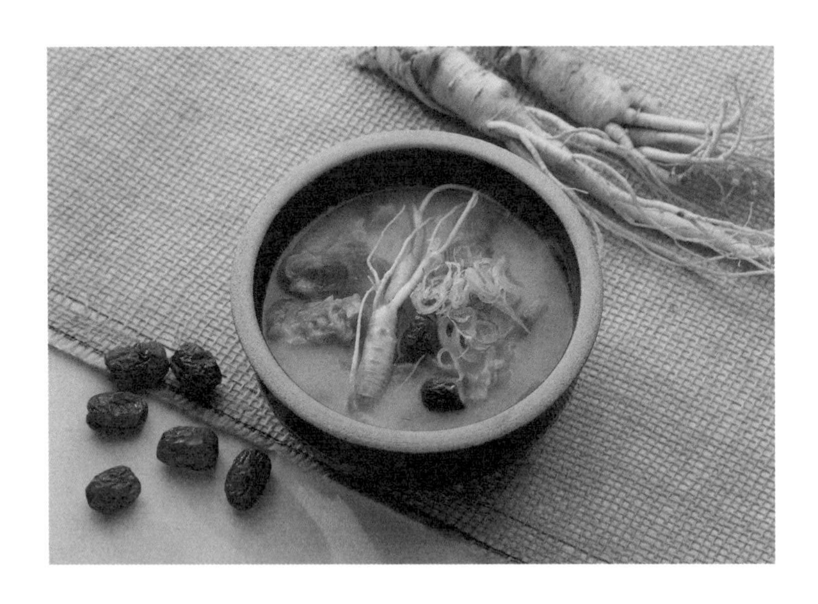

哪種參類適合你的疲勞？

中藥裏叫「參」的很多，但真正能夠很有效地改善疲勞的只有人參、西洋參、黨參、太子參，這四種參的作用也不同。

1. 人參

人參的作用最強，但是用起來有禁忌，稍微有點兒熱象的都不適合，陰虛的人服用就更加危險，有進一步傷陰的可能。所以很多人雖然疲勞也不能吃人參，比如舌頭伸出來，舌質是紅的，而且偏瘦，沒吃人參的時候就已經口乾舌燥，大便秘結了；或者本質很虛，但胃中還有實火沒清，舌苔還很厚膩，或者是陰虛有內熱。前者要在清掉內熱、濕熱之後慎重使用，後者如果陰虛狀況不改變，人參肯定吃不得。人參裏包含紅參和生曬參，它們的作用也是有區別的。

・紅參：紅參是經過蒸製的人參，藥性偏溫，更長於大補元氣、益氣攝血，疲勞到極點而且確實屬於極度氣虛的適合用紅參。因為它的補氣中帶有剛健溫燥之性，適宜身體非常虛弱，脈搏微弱及出現心力衰竭、心源性休克的病人。從理論上說，這類病人冬天、夏天都可以服用人參，不過夏天用量應適當減少，可以改用生曬參，冬天再用紅參。紅參的服用方法和普通人參相同。

・生曬參：就是我們平時說的人參，和紅參比起來，它的藥性比較平和，不那麼溫燥，既可補氣，又可生津，適用於扶正祛邪、增強體質和抗病能力。

・人參參鬚：這個也是個好東西，市面上的人參參鬚以紅參鬚為多見，性能與紅參相似，但效力較小而緩和，同時價錢也便宜，有的女性生完孩子覺得虛，喝參湯有點兒用力過猛，可以改喝參鬚湯，稍微補補氣。

2. 西洋參

有熱象的人不宜用人參，這時候用西洋參好一點兒，至少還容得你邊補邊清。因為西洋參性質不那麼燥熱，能益肺陰、清虛火、生津止渴。凡是需要用人參，但因為體內有虛熱，受不了人參之溫補者，皆可以此代之。比如，久病傷陰、身體羸瘦者，可能疲勞感很明顯，病人往往急於改善，這個時候用人參需要特別謹慎，西洋參就比較保險了，即使在夏天也合適，因為西洋參是可以氣陰雙補的。

現在的西洋參有片，有整參，每天可以吃十克左右。片可以直接用開水沖泡，像喝茶一樣喝到水中沒有參的味道了，再把參片嚼碎吃掉。如果是整參，最好是隔水蒸：將西洋參放在小碗中，用水剛浸過參面。再將碗放在蒸鍋中，在鍋中加水，蒸至西洋參質地變軟，之後喝掉參水，再用開水再次沖泡，待水中沒有參味之後，嚼服參身。需要注意的是，無論是沖泡還是蒸，放參的碗或杯最好都用蓋子蓋上，避免參的成分隨蒸汽揮發，這樣更能保存西洋參的藥效。

3. 黨參

作用比人參要弱，但是因為價錢便宜，有時候可以代替人參起到補虛的作用。中醫急救人虛脫（就是休克）的時候，一般多用人參來煎「獨參湯」，如果一時找不到人參，也可用黨參代替。

不衰老不疲勞的養生方
獨參湯

材料	・人參30克（或黨參50－150克）
做法	將人參或黨參加適量清水煎成湯，喝湯。
提示	黨參對脾、肺氣虛的效果最好，與黃芪、白朮、淮山配能補脾氣，和熟地、當歸配能補血。

4. 太子參

作用類似黨參，或者比黨參的勁道還要小一點，而且沒有黨參的燥。現在有個詞叫「山寨版」，就是說一個正品出來之後，有人模仿。可以說黨參就是人參的「山寨版」，而太子參就是西洋參的「山寨版」，因為太子參可以益氣生津，屬於陰陽都兼顧到了的補藥，但是整體的力量又比西洋參遜色，好在價格便宜，也是有效的替代品。特別適合那些久病體弱，脾胃被傷，出現飲食減少、乏力、出汗等症狀的人使用。

不衰老不疲勞的養生方
太子參蓮子湯

材料	• 太子參 15 克 • 蓮子 20 克
做法	將太子參、蓮子一同放入鍋中，加適量清水煮至蓮子肉爛熟為止。把蓮子肉和太子參吃掉，喝湯。

如果是發熱疾病的恢復期，病人肯定會出現氣陰兩傷的症狀，如口乾舌燥、煩躁、氣短乏力、疲倦不堪等。這個時候可以用太子參生地湯。即使是熱都退了，抗生素也停了，最好還是用這個方子「善後」，把體內的餘熱再清一清。

不衰老不疲勞的養生方
太子參生地湯

材料	・太子參 15 克 ・生地 10 克 ・知母 5 克 ・麥冬 10 克 ・竹葉 5 克
做法	以上藥材同煎，喝湯。

太子參之下還有個沙參，到沙參為止就已經沒有補氣的作用了，主要是滋陰生津。秋天、春天乾燥的時候，可以吃一道「沙參玉竹鴨湯」，就是用沙參和玉竹各十五至二十克，將鴨子焯去血水，與這兩味藥同煮，不加蔥薑等作料，鴨肉熟後只加鹽調味，會有一種類似香米的味道。沙參和玉竹都是可以滋養肺胃之陰的，乾燥的季節喝這種湯會有沁人心脾的感覺。

蜂王漿——美容與抗疲勞聖品

蜂王和工蜂同是由受精卵發育而來的，但從幼蟲期開始，蜂王就開始吃蜂王漿，以後就發育成了尊貴的蜂王。蜂王的壽命可達五至六年之久，而同日出生的工蜂卻只能活五十天左右。

蜂王在這長命的五至六年中，還能保證天天產卵，每天產卵的總重量幾乎等於甚至超出自己的體重……無他，蜂王在吃蜂王漿！就憑這一點，蜂王漿就有理由成為人們抗疲勞的選擇。

抗疲勞的最佳營養品

要是你問我，最能改善疲勞的是甚麼保健品，我肯定想都不想就推薦蜂王漿。因為我看着我媽媽因為吃蜂王漿避過了一次手術，也看着她變得能吃能睡，不再動不動就說疲勞了。

她當時得了心臟早搏，每天都病發，一點兒都不敢運動，吃了飯就得躺着，所以人也很虛，總覺得累。醫生對這種情況也只能緩解而不能根治，所以一直建議她去安個起搏器，乾脆讓亂發衝動的心臟竇房結停止工作，完全靠起搏器的「外援」。

當時，安起搏器還是個新技術，我們全家都心存疑慮，一直拖着沒安。後來「北京蜂王漿」作為北京第一個保健品上市，有熟人推薦我們說，不如直接去吃鮮蜂王漿，效果很好。從那時候起，那種必須放冰箱裏保存的、像雪糕一樣的鮮蜂王漿就成了我媽媽每天早上起床後第一個要吃的東西。就是它，真的改善了她的體質，那個當時幾乎非做不可的手術最終也沒做，因為困擾她很多年的早搏居然逐漸消失了……她算是蜂王漿抗疲勞作用的受益者了。

其實，你看看蜜蜂王國的規則就一點都不奇怪了：蜂王（又稱母蜂、蜂后）和工蜂同是受精卵發育而來的，但從幼蟲期開始，蜂王就開始吃蜂王漿，牠就發育成尊貴的蜂王。蜂王的壽命可達五至六年之久，而同日出生的工蜂卻只能活五十天左右。不僅如此，蜂王在這長命的五至六年中，天天在產卵，每天產卵的總重量幾乎等於甚至超出自己的體重，即使是這樣的巨大消耗，蜂王的壽命仍舊是驚人的。牠能長久地保持青春狀態，產卵不止……這一切肯定都是蜂王漿中極豐富的營養保證的，因此，合理服用蜂王漿勢必增加人體抵抗力。

我知道的不少癌症病人，到末期了，沒有藥物可以治療，也不能動手術，怎麼辦？就開始吃蜂王漿，吃的量比較大，他們會發現體質明顯改善，壽命也比其他癌症病人延長了。所以，最初蜂王漿是用於高、低溫環境下作業的特種行業的工作人員，服用蜂王漿可以提高從業者抵禦惡劣環境的能力；對在放射條件下工作的人員，服用蜂王漿可以減輕放射性物質對人體的損傷；對於從事超負荷運動專業的運動員，服用蜂王漿有助於恢復體力、增強耐力，提高人體挑戰極限的能力……你想想，連那麼惡劣的情況都能抵抗，改善疲勞狀態自然小菜一碟。

所以常吃蜂王漿的人都知道甚麼時候最適合用蜂王漿，一般都是慢性疾病的恢復期以及手術後康復期出現種種不適時，像胸悶氣短、失眠健忘、頭暈目眩、心悸、水腫、掉頭髮、食慾差，等等。人體生物週期中都有低潮的時候，那個時候，人會覺得精力不足、情緒低落、睏倦乏力、注意力不集中、反應遲鈍、適應能力降低，這個時候服用蜂王漿也可以起到滋補營養和恢復健康的作用，從而增強人體對外界不良刺激的抵抗能力，提高免疫力，使人儘快從低谷中走出來。特別值得一提的是，**蜂王漿含糖量很低，且為果糖，不會影響糖尿病人，而它增強免疫的功能和許多有效成分，對糖尿病人是有益的。**

蜂王漿的性狀很像雪糕，平時是要放在冰箱的冷凍格冰凍保存的，吃的時候拿出來，稍微放五六分鐘就可以用匙挖動了，一般是清晨起來空腹吃一湯匙，晚上臨睡前再吃一湯匙。真正蜂王漿的味道是酸澀的，如果你不喜歡那種味道，每次吃的時候可以和蜂蜜攪拌在一起。注意不要用超過體溫（37℃）的水送服，為的是保持其內各種生物酶的活性。一般吃一個月後就能有比較明顯的效果。

經常接觸鮮蜂王漿的手，皮膚細嫩光滑

我家有個親戚在北京蜂王漿廠工作，他告訴我，製作「北京蜂王精口服液」，要在鮮蜂王漿中加入有補益作用的中藥。因為要做這個調配，就要專人接觸蜂王漿，那個廠房的工人都知道，不管負責這個環節的是男是女，是年輕還是年老，經常接觸鮮蜂王漿的那隻手，比任何人的都細嫩、光滑，就像少女的手！

當時人們對美容還不像現在這麼感興趣，但這個神奇的效果還是惹得我關注蜂王漿，再翻資料時發現，這個作用早被日本人認識到了：日本的醫生用蜂王漿給更年期症狀明顯的女性做治療。讓她們把蜂王漿塗在大腿內側的皮膚上，結果發現，她們的更年期症狀，比如轟熱、出汗等明顯好轉，更重要的是，塗抹蜂王漿的大腿皮膚，也變得細膩了，和那個調配蜂王漿的工人的手一樣……蜂王漿的神效也逐漸被認識到。

其實原因很明顯：鮮蜂王漿由一百多種珍稀成分組成，其中大量的氨基酸、維他命和微量元素，能改善人體營養，滿足人體需要。蜂王漿中含豐富高效的活性酶類和有機酸，所以能起到改善睡眠、增強體質、抵抗疾病的功效。蜂王漿中所含有的抗腫瘤、抗輻射作用的物質叫「10-羥基-2-癸烯酸」，是其在自然界所獨有的，另外還含3%目前尚未探明的奧秘「R物質」，可以起到調節代謝、活化機體的神奇保健作用。**之所以能細嫩皮膚，和其中微量的雌激素也有很大關係。雌激素是**

可以透過皮膚被人體吸收的，接觸到雌激素的局部皮膚首先受益於雌激素的保水作用，所以調製鮮蜂王漿的手才會保持細膩、潤滑。

具有這麼多的保健作用的蜂王漿，現在卻遭到很多人質疑，也是因為其中含有雌激素的原因。確實，雌激素過量是導致乳腺增生、婦科腫瘤發生的關鍵，但並不是所有含雌激素的都因此要被打入冷宮，特別是當它的含量很少，完全不至於影響身體，而且它的其他功效又無可替代。當你已經有了早衰徵兆，比如消瘦、疲勞，面色看着像個黃臉婆一樣毫無光澤，月經量也偏少，這時候蜂王漿其實是最適宜的抗疲勞、抗衰老的保健品。

蜂王漿中含有三種人類生殖激素，它們分別是雌二醇、睾酮和孕酮。據相關的蜂產品專家測定，每克鮮蜂王漿中含雌二醇 0.4167 微克，睾酮 0.1082 微克，孕酮 0.1167 微克。一般成年人每人每月所需性激素的量在五千至七千微克，超過這個量就會對人體造成危害，不超過這個量就對人體有益。成年人每天即使服用二十克鮮蜂王漿，一個月也只能補充 4.8 微克性激素，這還不到最低安全量的 0.1%，如果要使補充的性激素超過這一安全量，則每月需要吃八百七十五千克的鮮蜂王漿，這顯然是不可能的。那些每天接觸蜂王漿的工人，並沒有發現婦科腫瘤的發生率增加呀！

前面說到，日本用蜂王漿治療更年期綜合症，結果發現蜂

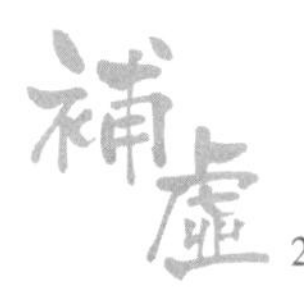

王漿是可以透過皮膚被吸收的，可以有效改善皮膚的狀況，於是，很多化妝品中添加了蜂王漿。其實你自己就可以製作化妝品。如果你有早衰的傾向，到醫院測雌激素又確實偏低，這時，可以在成分相對單純的護膚品中，加黃豆粒大小的蜂王漿，晚上洗臉後，直接塗抹在面部，一周用幾次，或者在做面膜的時候，將黃豆大小的鮮蜂王漿加在面膜中，敷在臉上二十分鐘，它所含的營養物質，包括極其微量的雌激素都可以透過皮膚被吸收，直接在面部發揮保濕的作用。一段時間後，你會明顯地感到皮膚變得細膩了，就像前面說的那個專門調製蜂王漿的工人的手一樣。

在日本，一千克鮮蜂王漿的價格接近一千美元，遠遠超過中國的價格，之所以他們捨得花重金購買，肯定是源於它不可替代的保健、美容價值。

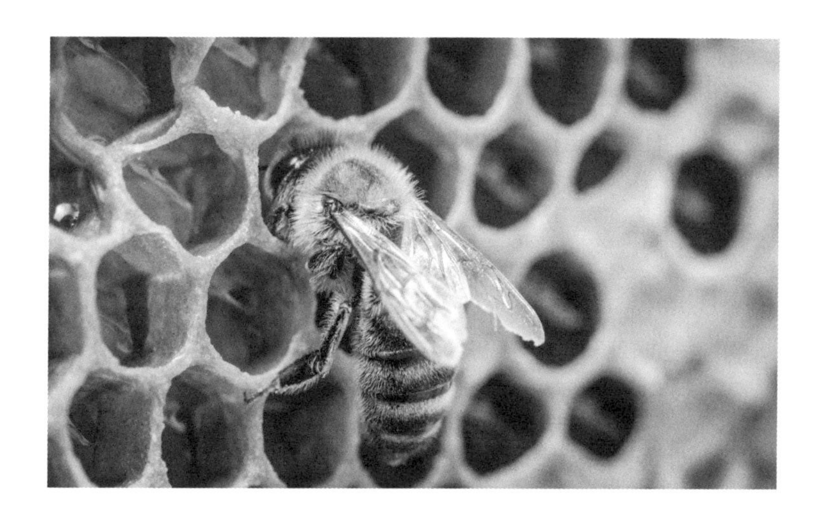

咖啡——提神減壓

咖啡能使交感神經興奮，使副交感神經低落。交感神經這個在「白天值班」的神經一興奮，即使在黑夜，人也有了很高的警覺度和快速、清晰的思維，可以隨時蓄勢待發。

咖啡的這個特點被用來預防過敏性哮喘的發作，因為哮喘往往在副交感神經興奮時發作，喝咖啡能抑制副交感神經，不給哮喘發作的機會。所以，有經驗的病人甚至會在感到自己的哮喘即將發作時，預先喝杯咖啡，以食物代替藥物預防哮喘。

喝咖啡抗疲勞相當於透支精神

咖啡曾經被認為是一個機能增進劑，能提升大腦和身體的能力。研究表明，攝取了咖啡因之後的運動員，其長距離運動的耐久性能夠增加 45% - 55%。

很多人以喝咖啡來抗疲勞。但恰當地說，咖啡的作用不是抗疲勞，而應該是提神，因為咖啡因並不能減少人的睡眠時間（提高睡眠效率），它只能臨時地減弱睏的感覺。也就是說，它在驅除睏倦的同時，會給你一個錯覺，誤以為自己不再疲勞了，有精神了。其實喝咖啡是一種透支式的消耗，我們看看咖啡的提神或者說抗疲勞的原理就明白了。

咖啡因開始能使中樞神經系統興奮，使交感神經處於興奮狀態，而副交感神經的功能則被抑制。這個在白天值班的神經一興奮，即使在黑夜，人也處於興奮狀態，因此有了很高的警覺度、快速而清晰的思維，使身體處於蓄勢待發的狀態之中。

利用咖啡的這個特點，可以預防過敏性哮喘的發作，而且特別提倡餐後一杯咖啡，因為餐後往往是人的副交感神經興奮的開始，人開始放鬆，哮喘的發作往往在此時。餐後喝咖啡，其實是通過交感神經興奮來抑制副交感神經，也就有助於避免哮喘的發作。有經驗的病人，甚至會在感到自己的哮喘即將發作時，預先喝杯咖啡，以食物代替藥物，也能起到一定的作用。但是前面我們講過了，如果一個人的交感神經持續興奮，就好像一個人總是站在起跑線上，等着發令槍聲，他始終處於一種極度緊張和興奮狀態，這顯然是對身體的一種耗竭。

而且，任何神經的興奮能力都是有限度的，因為保持這種興奮需要一節神經和下一節神經之間的交接點——在醫學上叫神經突觸——不斷地釋放一種叫作神經遞質的化學物質，神經遞質從上一節神經的突觸末梢吐出來，再被下一節神經突觸接收進去，神經的興奮性就是靠這種對化學物質的「吐」和「納」來傳遞。**如果神經總是保持興奮，身體就要不斷地製造化學遞質，但總有供不應求的時候吧？這個時候就耗竭了，一直興奮的交感神經就要被抑制，與之作用對立的，使人體懈怠、放鬆的副交感神經就要興奮。這樣一來，原來是為了抗疲勞、提神才喝的咖啡，會失去其提神的作用，使身體進入更加嚴重的疲勞狀態。**

重病人臨終之前，一般都會突然來了精神，原來昏迷的會突然醒來，而且胃口大開，家屬往往以為要恢復了，可醫生往往在此時會提醒家屬注意，說不定「病危通知」就是這段時間發出的，因為這就是死亡前的「迴光返照」。中醫一般認為這是從「陰虛」變成「陽虛」了，「陰虛」是虛性的亢奮，是蠟燭最後的光亮，之後就化為灰燼了，全部變黑變涼，成為「陽虛」了，所以這種虛性亢奮其實是疾病正在轉向危重。這個規律和咖啡的作用原理有相似的地方。

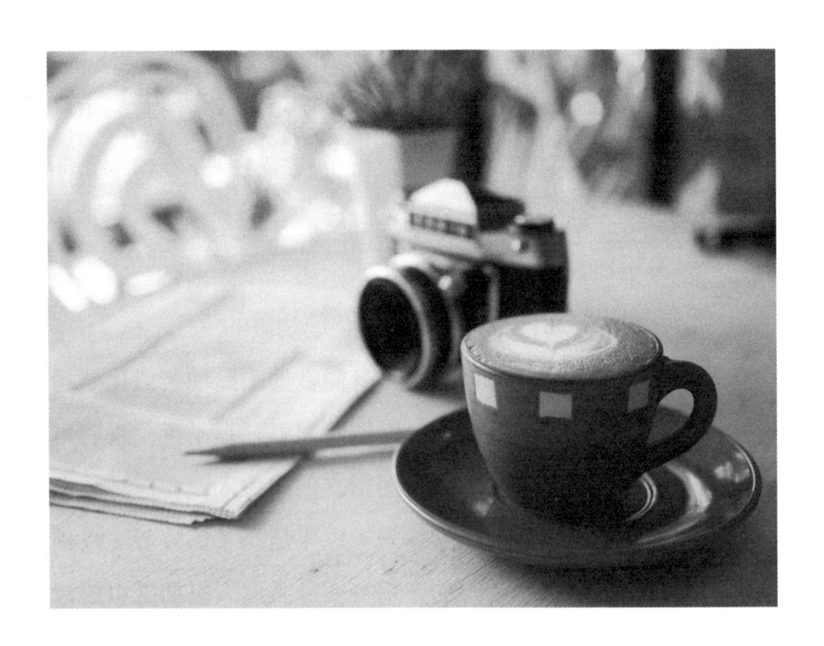

咖啡改變的是懶惰，不是疲勞

正是因為咖啡的「抗疲勞」是通過耗竭的方式來實現的，所以咖啡才會被視為減肥食物，用來控制體重，原因如前所說：咖啡使人體一直處於興奮狀態，可以提高人體消耗熱量的速率。

一項研究發現，一百毫克的咖啡因（一般我們喝一杯咖啡，所含咖啡因就是這個量）就可加速脂肪分解，增加熱能的消耗，使人體的新陳代謝率增加 3% - 4%，所以適量飲用確實有減重效果。其實想來也完全可以理解，人一旦處於興奮狀態，能量消耗就會增加，消瘦是必然的結果，就像因為甲狀腺功能亢進的「甲亢」病人似的，他們總是有控制不住的興奮，在這種興奮中，脂肪慢慢被消耗了。

當然，如果你是一個胖子，是個天生副交感神經興奮的人，脂肪的沉積會使你懶得做任何運動，這個時候，咖啡確實是個不錯的選擇，至少它可以幫你消耗掉多餘的脂肪。從這個角度上也可以說明，**咖啡實在不能當作抗疲勞來用，因為它是通過消耗，以「揠苗助長」的形式來提神的。如果你因為喝咖啡而不睏，有精神了，而減少睡眠，只會帶來更大的疲勞。**

人的情緒和天氣有關係，晴空萬里的時候人會心情大悅，情緒高漲。到了陰天，特別是一個陰雨綿綿的下午，人會沮喪、悲哀，而且疲倦，想睡覺。這是因為陰天一般都氣壓低，血中的氧氣濃度就要下降，這個時候就會刺激副交感神經的興奮性，即使在白天，人也很容易處於一種想收工回家的懈怠狀態，如果這種感覺不被中止，人的抑鬱情緒會發展到極端。

英國倫敦是個「霧都」，那裏的人長年生活在愁雲慘霧中，氣壓很低，倫敦的抑鬱症發生率、自殺率都在世界上排前幾位，就是因為低氣壓引起了副交感神經的興奮，無論是身體還是心靈，都處於懈怠和沮喪之中。這樣的下午，最適合喝一杯咖啡，把交感神經喚醒，人一下子就興奮起來，這才是咖啡最適合發揮作用的時候。

如果你為了應付一次「頭腦風暴」的會議，臨時趕查資料，咖啡還是可以依靠的。咖啡因可以使你在很短的時間內興奮起來，進入應激狀態。不過每個人喝咖啡後產生的效果並不相同，肯定是喝得多、長期喝的人效果差，因為他們的神經突觸已經被長久地刺激，變得不那麼敏感了。如果你下午兩點有個會，你想調整到一個好的精神狀態，那就建議你在一點的時候喝，因為咖啡發揮作用的時間是一個小時。如果你晚上想睡個好覺，那麼，最晚的那一杯咖啡不要晚於下午五點，對於一次溫和劑量的咖啡因攝取，它的興奮作用一般在三至四小時消失。

過量攝取咖啡因，通常超過二百五十毫克（相當於兩至三杯煮咖啡），就會導致中樞神經系統過度興奮，人會煩躁、心慌。一般情況下，一杯咖啡含咖啡因的量從七十五至二百五十毫克不等。不同的食物，咖啡因的含量也不盡相同，以下列舉了一些比較典型的含咖啡因的食物：

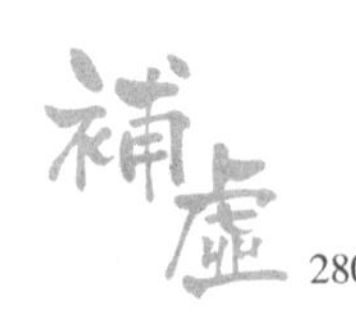

名稱	含量
黑巧克力	875 毫克 / 千克
牛奶巧克力	100 - 210 毫克 / 千克
可可	17 毫克 / 升
新鮮沖咖啡	130 - 680 毫克 / 升
無咖啡因咖啡	13 - 20 毫克 / 升
即溶咖啡	130 - 400 毫克 / 升
意大利特濃咖啡	3400 毫克 / 升
紅茶	100 - 470 毫克 / 升
烏龍茶	120 毫克 / 升
綠茶	85 毫克 / 升
白茶	68 毫克 / 升
紅牛飲料（中國地區產）	50 毫克 / 罐
可樂類飲料	約 45 毫克 / 罐

如果你是個有些懶惰的 OL，喝咖啡倒是幫你改變性情和體質的辦法之一：

1. 午飯後三十分鐘至一小時內，品嚐一杯濃郁的不加糖或伴侶的咖啡，有助於脂肪燃燒，至少它可以使你不像以前那樣飯後懶散、睡意綿綿，因為咖啡把本來在此時開始「值班」的副交感神經的興奮抑制了，換成了一觸即發的交感神經興奮。

2. 下班前，再喝一杯咖啡，並配合步行，等於是「雙管齊下」地減肥。最好是熱咖啡，它在熱量消耗上比凍咖啡有效。
3. 如果你不習慣咖啡的苦味，可以加少許的奶，但最好別加糖，否則咖啡燃燒的脂肪又會被糖補回來。
4. 如果你有點兒抑鬱，但不屬於抑鬱症，只是心情比較傷感，屬於多愁善感的人，喝咖啡會比吃藥好，因為為此吃藥實在有點兒「用力過猛」了。

現在醫學上的研究新成果頻出，但很多保健營養品的作用是否經得住考驗還要假以時日，咖啡的功效就是其一。雖然之前一直有種說法，認為咖啡可以減少心臟病、高血壓的發生，但目前沒有足夠的證據說明喝咖啡與這些疾病有正相關。包括之前被炒得火熱的紅酒軟化血管的作用一樣，畢竟它們都是食物，即使有作用也很微小，不足以成為嗜飲咖啡和酗酒的依據。

維他命——抗疲勞，固元氣

維他命這個名字起得很貼切，比如維他命C，它確實維護着人的生命：有它存在，皮膚、肌肉、骨骼就能更快合成，受了傷的傷口就能更快癒合；鐵、鈣和葉酸也因為維他命C的存在才能充分發揮作用；膽固醇的代謝也因為維他命C的存在而加強……所以，維他命C可以提高抵抗力，預防心血管疾病。

大量維他命C能增強體質

很多醫生在解答服用維他命的注意事項時總強調：「不要多吃，否則人體會適應那種高維他命的狀態，一旦你減少服用了，就會感到疲勞……」

這是經驗之談，因為醫生不會推薦你任何一種可以沒上限地吃的藥物或保健品，這樣的醫生也是負責任的醫生。但從中我們卻可以推斷出，如果維他命缺乏了，不管是絕對缺乏，還是相對缺乏，絕對是可以使人疲勞的。只是可能你始終處於缺乏狀態中，或始終處於一種麻木了的疲勞之中，因此不知道「不疲勞的身體」是甚麼感受。

維他命中最早被人們重視的就是維他命C。一五一九年，葡萄牙航海家麥哲倫率領的遠洋船隊從南美洲東岸向太平洋進發。三個月後，船員們普遍感到疲倦無力，緊接着，他們發現自己的牙床破了，開始流鼻血，各種衰弱的症狀接踵而至，以致船到達目的地時，原來的二百多人，只剩三十五人……後來人們才知道，種種由疲倦開始逐漸出現的病狀乃至死亡，就是因為遠離大陸的船員缺少維他命 C，他們得的是壞血病。由於以前人類對它發生的原因不了解，壞血病在當時被稱作不治之症，而且死亡率很高。

人們發現，這種壞血病不僅在船員中，在長期困戰的陸軍士兵中、長期缺乏食物的地區、被圍困的城市、監獄犯人和勞工營中也不斷出現。人們還逐漸發現，這和人們飲食過於單調、缺乏新鮮的水果蔬菜有直接關係。直到一七九五年，一位英王御醫被任命為英國海軍醫療委員會委員，他要求每個海軍官兵每天都必須飲用四分之三盎司的檸檬汁，這才使軍中壞血病病例大幅降低，乃至英國海軍戰鬥力倍增，在一七九七年擊敗西班牙艦隊，締造了大英日不落帝國。直到一九一一年，人類才確定壞血病是因為缺乏維他命 C 而導致的，維他命 C 也因此有另外一個名字——抗壞血酸。

很多人一發現自己牙齦出血了，就想到該多吃水果，知道自己缺維他命 C 了，否則隨之而來就會出現抵抗力下降，而疲勞就是抵抗力下降的症狀和信號。很多重病的產生，最初都是因為人體的抵抗力下降。

維他命這個名字起得很貼切，比如維他命 C，它確實維護着人的生命：有它存在，皮膚、肌肉、骨骼就能更快合成，受了傷的傷口就能更快癒合；鐵、鈣和葉酸也因為維他命 C 的存

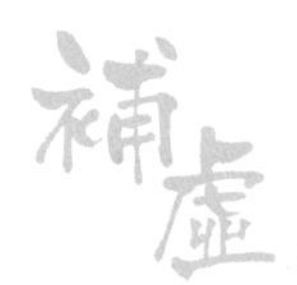

在才能充分發揮作用；膽固醇的代謝也因為維他命 C 的存在而加強……所以，維他命 C 可以提高抵抗力，預防心血管疾病。

據說，給末期癌症病人注射大劑量維他命 C，當注射的劑量大到每天十至三十克時（要知道，我們從藥店裏買的維他命 C，一片的含量只有 0.1 克，癌症病人居然使用了它的三百倍！相當於注射了三百片），癌症居然逐漸消失了！這個還沒被廣泛接受的辦法，其理論依據是：大量的維他命可以製造大量的免疫球蛋白，可以使抗癌的淋巴細胞高效率地發揮作用。

英國科學家們也觀察到，人體白細胞中維他命 C 的含量與年齡成反比。也就是說，隨着年齡的增加，白細胞中維他命 C 的含量呈下降趨勢，也許，這就是老年人免疫功能較差、易得癌症的原因之一。**因為維他命 C 具有良好的抗氧化作用，能抑制某些化學物質氧化為致癌物**，能阻斷致癌物的活化，它在人體中的含量一低，癌症自然會乘虛而入。一位美國醫生還發現，血液中維他命 C 水平高的人壽命長。雖說這類研究目前還有待於進一步的考證，但癌症患者體內維他命 C 的水平無一例外都很低，這確實是事實。在美國，腫瘤病人服用維他命 C 是他們的常規治療之一。

二〇〇一年，中國內地數百家媒體紛紛轉載了「美國研究人員最近發現，在特定情況下，維他命 C 也能誘發生成破壞 DNA 的物質」的消息，引起了服用維他命 C 是治癌還是致癌的爭論。當時我在《北京晨報》社做記者，馬上就這個問題採訪了中國營養學會理事長葛可佑教授，他應該對維他命 C 最有發言權了，他聽了這個報道之後很明確地說：無論「過量服用維他命 C 致癌」的說法能否成立，就目前情況來看，中國人每天補充的維他命 C 離基礎劑量還差得很遠，根本就別提甚麼「過量」了。他特意以他自己為例，他就是每天服用維他命 C 四百毫克，就是每天吃四片維他命 C，而且已經吃了十年了，而中國內地推薦的每日劑量只有二百毫克，每天兩片，但葛教授的身體一直很好。

每天十片維他命C能預防流感

無論是抗癌還是抗感染，這些事實無疑向我們提示着維他命C有不容小看的作用。在我採訪名醫時，不止一個醫生告訴我，補充維他命C的辦法早就在醫生群體內流行了。

北京佑安醫院是著名的傳染病醫院，那裏的醫生告訴我，他們在流感來襲前，不吃別的，就是大劑量地吃維他命C，包括他們的孩子也一起吃。為了達到預防目的，每天他們會吃一千毫克維他命C，也就是至少要吃十片！這是中國內地給的維他命攝入量參考值的上限，因為他們的經驗是，非此劑量沒有預防作用。

其實說是吃到了一千毫克的量，但維他命C是非常容易氧化的，藥品儲存運輸乃至吃藥過程中肯定有部分是要流失掉的，因此你的攝取量肯定不足一千毫克，他們中間就從沒有人出現過中毒問題。

每年都會爆發流感，對付流感這種病毒感染其實是沒有特效藥的，但有的人吃了消炎藥也見好，那是因為他吃的消炎藥消除了和病毒感染同時存在的細菌感染，所以會覺得症狀減輕，而恰恰在這個減輕過程中，病毒的自限期也到了，它最終實際上是自生自滅的，和消炎藥沒甚麼關係。即使是中藥，也要在得了病毒性感冒之後，根據病人的體質症狀的不同辨證施治，這才是中醫的真諦。主張提前服用板藍根之類具有抗病毒作用的中藥，其實已經不是中醫了，至少沒有發揮出通過提高人體抵抗力來治療疾病的中醫特點和長處，而作為抗病毒的力量，單純使用板藍根也遠遠不夠。

不管是中藥也好，維他命也好，營養品也好，只有使人體質改善、抵抗力增強，才可以戰勝或者避免病毒感染，這體現了中醫說的「正氣存內，邪不可干」的治病宗旨。從這個角度上看，雖然維他命 C 是西藥，但在預防流感時補充維他命 C 倒是比吃板藍根更合乎中醫的醫理。

健康小知識

很多吸煙的人，會比一般人更不喜歡吃水果和蔬菜，這種惡習會加重吸煙對人體的損傷，因為吸煙可以阻礙人體對維他命 C 的吸收，煙草中的尼古丁對維他命 C 還有破壞作用。如果你吸煙，即使你吃了和其他人相等的蔬菜水果，維他命 C 的吸收還未必夠呢，更何況你還不喜歡吃。吸煙者容易患癌症是個不爭的事實了。維他命 C 的長期缺乏，使吸煙者的免疫能力下降，也導致了癌症的發生。同樣，如果一個人大量出汗，也會損失大量的維他命 C。我在本書中講到很多因為氣虛而容易出汗、感冒的人，或者是因為陰虛，睡覺時容易盜汗的人，他們肯定都比常人容易疲勞，容易感冒，這和他們隨着汗流失掉很多維他命 C 有很大關係。

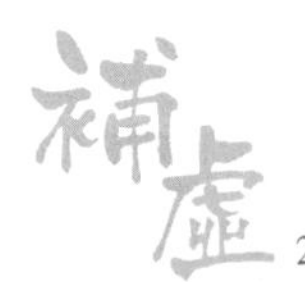

幫助消化的酵母片＝「精神性維他命」

和維他命 C 一樣，可以對疲勞起作用的還有我們吃的糧食、豆類中可以提供的維他命 B1。中國是農業大國，中醫裏早就有「五穀為養」的飲食主旨，這種經驗之談的科學基礎，就是糧食和豆類裏富含的維他命 B1。

我探訪一個醫生朋友，發現他們家的茶几上擺着「酵母片」（含有豐富的維他命 B 群），聊天的時候想起來就嚼幾片，我很奇怪，就問:「你哪有那麼多消化不了的東西呀？」他笑，說:「這幾天舌苔特膩，胃口也不好，怕是有濕了，吃點兒免得麻煩鬧大。」

從他那兒，我知道了一個經驗之談：如果你這幾天食慾特別不好，舌苔還很膩，找中醫看的話一般會說你脾胃有濕熱，這種情況如果不改善，濕熱長期鬱阻在體內，胃口會愈來愈差，而且疲勞感會加重。特別是夏天的七八月份，那在中醫裏稱為「長夏」，是脾所主的季節，也就是在這個季節中，脾胃是最容易出問題的，原因就是因為天氣太潮濕，會困住脾氣，而脾是主肌肉的，脾被困了，肌肉就要無力。所以，人在濕熱的夏天，身體會感到沉重，頭也像被濕布裹了一樣，很重、很倦。這個時候，中醫會建議你吃參苓白朮丸或者是二陳丸。

這兩種中成藥裏都有比較燥的藥物，能夠祛除濕氣，所以在某種意義上也是一種抗疲勞的藥，但這裏的疲勞是因為感染濕邪引起的，比如，夏天的暑濕感冒之後，人會有很長時間感到疲勞，因為此時濕性很重，而且黏膩難去。如果是冬天感冒的話，感冒好了最多還有咳嗽，但如果是暑濕感冒之後，即使感冒的症狀消失了，人還總是覺得疲倦，身重甸甸的。如果看看舌頭，舌苔很厚、很膩，用刮舌板都刮不乾淨的，就是濕邪沒乾淨。

這時候的疲勞，絕對不能靠人參來補，那樣的話，會把髒東西，就是濕邪留在身體裏，中醫上叫「閉門留寇」。只有當舌苔乾淨了，才能考慮吃人參之類的補藥。如果舌苔一直不乾淨，就只能用參苓白朮丸或者是二陳丸抗疲勞了，其實更恰當地說應該是去濕滯。在吃這兩種藥的時候就可以加點兒酵母片，你會發現，舌苔很快就變乾淨了，食慾不振的現象也明顯好轉，自然也就避免了繼續發展下去的濕邪阻滯引起的疲勞。從我那位醫生朋友那兒，我知道了這麼個偏方，用酵母片能幫助去脾胃的濕滯。所以如果你是脾胃虛、有濕的人，中醫肯定建議你儘量吃發酵麵糰做的主食，也是要借助其中酵母的力量祛濕。

其實，維他命 B1 以輔酶的形式參與人體內糖的分解代謝，有保護神經系統的作用，可以促進腸胃蠕動，增加食慾。因為它對神經組織和精神狀態有積極的作用，所以維他命 B1 又被稱為「精神性的維他命」，因此，用它抗疲勞是有理論依據的。

能抗疲勞的維他命都弱不禁風

直接和疲勞相關的維他命是維他命 B1 和維他命 C，而這兩種維他命又是中國人的飲食中最容易缺乏的。之所以缺乏，不僅僅是因為沒吃夠含有這兩種物質的食物，還因為吃進的食物中這兩種維他命已經損失很多，想借食物來補充維他命的初衷不能達到。

維他命 C 和維他命 B1 都是水溶性的，水溶性維他命對熱的穩定性比較差，遇熱就容易被分解破壞。不僅如此，水洗、焯、冷卻和過濾等我們日常的食物加工過程，都可使其流失，最多的時候可以損失 60%！比如，你為了補充維他命 C 去吃番茄，但吃之前先要用洗滌劑洗，然後又用熱水燙，最後甚至還要榨汁，到你喝進去的時候，估計維他命 C 也就剩下一半了。而蘋果皮中的維他命 C 含量比果肉高三至十倍；柑橘皮中的維他命 C 也比汁液含量高；馬鈴薯表層的維他命含量也通常比內部高。遺憾的是，含量最高的那部分，經常是我們不得不捨棄的，所以額外的補充還是有必要的。

這也是為甚麼很多人雖然每天沒少吃蔬菜水果，但因為缺維他命引起的疲勞仍舊比比皆是的原因。怎樣儘量減少食物中維他命 C 的損失呢？

首先，易被氧化是維他命 C 的特點，所以水果、蔬菜等含維他命 C 高的食物一旦切開或切碎暴露在空氣中，維他命 C 就會被氧化破壞，因此只要切開了就要抓緊吃。

其次，維他命 C 不耐熱，蔬菜如果煮五至十分鐘，維他命 C 損失率可達 70% - 90%；如果擠去原汁再浸泡一小時以上，維他命 C 損失可達 90% 以上。中國人包餃子，喜歡把菜焯一下之後再擠掉水分，估計那樣吃進去的餃子也只有果腹作用，別指望餡裏的維他命 C 來「維持生命」了。西方人喜歡吃生的蔬菜，這是個很健康的方式，值得中國人借鑒。

如果炒菜的時候加了鹽、醋，或有膠體物質（能溶於水或在水中分散的物質，可形成黏稠、滑膩的溶液或凝膠）存在時，維他命 C 的損失就減少一些，所以，在家裏做菜的時候，可以在油熱起鍋時將蔥花和鹽一齊下鍋，並加放一定量的食醋，或者早一點勾芡，這對保護維他命 C 有好處。

與此同理的是，拌涼菜時加醋能減少維他命 C 的損失，因為維他命 C 在酸性溶液中比較穩定。

很多人吃生的蔬菜前會仔仔細細地清洗，甚至要用消毒劑，擔心蔬菜上沾了帶有細菌和病毒的糞便，這也是過去我們的衛生教育中屢屢被強調的。事實上，現在的蔬菜用農家肥的很少，我們大部分人吃的蔬菜基本是施化肥的，因此沒有直接沾染糞便中細菌的機會。從這個角度看，消毒的意義就不大了。如果你了解了這個原理，就可以適度地把握清洗程度了。

維他命 B1 主要存在於種子的外皮和胚芽中。遺憾的是，維他命 B1 太弱不禁風了，在高溫或鹼的作用下就會被大量破壞，例如作為中國人主食之一的饅頭，顯然必經高溫和鹼。我

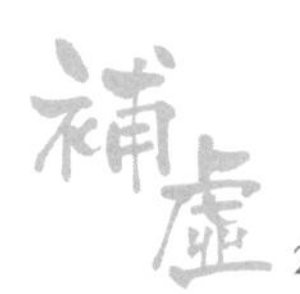

們使用的發酵粉，成分就是弱鹼，雖然饅頭蒸熟了，但營養可能已經損失 50% 以上了。還有麵條，我們也喜歡加鹼，因此維他命 B1 損失也很大，水煮麵條時，維他命 B1 的損失率可達 25%……好在酵母中含豐富的維他命 B1，所以我那醫生朋友用它化濕健脾的同時，也補充了充足的維他命 B1，這算是內行人的聰明之舉吧。

後來我才知道，我那醫生朋友也會自己蒸饅頭，但用的都是「乾酵母」，因為裏面含的維他命B1 多，用它代替鹼性的「發酵粉」，不僅保留了糧食中的維他命 B1，而且蒸出來的饅頭有一種香味。

超市裏賣的「發酵粉」、「泡打粉」，一般的成分都是小蘇打，是鹼性的碳酸氫鈣，不含酵母，也沒有維他命 B 群。只有明確寫明乾酵母成分的才有酵母，其中含有豐富的維他命 B 群。用「乾酵母」發麵糰的時候，搓麵糰的水不要過熱，40℃左右就可以了，否則會將酵母菌燙死，麵糰就發不起來了。如果在用酵母發麵糰的時候加點糖，麵糰會發得更快、更好。

雖然維他命 B1 對疲勞的改善最直接，但如果額外補充的話，還是補充複合維他命好一些，因為維他命 B 群在功能上有互相配合之處。

不衰老不疲勞的養生方
維他命缺乏時引起的問題

缺乏維他命 A

夜間視力下降，從光亮處轉到黑暗處時眼睛很難適應，看電腦或電視時感到眼睛乾澀，皮膚乾燥，容易患呼吸道感染等。

含豐富維他命 A 的食物

魚肝油、動物肝臟、紅蘿蔔、黃綠蔬菜、蛋類、牛奶、乳製品、忌廉、黃色水果。

缺乏維他命 B1

容易疲勞、肌肉痠痛、腿腳麻木、情緒低落、食慾不振、工作能力下降等。

含豐富維他命 B1 的食物

動物內臟（肝、心及腎）、肉類、豆類、花生及五穀類、堅果。

缺乏維他命 B2

口角疼痛開裂，嘴唇腫脹疼痛，舌頭疼痛，眼白部分出現血絲，眼睛容易疲勞等。

含豐富維他命 B2 的食物

動物肝、腎等內臟，乾酵母、奶、蛋、豆類、堅果類和葉菜類等。

缺乏維他命 C

牙齦腫脹出血、容易疲勞、抵抗力下降、皮下易出血等。

含豐富維他命 C 的食物

奇異果、鮮棗、士多啤梨、枇杷、橙、桔、柿子。

漂浮療法——徹底修復身心

「漂浮療法」起源於二十世紀五十年代，是美國近十年來發展起來的一種心靈治療方法，目前正在歐美迅速普及。漂浮者可以通過漂浮將生活中的煩惱忘得一乾二淨，盡情地感受寧靜帶來的快樂。在寧靜中，身體與思想從緊張中慢慢地恢復過來。走出漂浮室時，會覺得渾身輕鬆、神清氣爽，好像換了一個人。研究者的結論是：一小時的漂浮相當於沉睡八小時，按摩四小時。

漂浮、泡澡為甚麼能消除疲勞？

和運動必須付出的辛苦相比，漂浮就很舒服了，不費吹灰之力就能讓身體分泌「快感激素」。只要漂起來，人的意識就會產生暫時的「虛無」或「空白」，身體就能充分地放鬆，緊張、焦慮、頭昏、疲勞等症狀，就會馬上被驅除。

每個人都有不同的緩解疲勞的方法，不少人會選擇洗一個熱水澡或者泡一個香薰澡，疲勞確實能很快減輕，接下來似乎可以開啟新的一天了。

於是很多能薰香的東西開始大賣，但真的解除疲勞的可能不只是香味，更重要的是這個泡澡的「泡」。因為醫學上有個去除疲勞的辦法，就叫「漂浮療法」，就是一種不會沉底的「泡」。

這種不沉的「泡」，其實就是在一個類似浴缸的漂浮器中，注入飽和的鹽溶液，這樣的液體比重比人體的大，類似「死海」，人躺在裏面會漂浮起來。與此同時，周圍的燈光會熄滅，漂浮的人還可以用塞子塞住耳朵，只聽到治療師的指導語，或者是特定的音樂、影像。

這樣的漂浮真能緩解人體的疲勞嗎？是的，現在的研究發現，漂浮的時候，人的大腦會釋放出一種叫做「內啡肽」的物質。「內啡肽」還有一個更加形象的名字，叫「快感荷爾蒙」或者「年輕荷爾蒙」，是一種可以抗疲勞的激素，能產生類似打了嗎啡一樣的舒適感、欣快感。其實，當我們疼痛的時候、受到刺激的時候，身體都會產生「內啡肽」，為的是用快感遮蓋痛感。

我們在生活中有兩種常見的刺激會讓人上癮。一種是吃辣椒，很多人吃辣椒愈吃愈上癮，為甚麼上癮？也是「內啡肽」在起作用：辣味刺激舌頭、嘴的神經末梢，大腦會立即命令全身「戒備」，人就會心跳加速、唾液或汗液分泌增加、腸胃加倍「工作」，促進「內啡肽」的釋放。如果再吃一口，腦部又會以為有痛苦襲來，又會再次釋放出更多的「內啡肽」，人們也就因此「辣上癮」了。同樣的，運動也會「上癮」。每天跑三千米的人，你讓他突然不運動，他會很難受，好像能量沒處散發似的。運動時人體的「內啡肽」也會大量分泌，雖然大汗淋漓、腰痠腿痛，但洗個澡之後就會覺得特別暢快舒服，那就是「內啡肽」的作用，停止運動就剝奪了人體內啡肽釋放的機會，所以會覺得很不舒服，很憋悶。

但是，並非所有的運動都可以產生這種效果，運動強度和時間一定要足夠，才能使「內啡肽」分泌出來，比如前面說的每天跑三千米之類，至少要中等偏上強度的運動，比如健身操、跑步、登山、羽毛球等，並且運動三十分鐘以上，才能刺激「內啡肽」的分泌，才能上癮，也才能真正嚐到運動的快感，接下來的睡眠也會睡得踏實。

和運動必須付出的辛苦相比，漂浮就很舒服了，不費吹灰之力就能讓身體分泌「快感激素」。只要漂起來，人的意識就會產生暫時的「虛無」或「空白」，身體就能充分地放鬆，緊張、焦慮、頭昏、疲勞等症狀，就會馬上被驅除。

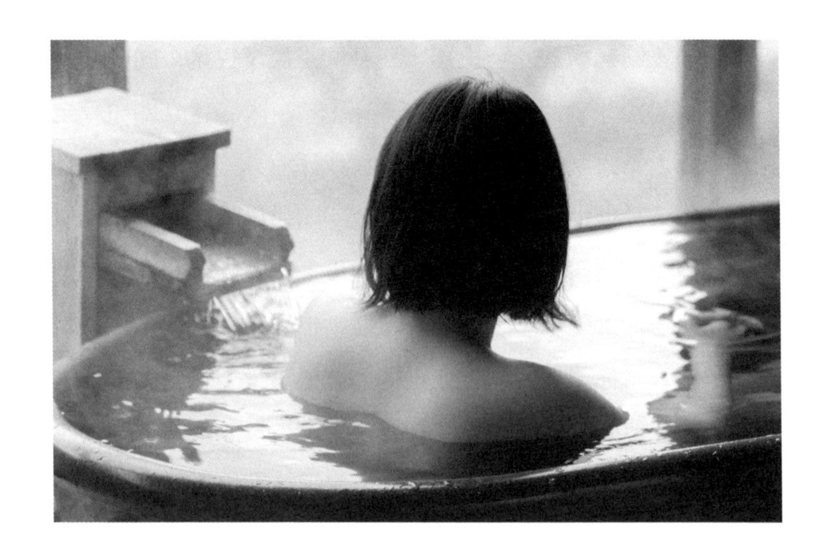

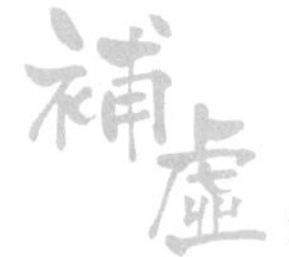

「漂浮療法」相當於中醫的「入靜」

其實，「漂浮療法」很像中醫說的「入靜」。「入靜」就是通過呼吸、姿勢和心理的調節，進入一種真正的安靜狀態中。此時，人的腦袋是清醒的，但是沒有雜念，也沒有煩心事。打個比方，每天清晨你剛剛醒來的那一會兒，你肯定不會去想該交的文件還沒交，該交的泊車月費還欠着這樣的事情，總之心裏很靜，很清澈，也很輕鬆。

在那種狀態中，你會有「視而不見，聽而不聞」的感覺。「視」和「聽」都是最基礎的生理功能，這些功能都在，但是「不見」和「不聞」卻是大腦的思維過程，是高級的生理功能，在你安靜的時候，大腦不思維了，這時你的人才是最放鬆的，才有可能真正放鬆。進一步說，人如果經常能處於這個狀態中，也就可以不生病了。

舉三個例子來說明入靜的作用。

第一個例子是，有個腫瘤醫生，他的癌症患者中，有的人在得癌之後又得了思覺失調，本來是個「雪上加霜」的事，但誰料到，多少年之後，其他沒有思覺失調的癌症患者雖然歷經各種治療，最終還是去世了，但這些精神病患者，雖然思維依舊混亂，但他們的癌症卻好了。

第二個例子是，很多腦退化患者，如果家人照顧得好，不讓他們被外傷所襲，他們是很少再生病的。家裏人都感冒了，他們也不被傳染；原來沒腦退化前，一吃涼的就胃病就發作，腦退化之後，就是在冬天自己去亂喝涼水，居然也沒再出現胃病……「傻吃傻睡」的身體竟然比他們的兒女都結實。

第三個例子是，在美國，科學家發現，有一種人是不會得癌症的，那就是患「唐氏綜合症」的人，患者先天癡呆，卻不會得癌症。

這三個例子有個共通性：事例中的人都沒有正常人的思維能力，處於一種「虛無」狀態，用老百姓的話講是「沒心肝」，而恰恰是這種「沒心肝」的狀態，保證了他們身體的健康。

中國的「病」字，裏面是個「丙」，「丙」字與「天干」中的「心」相對應，古人之所以將「丙」字，而不是「甲」或「乙」放在「病」字裏，就說明古人早就意識到，人之所以生病，和心、心事、心裏的雜念有很大關係。

在同樣的外因影響下，生病與不生病，歸根結底在於這個人的內在抵抗力。一個「心重」的、思想複雜的人，身體受到情緒的影響就大，別人是小病，他就可能是大病，因為他們的高層次功能對下層的抑制過重，所以就比「心寬」的人更容易得病。

因此，中醫歷代傳統養生文化的中心，都是強調「心靜」，比如道教主張「自然、無為」，佛教主張「空、戒」。中國古代名醫養生之道講究「靜者壽，躁者夭」、「養生以調神為主，調神以不用神為主」，最終的目的都是要不用神，就是不動「心」，讓「心靜」。**「心靜」了，胃腸就能正常蠕動，血管**

就能自然舒張，免疫系統就能具備正常的抵抗力，人就可以不疲勞、不生病。

古代的長壽者以高僧、禪師居多，他們雖然衣食非常儉樸，甚至常年風餐露宿，卻很少生病，盡享天年，就是因為他們始終空靈虛靜，心無雜念。現在很多人卻只學到一點兒皮毛，比如不吃肉只吃素。但如果只是食物素而「心」裏不素、不靜，怎麼可能期待有高僧那樣的身體狀態呢？

前面說的思覺失調或腦退化患者，因為他們的大腦皮層已經失去了控制身體的能力，所以下級就可以極端地發揮它們的潛能，你別小看這種潛能，它是可以戰勝包括癌症在內的絕症的。這一點，西醫的鼻祖希波克拉底就說過：「最好的醫生是人體的本能。」顯然他也是見識過人體本能之後才會說這句話的。之所以我們現在需要醫生來幫助身體的本能來戰勝疾病，不僅是因為我們的醫學發達了，同時，我們的人腦也發達了，思維發達了，控制下級的高級中樞發達了，心亂了，病也就多了。

雖然我們不必為了長壽、為了不會得癌症，真的把自己變成沒心肝的思覺失調或者腦退化患者，但儘可能地減少心裏的雜念顯然是有利於健康的，從這個角度上說，能近似（只能是近似）達到「入靜」的「漂浮療法」確實是可以嘗試的。

日本人喜歡浸溫泉，所以與此相關的研究也多。他們就曾經對泡澡做過實驗，一組人淋浴，一組人泡澡。結果發現，泡澡的那組血液中的白細胞數量降低，而淋巴細胞的數量升高，而淋浴的那組則相反。白細胞是抵禦細胞侵襲的，淋巴細胞是修復身體的，只有在副交感神經興奮，人體處於放鬆、休息狀態時才會出現這種情況，也就是說，泡澡確實在從根本上緩解了疲勞。

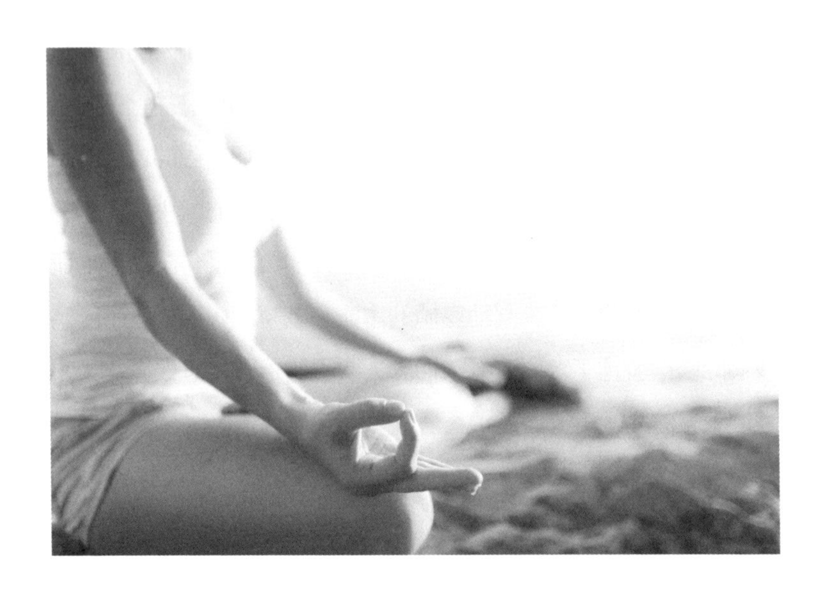

家裏的浴缸也能幫你喚起快感

「漂浮療法」起源於二十世紀五十年代，是美國近十年來發展起來的一種心靈治療方法，目前正在歐美迅速普及。漂浮者可以通過漂浮將生活中的煩惱忘得一乾二淨，盡情地感受寧靜帶來的快樂。在寧靜中，身體與思想從緊張中慢慢地恢復過來。走出漂浮室時，會覺得渾身輕鬆、神清氣爽，好像換了一個人。研究者的結論是：一小時的漂浮相當於沉睡八小時，按摩四小時。

漂浮室比單人床稍長一點，高度為 1.12 米，開着一扇小門供人進出。漂浮池裏有三十厘米深的鹽水溶液，這個鹽溶液相當濃，好像一個床墊子，人躺在上面就會漂浮起來，如同太空人在太空中一樣。漂浮池裏溶液的溫度保持在 34℃ - 34.9℃，這個溫度是皮膚表面的溫度。這個溫度人體感覺不到冷，也感覺不到熱，水溫雖有微小變化，但漂浮者感覺不到。

你就靜躺在那兒，一動不動，任身體漂浮着。漂浮十至二十分鐘後，你就處在半睡眠狀態，這時時間好像已經不復存在，就和「入靜」要達到的感覺接近了。經常能「入靜」的人都有個感覺，清晨打坐一會兒，會有神清氣爽的效果，比睡覺的休息效果還好，只是「入靜」需要通過訓練，相比來說，漂浮顯然更容易。

其實人的疲勞很難完全說是身體原因還是心理原因，但漂浮治療顯然是身心兼顧的。

走出漂浮室，療效還在發揮。你好像發現了一個新的自我，特別是最初的療效非常明顯，好像真是覺得自己年輕了幾歲，看到外邊的色彩都格外明亮，見到人也變得高興與和藹可親，思路變得敏捷了，疲勞的感覺一掃而光。

這些療效最長可以持續兩周，而且你的肌體彷彿也有自己的記憶，即使你回家用浴缸洗澡，還會有漂浮的感覺，這個效果可以持續幾個月。而且，漂浮療法是有積累效果的，你漂浮的次數愈多，重喚記憶也變得更加容易。

如果在家裏，不便於漂浮，可以在浴缸裏泡浴，同時薰香薰。香薰是最近時興的養生療法，其實也是想借助香味幫助大腦全面放鬆，大腦只要放鬆了，對下級身體的管制就會減少，身體的本能一恢復，疲勞乃至疾病就緩解了。只是香薰不像「入靜」或者「漂浮」那樣，已經得到了很多人的檢驗。

其實這與人有關，不管在甚麼環境中，只要你保持「入靜」的那種狀態，就都是緩解疲勞的辦法，「香薰」只是輔助。正所謂「大隱隱於市」就是這個道理，只要你真的安靜了，甚麼樣的香味其實倒無所謂了。

單靠膠原蛋白不能美容

膠原蛋白是大分子，皮膚是絕對不允許任何大分子物質通過皮膚進入身體的，這是皮膚作為身體最大的器官肯定要堅守的職責。要想使皮膚有彈性，只能增加自身的膠原蛋白合成，但是，這並不是吃膠原蛋白就能美容的依據，因為膠原蛋白不是「優質蛋白」！

吃膠原蛋白的各種美容製劑，直接往臉上抹膠原蛋白，是很長時間以來女人信賴的美容新法。

既然膠原蛋白有使皮膚變得緊繃的效果，如果直接抹在臉上效果豈不更好？如果把膠原蛋白吃進去，豈不更是從根本上補起嗎？

事實絕非如此！因為要想改善皮膚狀態，只能通過內裏的營養建設來完成，**因為膠原蛋白是大分子，皮膚是絕對不允許任何大分子物質通過皮膚進入身體的，這是皮膚作為身體最大的器官肯定要堅守的職責。要想使皮膚有彈性，只能增加自身的膠原蛋白合成，但是，這並不是吃膠原蛋白就能美容的依據，因為膠原蛋白不是「優質蛋白」！**

如果把我們的身體比作一座樓房的話，食物中的蛋白質，就類似蓋樓房時的鋼筋水泥，是身體結構的重要組成，所以，必須不斷補充，特別是四十歲之後。如果蛋白質的攝入量變少了，肌肉會減少，骨骼會壓縮，上了歲數的人身材會變得不緊致，身高會降低，乃至皮膚皺紋、沒彈性等，這就是原因之一。

但是，並不是所有的蛋白質都能如你所願地補充在你希望的部位，比如皮膚上，如果想讓你吃進去的蛋白質對身體的結構有所幫助，那麼，這個蛋白質必須是「優質蛋白」。蛋白質吃進去經過消化，要以氨基酸的形式進入身體，然後再根據身體的需要，在體內重新組合。就好像進口車為了避稅，先拆成零件，過了海關，進到國內再重新組裝。「優質蛋白」的含義就是，在蛋白質吃進去，經過分解吸收之後，包含了人體必需的氨基酸。所謂「必需氨基酸」，就是人體自己不能合成，必須借助食物的。只有含有「必需氨基酸」的蛋白質，才能在體內重組成對身體結構，包括皮膚有用的蛋白質。魚、肉、蛋、奶和大豆製品都是「優質蛋白」的提供者，膠原蛋白之所以一直不被專家認同，就是因為膠原蛋白在分解後，缺少一種人體必需氨基酸，所以，不可能單憑吃膠原蛋白來合成人體建構時所需的蛋白質。

蛋白質的吸收有個特點，要每天吃，但每天都不必多吃，因為前一天吃的利用不了就排泄出去了，吃多了也留不住，不可能為第二天的不吃預留出來。

我們的食物包括三大類，蛋白質、脂肪、碳水化合物，後兩種如果吃多了，吸收不了，會存儲在體內，轉化為脂肪，惟獨蛋白質沒這個能力，一旦超過身體的需要，就要通過腎臟排出體外。所以，有的時候我們身體檢查的時候，會發現「尿素氮」這個指標超標，如果僅僅是這一項超標，身體又一向很好，那多半不是腎臟出了問題，而是身體檢查前你攝入的蛋白質太多了，超過了身體的需要量，腎臟加班代謝導致的指標偏高。

一旦這個指標偏高，也就意味着，你的腎臟為了你多吃進去的蛋白質，要比平時多工作很多，腎臟因此會非常辛苦。這也是為甚麼得了腎病的人，醫生一定會囑咐他要吃「優質蛋白」飲食的原因，因為不管是甚麼蛋白質，都要加重腎臟的工作。本身不是「優質蛋白」的膠原蛋白，和優質蛋白一樣，在代謝時也要勞駕腎的辛苦工作，對腎功能負擔的增加是一樣的。

除此以外，動物皮一般都是脂肪含量較高的，一方面有熱量過多的問題，一方面也給脾胃的消化帶來負擔。因為與碳水化合物相比，脂肪和蛋白質在胃裏的排空時間都要長很多，所以它們更難消化，更容易加重脾虛，或者因為不能及時排出而成為中醫說的「濕」，這兩點對美容本身都有確切的損害。也就是說，你要冒着腎臟負擔過重，脾氣被消耗，甚至「濕重」的危險，吃一種還未必能吃到臉上的「美容劑」，確實物非所值。

想要改善皮膚狀態，蛋白質是必須的，而且是優質蛋白，除此而外，人體還必須有利用蛋白的能力，這個能力就是中醫的「脾氣」。過去的很多閨秀、小姐，現在很多生活條件好的女人，按理說她們的食物中是不會缺少蛋白質的，但她們並沒把皮膚吃好，甚至年紀輕輕就頂着一張黃臉，為甚麼？就是因為身體弱、脾氣虛，營養雖然足夠，但是不能為皮膚所用，非但不是好皮膚，看中醫的話肯定還有「血虛」問題，這個時候中醫會開給她們補氣養血藥，比如黃芪、白朮、當歸、大棗等，其實就是給身體增加一點利用優質蛋白的工具和能力，使優質蛋白能被運到皮膚、肌肉這些「目的地」。換句話就是，如果你脾氣不虛，精力旺盛，不會動不動就覺得疲憊不堪，只要保證正常飲食，食物中的優質蛋白，是足夠保養你的皮膚的。

可能有人會問，既然如此，為甚麼驢皮做的阿膠會被中醫認定是補血養顏的呢？

這是當時民情決定的。中國不是富足國家，動物類食物不足，優質蛋白不足是我們父輩之前生活中的常態，一年吃一次肉的大有人在，很多人會因此而貧血，那時候的「血虛」更多地包含了「貧血」問題。過去的「血虛」，問題出在原料不足上，而現在的「血虛」，則是沒本事利用已經充足甚至過剩的原料。

阿膠畢竟是動物蛋白，是「血肉有情之品」，在動物性食物稀缺的時代，自然就成了難得的補品，比植物性的藥物更能直接生血。而且，中醫用阿膠時，多配合補氣藥，類似黃芪、當歸、大棗之類，也是增加身體對這難得營養的利用能力。

用「肉毒素」抗皺不及養脾補腎功效好

現在新型的護膚化妝品層出不窮，其中之一是肉毒素，多用它來抗皺。人們一開始接受肉毒素比較困難，因為一看名字就嚇一跳，事實上，肉毒素的作用也確實是通過它的毒性來發揮的。

皺紋之所以出現，無非是皮膚失去彈性，皮膚下面的肌肉在運動時候產生的紋路，不能被皮膚遮住了，所以，治療皺紋有兩個辦法，一種是使皮膚增加彈性，一種是不讓肌肉運動、在出表情的時候不出現那麼明顯的紋路，肉毒素就是針對後一種的，它原本是種麻醉劑，能使肌肉不再聽神經的使喚，用在治療皺紋時，就是使人在笑的時候肌肉不再配合着做動作，也是對肌肉起了麻痹作用。

因此，但凡是因為肌肉運動產生的皺紋，多是表情紋，比如抬頭紋、魚尾紋、法令紋，都是可以使用肉毒素的，當然，代價就是局部僵硬，表情可能不那麼真實了，而那些因為皮膚乾燥、彈性少了而出現的小皺紋，用它就不適合，因為那種皺紋的產生不是肌肉運動的結果，肉毒素自然無用武之地。

除了皺紋，瘦臉的時候也會用得到肉毒素，特別是當你臉型過胖或者過方，是因為咬肌過分發達導致的，肉毒素確實有幫助。注射之後你會感到咬東西沒力氣，逐漸地咬肌因為麻痹不運動就會萎縮，你的臉會因此瘦下來。包括小腿肌肉發達而導致的小腿粗壯，理論上也可以借助肉毒素，同樣是使肌肉萎縮而達到瘦腿目的，只不過在瘦腿的同時，你走路會感到力不從心，畢竟剝奪了一部分肌肉的運動能力。

無論是去皺還是瘦臉瘦腿，都是通過肉毒素對生理功能產生抑制作用，都是消極的，但好處在於，肉毒素是可以代謝的，一般一次注射後半年就代謝完了，它們對肌肉的麻痹作用也就消失了，當然，此時你的皺紋也會捲土重來，肌肉也會再豐滿回去，如果你癡迷這種效果，就需要再次注射。但它的這個代謝特點也能保證只要劑量合理，一般不會有中毒的問題，包括這次注射的部位不對、效果不好，下次可以換個位置，換個水準高的醫生，一切還可以重來。

很多荷里活明星，在出席大型典禮之前，會使用肉毒素，如果醫生水平高，位置選擇得當，又有大把的銀子可以消費的話，確實可以在一定程度上保持容顏不老，但對一般人來說，這只是權宜之計，至少不是生活中可以採取的常用方法。

其實，即使是皺紋能消除，但人的年齡還是可以通過皺紋之外的很多細節看出來的，其中包括眼神，也包括面部線條。後者很重要，它決定了一個人神態的生動與否，而決定面部線條的是臉上的表情肌。

表情肌是進化到人之後才有的，和人類是近親的猩猩猴子，是沒有表情肌的，所以，它們雖然可以模擬人類的一些舉

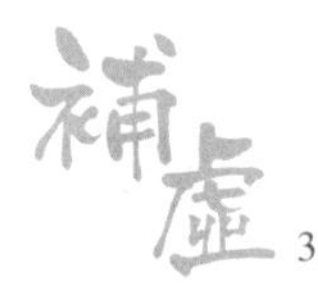

止，智力可以達到人類三四歲孩子的水平，但是因為進化程度不夠，表情肌這個高級組織還沒有進化出來，所以，你看不到它們表情的變化，其他低等動物就更不用說了。

在生物進化過程中有個鐵律：愈是高級的器官組織，進化成熟得愈遲，退化得也愈早，表情肌因為是進化程度很高的組織，所以也是人體中退化很早的一個。人老了，面容會變得慈祥，其實就是表情肌退化萎縮，使線條不那麼鮮明，不那麼有棱角的原因，而人在逐漸衰老的過程中，即使年輕時很漂亮，即使用了各種抗皺的辦法，人也會顯出老態，其中原因之一就是表情肌的退化。

而維持表情肌有彈性、遲退化的根本，不是各種外用的護膚品，而是人體保持健康，至少不能未老先衰。如果你的生理年齡和身體年齡同步，或者身體年齡能小於生理年齡，面部的變化就會小，人就顯得年輕，從這個道理上講，**真能保證容顏不老的，不是包括肉毒素在內的新型護膚品，而是充足的正氣，不能有中醫說的「脾氣虛」或者「腎氣虛」，因為這兩種情況都是在人體衰老或者未老先衰時出現。**

如果你動不動就覺得疲勞，要麼過胖，要麼過瘦，身上的肌肉張力很小，鬆垮垮的，這就是脾氣虛；如果你總比別人怕冷，到了夏天也手腳不溫，喝點兒水就上廁所，夜尿很多，這就是腎氣虛，這兩種體質或者狀態如果長期存在，即使是肉毒素，也很難維持青春的容顏，因為你的表情肌先退化了。

各種外用祛斑法成效不如疏肝解鬱

皮膚的老化主要是因為日曬，為了防止自己變老，遇到過強的陽光時，皮膚就要自己產生黑色素覆蓋在皮膚表面，好像給皮膚打了傘一樣，以此避免日光對身體的傷害，這些黑色素就是斑點形成的基礎。

曾經有過很多類似報道：為了美白祛斑，用了偽劣的化妝品，結果斑點雖然去掉了，但是把皮膚毀了，甚至留下永久的疤痕。這種情況一般都是那種承諾「速效祛斑」甚至「當場祛斑」的不正規美容院或者診所。能如此神效地使斑點消失，惟一的辦法就是腐蝕，通過對斑點處皮膚的腐蝕，「燒」掉斑點，後患自然可想而知。

後來，祛斑的辦法愈來愈先進了，比如光子嫩膚祛斑，和腐蝕祛斑相比，這個辦法肯定相對上較為安全，但是，即使如此，去掉斑點之後就能一勞永逸了嗎？如果是個負責任的醫生，他肯定會告訴你，祛斑後要特別注意防曬，否則斑點很快就要捲土重來，之所以如此，要從斑點的產生說起。

皮膚的老化主要是因為日曬，為了防止自己變老，遇到過強的陽光時，皮膚就要自己產生黑色素覆蓋在皮膚表面，好像給皮膚打了傘一樣，以此避免日光對身體的傷害，這些黑色素就是斑點形成的基礎。所以，日曬是產生斑點的第一誘因，在此基礎上，每個人長不長斑點，長多少是不同的，這就由體質決定了，如果家族裏的人多斑點，她就有了這個易患因素，這是遺傳決定的，**而更多的人是因為身體內在出了問題才長斑的，其中最典型的就是中醫說的「肝鬱」，凡是肝氣鬱滯者，他們長斑的機會就比別人多**，同樣受了日曬，別人可能還沒反應，但她已經「滿臉開花」了。

有人做了相關研究，先把一群試驗用小白鼠，通過激惹等刺激，惹怒小白鼠，使牠們像人一樣處於「肝鬱」狀態中，結果發現，這些小白鼠皮膚的黑色素明顯增加了。還有一個實驗發現，用補氣、補血、解鬱的中藥治療的病人，他們黑色素形成時的關鍵物質——絡氨酸酶的活性降低了。絡氨酸酶是黑色素形成中最重要的酶，它的數量或者活性的增加，可以加速斑點的形成。

人的皮膚細胞的週期是二十八天，即使你沒有使用腐蝕性的辦法，而是使用安全的先進的辦法祛斑，只要體內長斑的基礎，比如導致絡氨酸活性增高的原因不去除，就算你把斑點去掉了，二十八天後，等這些去掉斑點的細胞死亡之後，重新長出的細胞仍舊是帶着斑的。所以，只有從根本上降低黑色素形成的因素，同時防曬，才能避免斑點的層出不窮。因此，能降低絡氨酸酶活性的中藥才是祛斑的根本大法，這也是為甚麼你因為臉上的黃褐斑去看中醫時，醫生會給你開逍遙丸或者以逍遙丸為基礎的方子，因為逍遙丸是疏肝解鬱的經典，肝鬱解除之後，氣滯和血虛等引起斑點產生的症結也就都迎刃而解了。

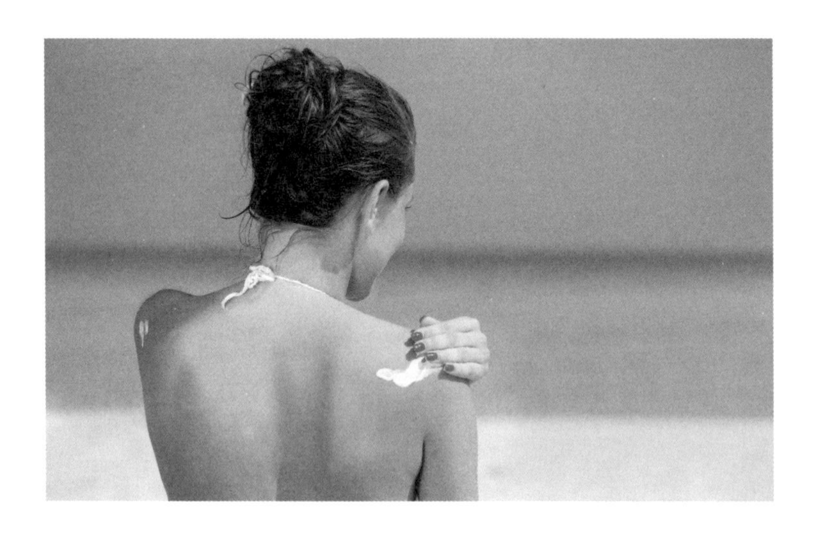

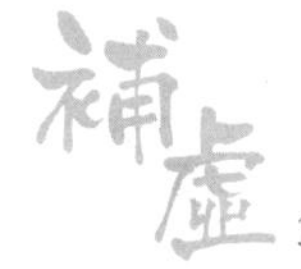

保濕劑不能全面解決皮膚缺水

在所有的美容護膚品中，我最認同的一個是防曬的，另一個是保濕的。防曬是因為只有減少了日光的照射，才能最大限度地避免皮膚老化，所以最理想的護膚是不論春夏秋冬，只要在室外，甚至不在室外，只要靠着窗戶，都要使用防曬霜，只是指數可以有所區別，這樣才是對皮膚的最全面防護。至於保濕，人體的70%都是水分，任何一個組織器官裏的細胞，都必須在水環境下才能發揮其生理功能，皮膚也不例外。很多人的皺紋、憔悴是因為皮膚缺水，而保濕則能鎖住皮膚的水分，延緩衰老的到來。

最近很流行一種保濕劑叫透明質酸，又叫玻尿酸，這種物質原本就存在於人體和動物體內，比如組織之間、關節、眼球內，起的是黏合、潤滑和保護的作用，同時具有很好的保水作用。目前很多護膚品已經用到了它，對於鎖住局部水分確實有幫助。

但是，就算你買到了透明質酸的產品，解決了保濕的問題，是不是皮膚就此不再會因為缺水而出現皺紋乃至衰老呢？那還要看你皮膚的局部有多少水可以保，如果本身就缺水，再好的保濕能保住的也是有限的水分，所以，首先你得保證皮膚不缺水。

皮膚或者身體缺水不是靠口渴與否來判斷的，一旦缺水，很多時候是你還沒覺得口渴的時候，身體馬上就要把有限的水分，率先分配給心、腦、腎等重要器官，皮膚相對於它們來說是次要的，所以這個時候皮膚已經在忍受缺水的困擾。不信你去問問那些皮膚不好的人，很多人是喝水少的，甚至因為上班忙，白天一整天都不怎麼喝水，進了家門才意識到渴得不行了，這種習慣其實最受傷的就是皮膚。

最正確的檢驗缺水與否的標準，是看小便的顏色，只要小便的顏色發黃了，不再是淡黃或者是透明的，就意味着身體已經缺水了，要馬上補水。一個人一天至少要喝下一千八百毫升水，換算成杯子的話，是八至十杯。

除了足夠的飲水，還有一個問題是，怎麼保證喝進去的水確實被運到了皮膚上？這個問題恰恰是很多女性面臨的。她們其實喝水不少，但是總覺得口渴，皮膚也因此很乾，喝的水到哪裏去了？都被尿出去了，她們會抱怨說，自己不敢喝水，因為喝了就要去廁所，這種人如果單純保濕就達不到效果，因為水分很少能達到皮膚，她們在保濕的同時，更需要提高水的利用能力，這才能使保濕之品有得可「保」。

人只要活着，水分就要不斷蒸發。即使你沒有出汗，沒覺得熱，這種蒸發也照樣進行，這在醫學上被稱為「無感蒸發」，水分在你毫無感知的情況下，從身體內裏蒸發到體表。這個過程中，皮膚進行了最徹底的補水和保濕，如果能在這個基礎上，

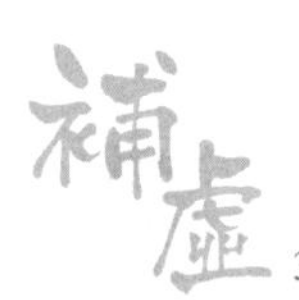

在體表形成很好的保濕層，這樣的保濕才是有後勁的，因為只要你活着，水分就會源源不斷地從體內蒸發到體表，你的皮膚無時無刻不在受益。

因此，只要你的「無感蒸發」足夠強，你的皮膚濕潤度就足夠好，這也是很多男性一輩子不用護膚品，皮膚卻比精心護養的女人的皮膚好得多的原因，因為他們有茁壯的「無感蒸發」。也因此，那些喝了就尿的人，「無感蒸發」是很少的，所以小便才是水的惟一排泄通路，她們的皮膚自然不會好。要想改變這種狀況，就要增加「無感蒸發」，也就是增加代謝，換成中醫概念，就是要有足夠的「陽氣」，不能長期處於虛寒狀態。而改善虛寒狀態的藥材，如黃芪、白朮甚至肉桂，以這些藥材為主的中成藥，都是能增加無感蒸發的。

與此同時，每天適當地鍛煉，比如堅持每天四十分鐘的快走，也是啟動身體陽氣、增加「無感蒸發」的好辦法。每次鍛煉之後，人的皮膚都會變得潤澤，就是因為運動使「無感蒸發」增加了。

附錄

灸療：最適合虛證的傳統療法

不適症狀	灸療穴位	穴位位置	灸療方法
疲勞	神闕穴	肚臍中	每天灸20分鐘
痛經	三陰交、關元	**三陰交** 小腿內側，踝關節上四橫指 **關元** 在下腹部，前正中線上，臍下四橫指	月經來潮前3-7天開始灸，一直灸到月經來潮。連續灸3個療程
多夢、腰膝痠軟	勞宮穴、湧泉穴	**勞宮穴** 掌心，攥拳屈指時中指指尖處 **湧泉穴** 足底前部凹陷處第2、3趾趾縫紋頭端與足跟連線的前三分之一處	每天晚上睡覺前灸，每次灸5分鐘
失眠、無力、食慾差	神門穴	腕部，腕掌側橫紋尺側端，尺側腕屈肌腱的橈側凹陷處	每天睡前灸5-10分鐘
手足厥冷	至陽、足三里	**至陽** 第7胸椎棘突下凹陷中 **足三里** 外膝眼下四橫指、脛骨邊緣	用艾炷灸，每日2次，每次3-5壯

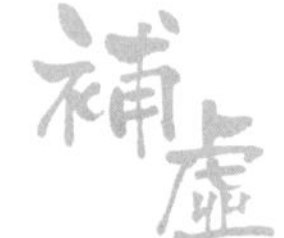

不適症狀	灸療穴位	穴位位置	灸療方法
乾瘦、氣色差	中脘、章門、氣海	**中脘** 上腹部，胸骨下端和肚臍連接線中點 **章門** 側腹部，第11肋游離端的下方 **氣海** 體前正中線，臍下兩橫指	用艾炷每天灸，每次灸5分鐘
腹瀉	神闕、天樞、陰陵泉	**神闕** 即肚臍 **天樞** 肚臍向左右三指寬處 **陰陵泉** 小腿內側，膝下脛骨內側凹陷中	隔薑灸神闕穴10-15壯，艾條灸天樞穴、陰陵泉穴各10-15分鐘
感冒	大椎、風池	**大椎** 第7頸椎棘突下凹陷中 **風池** 位於項部，當枕骨之下，與風府穴相平，胸鎖乳突肌與斜方肌上端之間的凹陷處	感冒起時即灸，灸到全身微微出汗最好
咳嗽	肺俞、膻中	**肺俞** 第三胸椎棘突旁兩指處 **膻中** 兩乳頭連線的中點	每日灸1次，每次3-7分鐘

女人天生易疲勞、易衰老

瘀血使女人感到疲勞

導致疲勞的代謝廢物，必須通過血液的順暢流通而排出，如果血流不暢，代謝廢物就要積存在體內，疲勞自然會加重。

指甲上的「半月痕」愈少，身體愈糟糕

指甲以及指甲上的「半月痕」是健康乃至衰老的預警信號。身體虛弱的人，不僅半月痕小甚至沒有，指甲也會乾癟無光。

貧血的女人易疲勞

血液中用以運輸氧氣的血紅蛋白、紅細胞數量減少了，身體各器官會因缺氧而使功能受損，就會出現疲勞感。

「甲減」是四十歲女人疲勞的根源

年過四十後身體發胖，變得臃腫，時常感到疲勞，很可能是「甲減」（甲狀腺功能減退），是女人衰老的開始。

三十五歲是女人的一個關口

女人到了三十五歲，脾氣開始衰弱，面容憔悴、頭髮脫落，這是女性衰老的開始。

復發性口腔潰瘍可能是氣虛

復發口腔潰瘍的本質是和疲勞同出一轍的虛，需要整體的調節，不是「去火」，而是「補氣」。

經常用腦者要警惕腰痛

中醫稱腦為「髓之海」，腎又是主骨生髓的，一旦用腦過度，「髓海」就會空虛，腎就要「加班工作」來生髓，很容易引起腰痛。

肥胖者疲勞是常事

肥胖者本身體質比較虛，新陳代謝有問題，以致體內積存着很多影響身體功能的廢物或髒東西，這些物質反過來使他們疲勞。

「無病呻吟」提示你變老了

經常這裏痛那裏痛，但是又檢查不出疼痛的毛病的，多是由於未老先衰，體質變虛弱所致。

女性必備抗衰老防疲勞食物

牛奶

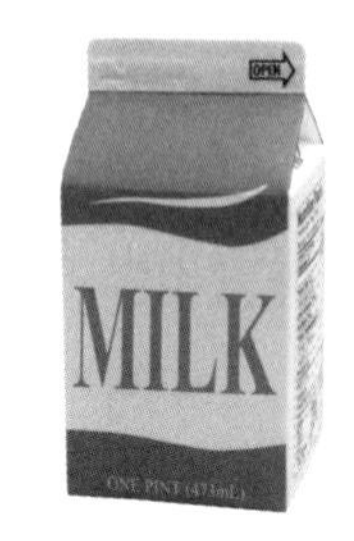

牛奶中含有豐富的鈣，可以強健骨骼和牙齒；蛋白質有利於保持肌膚彈性。

推薦用法： 飯後半小時或睡前半小時喝牛奶最易吸收。

洋蔥

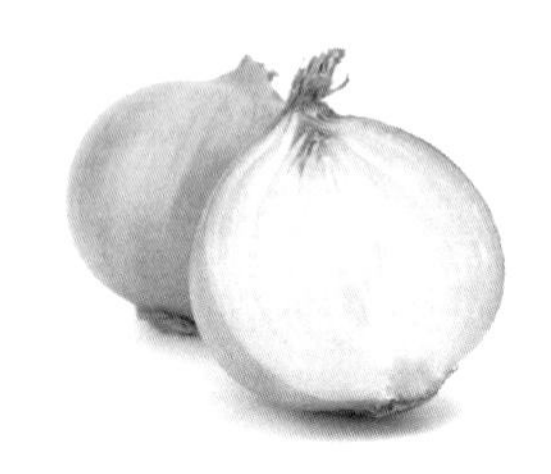

洋蔥具有清血、降血脂、抗氧化等功效。

推薦用法： 紫皮洋蔥營養價值更高，適合炒燒或做沙律。

大棗

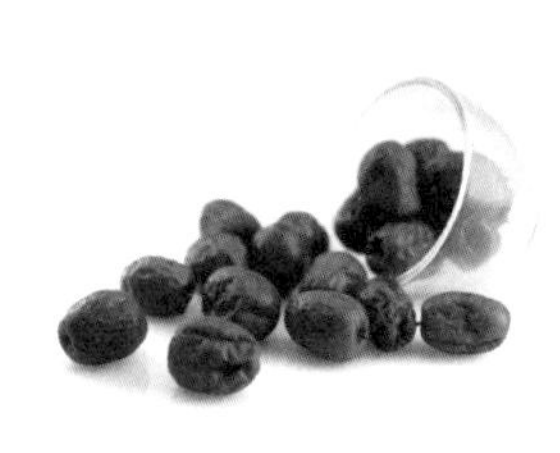

大棗可補中益氣、養血安神，還含有豐富的維他命C，非常適合女性食用。

推薦用法： 如果要煎煮大棗，一定要破開，分為3至5塊，利於有效成分的煎出。

核桃

核桃補腎、益腦，身體瘦削又需要經常用腦的女性常吃，可以緩解疲勞。

推薦用法：吃早餐的同時吃一兩顆核桃肉。

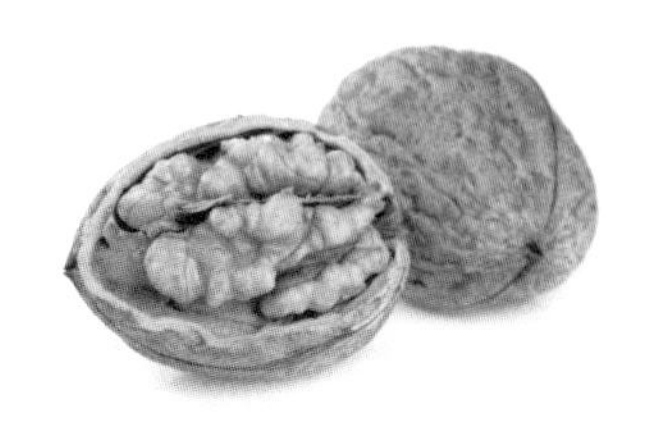

蘿蔔

蘿蔔生吃可清肺、胃之熱，熟吃可去脾、腸之積。

推薦用法：燉煮容易使蘿蔔的營養流失，最好的方法是葷炒。

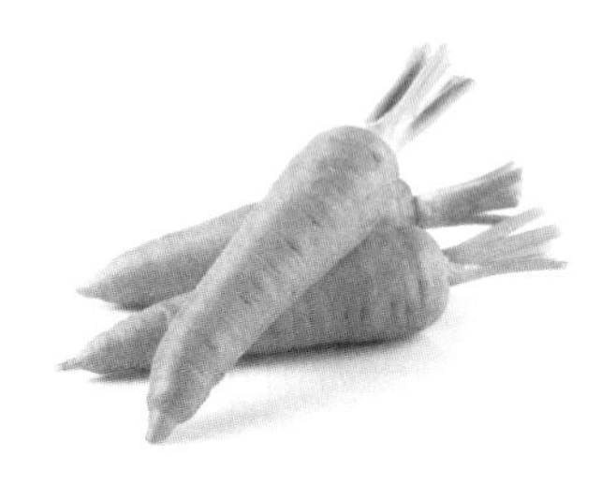

豆製品

豆漿、豆腐等豆製品中含有植物雌激素，有利於平衡內分泌。

推薦用法：每天喝一杯鮮榨豆漿。

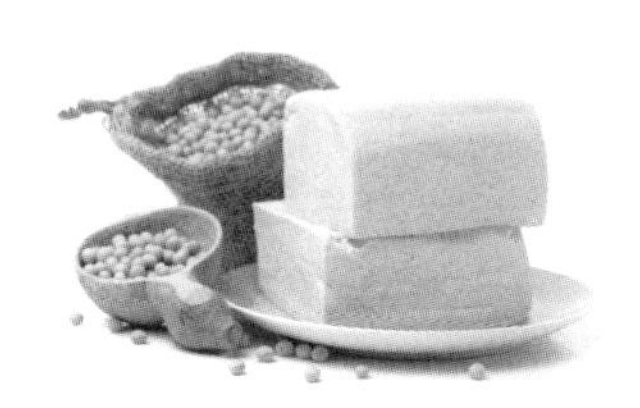

冬瓜

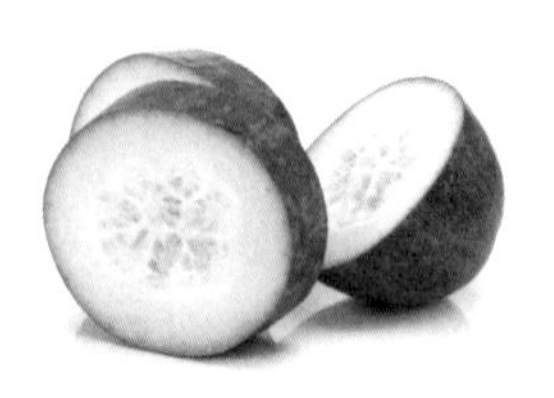

冬瓜富含維他命 C，對肌膚的膠原蛋白和彈力纖維能起到良好的滋潤效果，可以有效抵抗初期皺紋的生成。

推薦用法：不要高溫爆炒或燉煮，以免維他命 C 流失。

吞拿魚

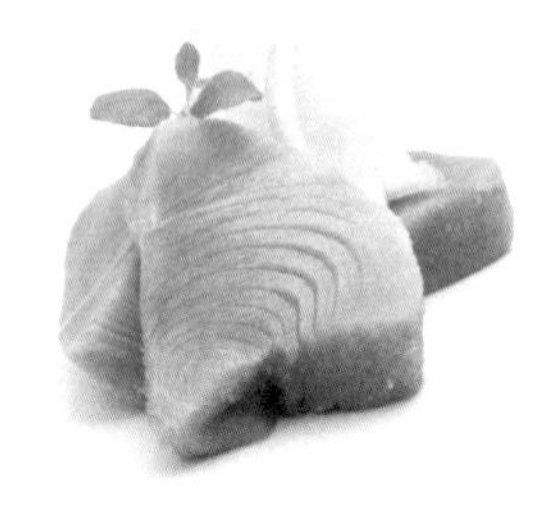

吞拿魚中所含的奧美加 3 多元不飽和脂肪酸能降低血壓、預防中風、抑制偏頭痛、防治濕疹、緩解皮膚乾燥。

推薦用法：新鮮的或經過低溫儲藏保鮮的生吞拿魚，切成薄片拌以芥末和醬油等調味料食用。

抗衰老抗疲勞經典中藥

名稱	藥性	功效
何首烏	味苦、甘、澀，性微溫	補肝、益腎、養血、祛風，調節膽固醇，還具有良好的抗氧化作用
當歸	味甘、辛、苦，性溫	補血、活血、調經止痛、潤燥滑腸
黃芪	味甘，性微溫	改善心肌供血，提高免疫功能，延緩細胞衰老
三七	味甘，微苦，性溫	散瘀止痛
刺五加	味辛，微苦，性微溫	抗衰老、抗疲勞，調節神經系統、內分泌系統
枸杞子	味甘，性平	抗動脈硬化、促進肝細胞新生，有增強體質、延緩衰老等功效
紅景天	味甘、苦，性平	抗缺氧、抗寒冷、抗疲勞、抗輻射，抑制癌細胞生長，延緩衰老
蜂王漿	味甘、酸，性平	促進細胞生長，增強機體新陳代謝及組織再生能力
西洋參	味甘，微苦，性涼	促進血液活力，增強中樞神經系統功能，提高免疫力

導致衰老與疲勞的疾病的解決方案

疾病	原因	對治方法
呼吸道感染	1. 溫飽加安逸導致脾虛，脾虛及肺，使肺的衛外能力減弱 2. 缺乏鍛煉，人愈待愈虛，免疫力因此降低	1. 入秋前吃玉屏風散顆粒或玉屏風散口服液，連續吃半個月 2. 常用黃芪泡水代茶飲，或用黃芪燉雞，逐漸補足脾氣
萎縮性胃炎	胃黏膜和黏膜下分泌腺萎縮，胃酸缺乏	1. 少吃多餐 2. 適當多吃醋，幫助消化 3. 少吃含鹼的食物，如加鹼的饅頭、麵條或梳打餅乾
筋骨痠痛	肝血虛	平臥，腳部墊高30厘米，使下肢血液回流以養肝
骨質疏鬆	缺鈣	1. 補鈣要趁早，最好在40歲之前 2. 多吃含鈣量高的食物，如牛奶、豆漿、芝麻醬

疾病	原因	對治方法
滑鼠手	手腕長期保持一個姿勢，神經和血管受到損傷，出現麻木、灼痛	1. 停止做那個令手腕勞損的動作 2. 貼活血化瘀的止痛膏
打鼾	主要是肥胖問題，因為肥胖者咽喉周圍和胸腹部脂肪堆積，導致氣道狹窄	減肥

十二時辰養生宜忌對照表

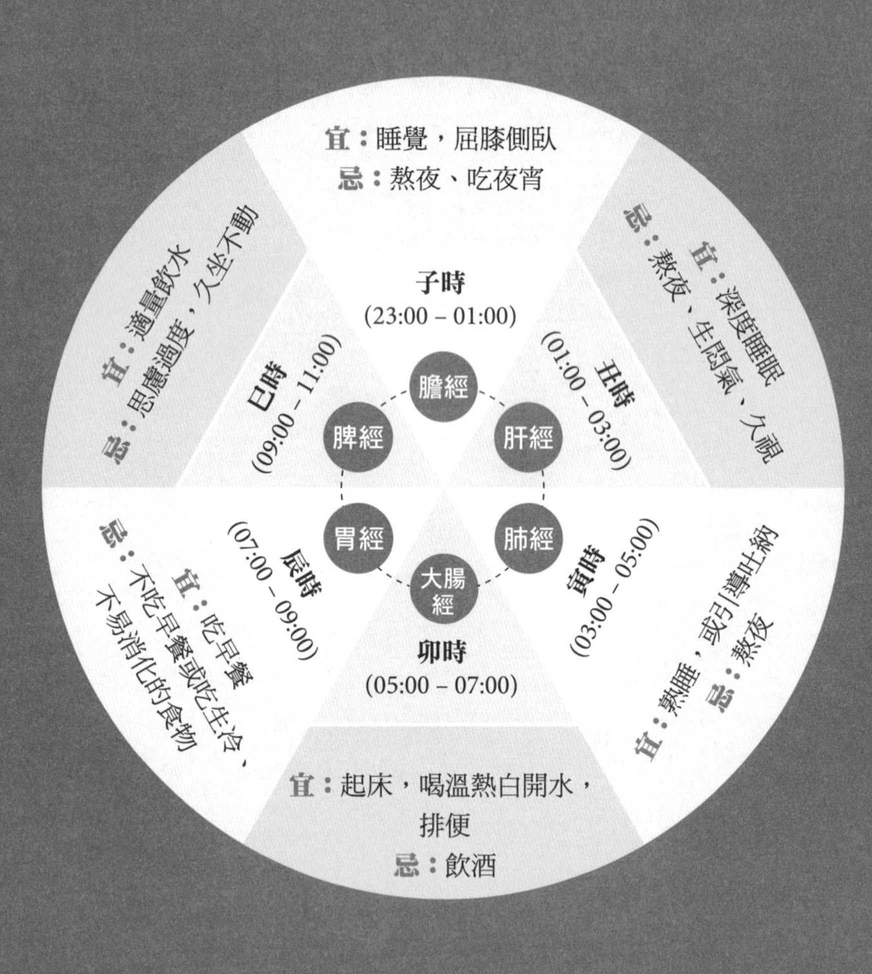

十二時辰養生宜忌對照表

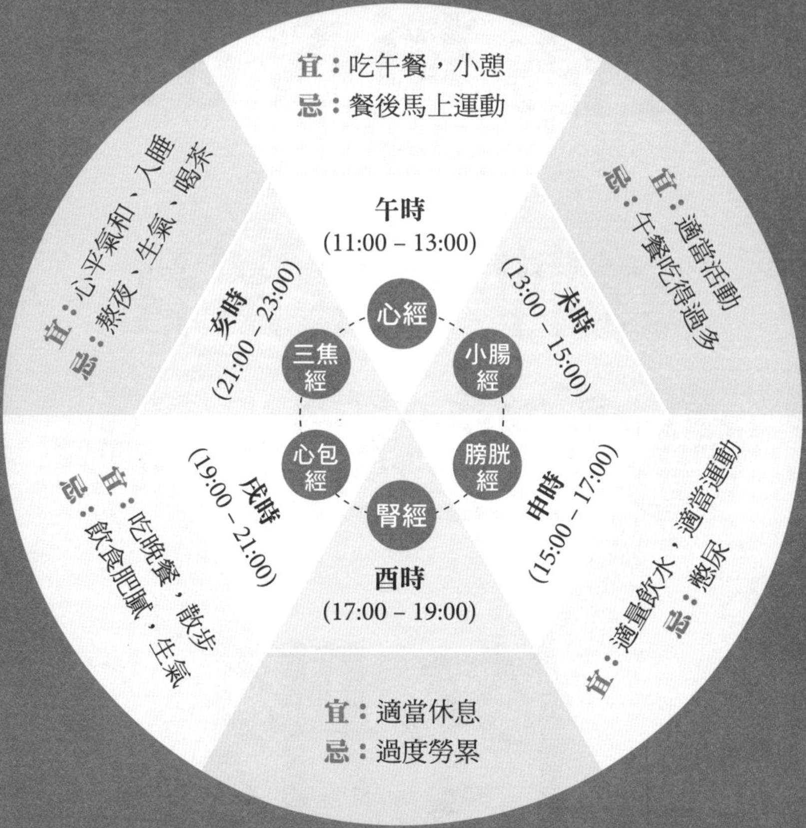

午時
(11:00 – 13:00)
心經
宜：吃午餐，小憩
忌：餐後馬上運動

未時
(13:00 – 15:00)
小腸經
宜：適當活動
忌：午餐吃得過多

申時
(15:00 – 17:00)
膀胱經
宜：適量飲水，適當運動
忌：憋尿

酉時
(17:00 – 19:00)
腎經
宜：適當休息
忌：過度勞累

戌時
(19:00 – 21:00)
心包經
宜：吃晚餐，散步
忌：飲食肥膩，生氣

亥時
(21:00 – 23:00)
三焦經
宜：心平氣和、入睡
忌：熬夜、生氣、喝茶

年度暢銷書榜
生活類No.1

養脾，是留住
青春健康的秘訣！

佟彤

中醫智庫

養脾——女人不衰老的秘密

佟彤

皇冠叢書

養脾

女人不衰老的秘密

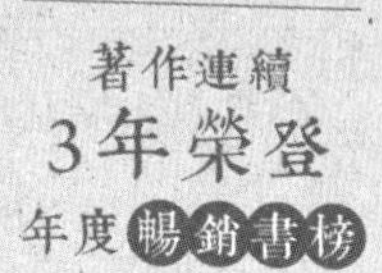

脾氣虛，是女人衰老的元兇！

養脾，

是每一個女人都該學的養生法！

脾氣足的女人：

- ▼ 面色紅潤、肌膚緊緻
- ▼ 體態優美、減肥不反彈
- ▼ 輕易擊退多種高發性女人病

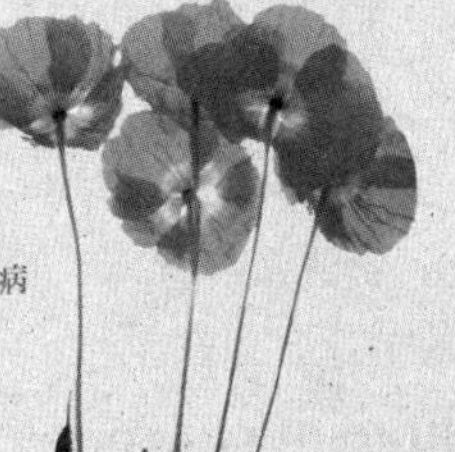

佟彤

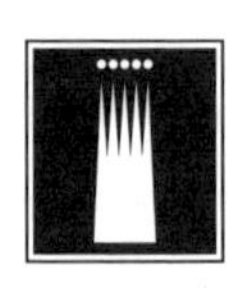
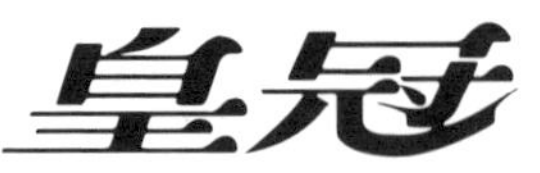

香港皇冠叢書第一三三一九種

補虛──女人不衰老的秘密2

作　　者─佟彤
發 行 人─平雲
總 經 理─麥成輝
出版總監─陳仲明
出版經理─陳翠賢
責任編輯─陳翠賢
美術設計─RiTa Chan (BlackTa)、胡凱鍵
出版發行─皇冠出版社（香港）有限公司
香港上環文咸東街五十號寶恒商業中心二十三樓二三〇一至〇三室
電話◎二五二九一七七八
傳真◎二五二七〇九〇四
印 刷 所─亨泰印刷有限公司
香港柴灣利眾街二十七號德景工業大廈十字樓
香港初版一刷─二〇一五年五月
香港初版三刷─二〇一五年七月
原書名：《不衰老不疲勞的生活》
本著作物香港、澳門地區繁體中文版，由中南博集天卷文化傳媒有限公司授權出版。
有著作權・翻印必究
如有破損或裝訂錯誤，請寄回本社更換

© 2015 CROWN PUBLISHING (H.K.) LTD.
PRINTED IN HONG KONG
國際書碼◎ISBN: 978-988-216-368-3